W0269291

Veröffentlichungen aus der

Forschungsstelle für Theoretische Pathologie

(Professor Dr. W. Doerr)

der Heidelberger Akademie der Wissenschaften

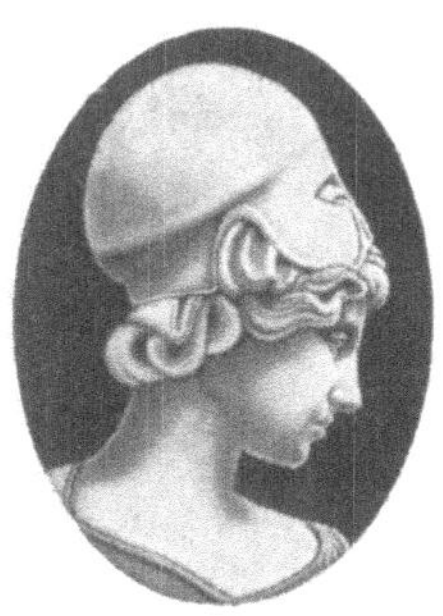

Supplement 2 / Jahrgang 1976
zu den Sitzungsberichten der
Mathematisch-naturwissenschaftlichen Klasse

W.-W. Höpker

Obduktionsgut

des Pathologischen Institutes der
Universität Heidelberg 1841–1972

Eine tabellarische Übersicht aus 66868
verschlüsselten Sektionsprotokollen

Unter Mitarbeit von
E. Fritsch U. Fritsch C. Krusche I. Löser
H. Orbeck R. Schieber M. Schüßler

Mit einem Geleitwort von W. Doerr

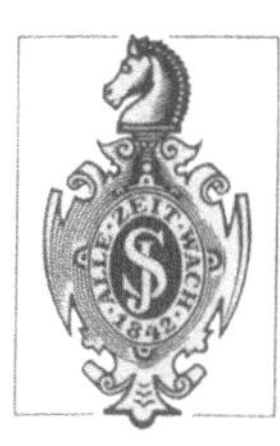

Springer-Verlag
Berlin Heidelberg New York 1976

Priv. Doz. Dr. Wilhelm-Wolfgang Höpker
Pathologisches Institut der Universität
Westring 17, 4400 Münster/Westfalen

Dr. Ekkehart Fritsch
Dr. Ulrich Fritsch
Dr. Claus Krusche
Dr. Ingrid Löser
Dr. Heidi Orbeck
Dr. Rolf Schieber
Dr. Manfred Schüßler

ISBN-13: 978-3-642-66493-9   e-ISBN-13: 978-3-642-66492-2
DOI: 10.1007/978-3-642-66492-2

Library of Congress Cataloging in Publication Data. Höpker, W.-W. 1942-. Obduktionsgut des Pathologischen Institutes der Universität Heidelberg 1841–1972. (Veröffentlichungen aus der Forschungsstelle für Theoretische Pathologie der Heidelberger Akademie der Wissenschaften) (Supplement zu den Sitzungsberichten der Mathematisch-Naturwissenschaftlichen Klasse; Jahrg. 1976, 2). 1. Autopsy-Cases, clinical reports, statistics. 2. Heidelberg. Universität. Pathologisches Institut. I. Fritsch, Ekkehart, joint author. II. Heidelberg. Universität. Pathologisches Institut. III. Title. IV. Series: Heidelberger Akademie der Wissenschaften. Forschungsstelle für Theoretische Pathologie. Veröffentlichungen aus der Forschungsstelle für Theoretische Pathologie der Heidelberger Akademie der Wissenschaften. V. Series: Heidelberger Akademie der Wissenschaften. Mathematisch-Naturwissenschaftliche Klasse. Sitzungsberichte: Supplement; Jahrg. 1976, 2. RB57.H63 616.07'59 76-54865

Herstellung: Oscar Brandstetter Druckerei KG, 62 Wiesbaden

Zum Geleit

Pathologen besitzen *zwei* Kardinaleigenschaften: Sie sind
Menschen, die die Sucht haben, andere zu belehren, *und* sie
verfügen über ein elementares Ordnungsbedürfnis. Beiden
Besonderheiten verdankt das vorliegende Buch seine Ent-
stehung. In meiner Berliner Zeit (1953–1956) führte H. H.
JANSEN die Randlochkartei in unser Haus ein. In Kiel
(1956–1963) wurde das System vervollständigt. In Heidelberg (seit 1963) hat Wolfgang JACOB das „Codeless scanning"
entwickelt. Aus JACOBS Arbeitskreis ist W.-W. HÖPKER
hervorgegangen. Pathologische Anatomie hat er bei mir
gelernt.

Das Buch versucht, die Leichenöffnungsbefundberichte aus
132 Jahren auszuwerten. Heidelberg wurde vom Bomben-
krieg verschont, alle Protokolle sind erhalten. Sektions-
technik, pathologisch-anatomische Fachsprache und Be-
fundtreue sind die gleichen geblieben. Die pathologische
Anatomie ist eine „historische" Wissenschaft, die Mor-
phologie im Sinne von Hermann BRAUS eine „historische
Ereignislehre". Grundsätzliche Veränderungen der Vorgän-
ge bei der Befunderarbeitung hat es im Sektionssaal seit 1841
kaum gegeben. Entscheidende Strukturänderungen hat unser
Fach in den der Arbeit am Leichentisch *nach*geordneten
Bereichen (Histologie, Histochemie, Pathochemie, Ultra-
strukturforschung, Isotopentechnik, Gewebekultur u.v.a.m.)
gefunden.

Das Heidelberger Pathologische Institut verfügt über die
Sektionsprotokolle seit 1841. Diese sind in offener Sprache
geschrieben. Die formalisierte Protokollsprache als Funktion der „mathematischen Logik" hat bei uns bis 1972 einschließlich keine Rolle gespielt. Dennoch zeigen auch die
alten Leichenöffnungsbefundberichte Besonderheiten. Diese
haben aber kaum etwas mit der „Schule" zu tun, mehr mit
dem „Charakter" des Obduzenten.
Die Genealogie des Heidelberger Lehramtes (der Allgemeinen Pathologie und pathologischen Anatomie) darf ich
als im deutschen Sprachraum hinlänglich bekannt voraus-
setzen. Ich verweise auf meine Darstellungen in den Ver-
handlungen Dtsch. Ges. Path. **50**,2 (1966) und in „Pathology
Guide of Germany" (Stuttgart: Schattauer 1975, S. 141).

Einen *planmäßigen Lehrstuhl* unseres Faches gibt es in Heidel-

berg erst relativ spät (1866). Die ältesten Protokolle tragen
die Unterschriften von
   August Benjamin PUCHELT,
   Karl v. PFEUFER,
   Theodor von DUSCH,
   Markus HÖFLE,
   Percy PICKFORD,
   Wilhelm POSSELT,
   Benno PUCHELT.

Alle waren Kliniker. Eine „Verinnerlichung", d. h. eine
durch eine bessere fachliche Vorbereitung bedingte „Ver-
tiefung" der Befundberichterstattung setzte mit den Be-
rufungen von

   Karl Ewald HASSE (1852),
   Adalbert DUCHEK (1856) und
   Nicolaus FRIEDREICH (1858)

ein. An der Seite FRIEDREICHS hat Julius ARNOLD (1835–
1915), Sohn des Anatomen Friedrich ARNOLD, Sproß einer
aus Edenkoben in der Rheinpfalz stammenden Familie,
pathologische Anatomie getrieben und das bis 1966 durch
die Heidelberger Pathologen genutzte Institut erbaut. Julius
ARNOLD wurde 1866 mit einem Lehrstuhl betraut. ARNOLDS
Nachfolger war dessen Schüler Paul ERNST (1849–1936).
ERNST kam aus Zürich und übernahm 1907 das Heidelberger
Lehramt. Zur gleichen Zeit kam KREHL aus Leipzig. ERNST
und KREHL ergänzten einander vorzüglich.

War ARNOLD ein „klassischer" Pathoanatom, ein Meister also
spezieller morphologischer Beobachtung, so war ERNST um
vieles stärker einer nomothetischen Betrachtungsweise ver-
pflichtet. ERNSTS Nachfolger Alexander SCHMINCKE (1877–
1953), hervorgegangen aus der Schule von v. RINDFLEISCH
(Würzburg) und BORST (München), übernahm im Jahre 1928
die Heidelberger Pathologie. SCHMINCKE suchte und fand
Erfüllung seines Tagewerks im Sektionssaal. Er war ein
Meister der Technik. Ich habe nie einen gewandteren und
diagnostisch gleich sicheren Obduzenten wie SCHMINCKE
beobachtet. Er besaß in höchstem Maße die Fähigkeit
intuitiver Zusammenschau. Das „alles mit *einem* Male"
SCHOPENHAUERS hat ihn *zweimal* eine Entdeckung mit ein-
fachsten Mitteln vollziehen lassen, die auch heute allen
Respekt abnötigt (1907: muskulöse Aortenstenose = idio-
pathische hypertrophische Subaortenstenose; 1921: lympho-
epitheliales Carcinom!). *Aber* seine Protokolle waren kurz.

VI

Sie brachten das Wesentliche; man mußte sich indessen auf
SCHMINCKES „Aphorismen" verstehen.

Edmund RANDERATH (1899–1961) übernahm 1949 die Leitung des Heidelberger Institutes. Er stammte aus der Schule
von Paul HUEBSCHMANN (Düsseldorf), jener aus dem
Arbeitskreis von Felix MARCHAND (Leipzig). RANDERATH
war ein sehr gewissenhafter Obduzent, ein sorgfältiger
Protokollant, ein absolut zuverlässiger Gutachter. Er starb
während seiner aktiven Dienstzeit, einen Tag nach seinem
62. Geburtstag (19. 3. 1961). Das Institut wurde zwei Jahre
hindurch von Karl LENNERT (jetzt Direktor des Pathologischen Institutes der Universität Kiel) vertretungsweise
geleitet. Aus LENNERTs Hand übernahm ich am 1. April 1963
den Arbeitsplatz, auf dem ich selbst einst begonnen hatte.
Im April 1966 wurde ein *neues* Institut bezogen. Ich konnte
die Lehrstühle für Neuropathologie (Günter ULE), Pathochemie (Günter QUADBECK) und Experimentelle Pathologie
(Klaus GOERTTLER) zusätzlich ansiedeln. Unter Wg. JACOBS
Leitung erstand eine Abteilung für Dokumentation, historische und soziale Pathologie. Auf ihrem Boden erwuchs
eine pathologisch-anatomische Epidemiologie.

Es ist schwierig, die Amtsvorgänger miteinander zu verglei-
chen: ARNOLD und SCHMINCKE waren überwiegend „spe-
zielle", ERNST und RANDERATH „allgemeine" Pathologen,
trotz der unbestritten hohen Leistungen der Altvorderen auf
den jeweils komplementären Gebieten. Für mich ist Allgemeine Pathologie ganz wesentlich die Abstraktion der
Summe aller Erfahrungen einer speziellen pathologischen
Anatomie. Daher ist *mein* Platz im Sektionssaal.

So mag der freundlich geneigte Leser Verständnis dafür
aufbringen, daß ich die Bemühungen des Herrn Dozenten
Dr. W.-W. HÖPKER, trotz der heterologen Charaktere der
Leichenöffnungsbefundberichte in 132 Jahren (!), unter
Verwendung moderner technischer Hilfsmittel durchgehend
gültige Befunde zu erarbeiten, fördern zu müssen meinte.

W.-W. HÖPKER hat durch seine Studie „Spätfolgen extremer
Lebensverhältnisse" (1974) gezeigt, was seine Methode
leistet. Die heute und hiermit vorgelegte lückenlose Zu-
sammenstellung von Obduktionsberichten in mehr als 100
Jahren ist in der Welt wahrscheinlich einmalig. Diese Zu-
sammenstellung ist repräsentativ für
1. die stürmische Entwicklung der Begriffswelt der Medizin
   der letzten Jahrzehnte,

2. die gesundheitlichen Störungen der Bevölkerung eines
   der Universität Heidelberg seit Generationen verbundenen
   Einzugsgebietes, natürlich auch
3. für den Panoramawandel der Krankheitsbilder.

Herrn Prof. Dr. Dres. h. c. K.H. BAUER habe ich mehrfach
zu danken: Er hat die Installation eines „Terminal" im
Pathologischen Institut ermöglicht; er hat zuwege gebracht,
daß das „Terminal" an den Großrechner des Deutschen
Krebsforschungszentrums (DKFZ) angeschlossen wurde;
und er hat die Drucklegung dieser Arbeit ermöglicht. Ich
danke Herrn Prof. Dr. Gustav WAGNER, Direktor des Institutes für Dokumentation, Informatik und Statistik am
Deutschen Krebsforschungszentrum, und Herrn Dr. L.
KÖHLER, Leiter der Abteilung für elektronische Datenver-
arbeitung ebenda. Ohne ihren nie versagenden guten Willen
hätte die generöse Hilfe von Herrn Prof. BAUER nicht
realisiert werden können. Ganz besonders danke ich dem
Vorsitzenden des „Vereines zur Förderung der Krebs-
forschung in Deutschland", Herrn Prof. Dr. Dres. h. c.
Bernhard TIMM, für wiederholt geleistete materielle Hilfe.
Ich habe auch Herrn Prof. Dr. Wolfgang JACOB, meinem
Freund seit 30 Jahren, zu danken, daß W.-W. HÖPKER mit
dem Kreis seiner eigenen Mitarbeiter „Terminal", Abteilung
und Institutsarchiv nutzend occupierte und – für eine begrenzte Zeit – für den Verfolg anderer Fragestellungen
„sperrte".

Die Fertigstellung dieser Arbeit glich einer riesenhaften
Kraftanstrengung. Es mußte *jedes* alte Protokoll gelesen,
verstanden und ausgewertet werden. Hierzu bedurfte es nicht
nur eines besonderen Fleißes, sondern eines hohen Maßes
an Sachverstand. Ich bin glücklich, daß unserem Ordnungsbedürfnis entsprochen und eine Fülle bemerkenswerter Be-
fundkonstellationen erarbeitet werden konnte.

In einer Zeit, wo ein mißverstandenes Selbstbestimmungs-
recht jedes Menschen die Fortführung pathologisch-ana-
tomischer Forschung – durch gesetzliche Reglementierung
des Rechtes auf Vornahme klinischer Obduktionen – er-
schweren *könnte,* ist die vorliegende Abhandlung von
größtem Nutzen. Die *Öffentlichkeit muß sehen,* was man
durch eine *wohlverstandene* pathologisch-anatomische Tages-
arbeit leisten kann. Sie muß begreifen, daß es ohne eine
solche keine diagnostische Sicherheit, keine wirkliche Trans-
parenz – auf die doch jeder mündige Bürger Anspruch erheben zu müssen meint – gibt, und zwar

VIII

in der tatsächlichen Epidemiologie, z.B. der großen Erkrankungen der Herzkreislauforgane,
bezüglich aller Krebsleiden, aber auch der sogenannten Umweltschäden.

Wenn der *gebildete* Staatsbürger nicht einsieht,
1. daß ein wahrer Fortschritt nicht erreicht wird *ohne* sehr persönliche Opfer,
2. wenn er glaubt, seiner eigenen späteren Obduktion, die einer letzten ärztlichen Untersuchung gleichkommt, nicht im Grundsatz und ex ante ausdrücklich zustimmen zu können,
3. wenn er nicht verstanden hat, daß es eine Funktion einer besonderen sittlichen Haltung ist, seinen Leib, bevor er ihn in die Hand dessen zurücklegt, aus der er ihn einst ohne das geringste eigene Verdienst empfangen hat, einer letzten Untersuchung zu unterwerfen,

dann freilich wird es noch ein *sehr* weiter Weg sein, bis Elementarzusammenhänge geklärt und wirklich begriffen sind.

Möge dieses Buch Aufklärung und Förderung des *anatomischen Gedankens* bringen.

Heidelberg, den 30. Sept. 1976   WILHELM DOERR

Inhaltsverzeichnis

Nachfolgend aufgeführte Tabellen sind gegliedert nach:

a) absolute Häufigkeit (graphische Darstellungen) nach Alter (10-Jahresgruppen)

nach Geschlecht
nach Dezennium (Sektionsjahrzehnt)

b) gewichtete Häufigkeit (graphische Darstellungen) (gewichtet nach der Altersverteilung des Sektionsgutes 1972)
nach Alter (10-Jahresgruppen)
nach Geschlecht
nach Dezennium (Sektionsjahrzehnt)

c) Häufigkeitsziffern, Männer (Tabellen)
absolute Ziffern nach Altersklassen, Sektionsdezennium, in Relation zu den absoluten Ziffern des
gesamten Obduktionsgutes nach Altersklassen und
Sektionsdezennium
relative Häufigkeit (bezogen auf die Altersklasse
innerhalb des gesamten Sektionsgutes) nach Sektionsdezennium
relative Häufigkeit (bezogen auf das Sektionsdezennium innerhalb des gesamten Sektionsgutes) nach
Altersklassen

d) Häufigkeitsziffern, Frauen (Tabellen)
absolute Ziffern nach Altersklassen, Sektionsdezennium, in Relation zu den absoluten Ziffern
des gesamten Obduktionsgutes nach Altersklassen
und Sektionsdezennium
relative Häufigkeit (bezogen auf die Altersklasse
innerhalb des gesamten Sektionsgutes) nach Sektionsdezennium
relative Häufigkeit (bezogen auf das Sektionsdezennium innerhalb des gesamten Sektionsgutes) nach
Altersklassen

e) Häufigkeitsziffern, Männer und Frauen (Tabellen) altersgewichtete Ziffern nach Altersklassen
und Sektionsdezennium
(Gewichtung nach der Altersverteilung des Obduktionsjahrganges 1972)

Noch heute stellt der patho-anatomische Gesamtbefund das mit Abstand sicherste Untersuchungsergebnis innerhalb der Medizin dar. Dieser hervorstechende Vorzug hat in der Vergangenheit viele Autoren sog. Obduktionsstatistiken veranlaßt, die Ergebnisse ihrer Untersuchungen auf die (vermutete) Bevölkerung zu verallgemeinern. Die hieraus resultierenden, bereits „klassisch" gewordenen Fehlschlüsse haben zu einer umfangreichen Literatur Anlaß gegeben.

Versteht man unter einer klinischen Diagnose eine ärztliche Handlungsanleitung, welche mit einem möglichst großen operationalen Inhalt auszustatten ist, so darf man feststellen, daß diese Definition in der Regel der pathologischen Anatomie und dem hier angestrebten ärztlichen Gesamturteil nicht gerecht wird. Und dies scheint der eigentliche Vorzug der patho-anatomischen Diagnostik: Die patho-anatomische Diagnose enthält ein Maximum an Information dessen, was man als Krankheitseinheit bezeichnen könnte. Die Relativierung geschieht nicht — wie am Krankenbett — durch den ärztlichen Handlungsauftrag, sondern durch die retrospektive Gesamtschau und Synthese mit der klinischen Symptomatik. Eine fruchtbarere Informationsverdichtung ist im Augenblick in der Medizin nicht gegeben.

Auf die einschlägige Literatur und die Systematik der Diagnose- sowie Krankheitseinheitsbegriffe soll hier nicht eingegangen werden. Es sind dies grundsätzliche Überlegungen, die ein Vorgehen wie das hier vorgelegte rechtfertigen. Und dies ist das Anliegen: Das, was hier als Erfahrungsschatz von uns bezeichnet wird, ist wesentlich die Subsumtion vieler, selbst beobachteter Fälle. Die hier vorgelegten Obduktionsfälle wurden von vielen Obduzenten und Pathologen beobachtet, eine Vielzahl dieser Fälle ist historisches Wissen geworden. Das, was hier vorgestellt wird, kann als Erfahrungsschatz aus 132 Jahren Geschichte eines Pathologischen Institutes bezeichnet werden, welches heute in *operationaler Form* nachfolgenden Generationen zugänglich gemacht wird.

Man darf behaupten, daß etwa 9/10 der heute gängigen diagnostischen Begriffe mit ihrem jetzt gebräuchlichen Bedeutungsinhalt vor 132 oder auch 100 Jahren nicht bekannt waren. Man muß weiterhin sagen, daß ein großer Teil des gegenwärtigen begrifflichen Reservoirs eine gänzlich andere Abgrenzung seines Begriffsinhaltes erfahren hat. Wie ist es demnach überhaupt möglich, das Erfahrungsgut über einen solch langen Zeitraum zu verfolgen, zu kodieren und dokumentieren und in einem Computer-Abfragesystem zur Verfügung zu stellen?

Wir sind so vorgegangen: Von jedem Organ wurden 5 Diagnosen aufgeschrieben, von denen wir der Überzeugung waren, daß sie bereits vor einigen Generationen zum Wissen der damaligen Pathologen gehörten. Diese Diagnosenliste war der Grundstock des Diagnosenschlüssels. Danach wurde ein Probelauf gemacht, in welchem repräsentative Fälle aus jedem Sektionsdezennium ausgewertet wurden. Mit Erstaunen haben wir festgestellt, daß man bereits 1841 wesentlich mehr wußte, als wir heute zu wissen meinen, was unsere Vorfahren von der pathologischen

Anatomie verstanden haben. In einem zweiten Schritt wurde das Diagnosenverzeichnis dann um diejenigen Begriffe erweitert, von denen wir überzeugt waren, daß diese bei späteren Bearbeitungsvorgängen von Interesse sein könnten — auch wenn der entsprechende Begriff der Krankheitseinheit erst im Verlaufe des von uns betrachteten Zeitraumes bekannt geworden ist (z.B. die Mesaortitis luica). Beide Diagnosen wurden zu einem Kurzschlüssel zusammengestellt.

Bei der praktischen Arbeit wurde folgendermaßen vorgegangen:

1. Sämtliche Protokolle des Archivs wurden sortiert und numeriert.

2. Das gesamte Protokoll (der deskriptive Teil des Obduktionsberichtes als auch die pathologisch-anatomische Diagnose) wurde gelesen, wenn das Sektionsdatum vor 1920 lag. Auf diese Weise konnten zum Beispiel viele Fälle mit einem generalisierten Tumorgeschehen trotz terminologischer Mängel von einer generalisierten, produktiven Tuberkulose unterschieden werden. Besondere Schwierigkeiten machten hierbei die individuell geprägten, meist deutschen Handschriften.

3. Nicht immer sind die Diagnosen getrennt von dem beschreibenden Teil des Protokolls aufgeführt. In solchen Fällen wurden die Diagnosen angestrichen und (in jedem Falle) in ihrer Gesamtzahl ausgezählt.

4. Innerhalb des als Gesamtdiagnose gekennzeichneten Teiles des Obduktionsberichtes wurde dann nach denjenigen Diagnosen gesucht, welche in dem vorgegebenen Schlüssel aufgeführt sind. Die gefundenen Diagnosen wurden mit der entsprechenden Codeziffer auf einem Ablochbeleg verzeichnet.

5. Zusätzlich wurden codiert: Alter, Geschlecht, Sozialstatus, Postleitzahl des letzten Wohnortes (nach dem jetzt amtlichen Verzeichnis der Postleitzahlen); zuletzt behandelnde Klinik oder Arzt, Gesamtzahl der Diagnosen, Angaben über Kassenzugehörigkeit (nur in Ausnahmefällen vorhanden). Die Gesamtzahl der codierten Diagnosen ist unbegrenzt.

6. Die Ablochbelege dienten als Vorlage zum Ablochen der Lochkarten. Diese wurden in die Großrechenanlage des Deutschen Krebsforschungszentrums (Heidelberg) eingelesen.

7. Die Datei findet sich auf einer Systemplatte des Systemes IBM 370 des Deutschen Krebsforschungszentrums (Institut für Dokumentation, Information und Statistik). Zusätzlich wurde ein Programmsystem erstellt, welches es dem Benutzer gestattet, in einem einfachen Dialog seine Wünsche zu formulieren und die Suchstrategie innerhalb des Datenpooles festzulegen. Der Benutzer kann jede beliebige Fragestellung mit unbegrenzten Kombinationsmöglichkeiten der codierten Diagnosen formulieren.

Sämtliche hier vorgestellten Fälle (Summe: 66 868) stehen somit über eine Großrechenanlage griffbereit zur Verfügung. Die Vervollständigung des Datenmaterials bis einschließlich 1974 ist soeben abgeschlossen, die bereits vorliegenden

Tabellen wurden nicht auf diesen neuesten Stand gebracht, weil sich herausgestellt hatte, daß die Hochrechnung für die hier vorgelegte Übersicht präzise genug ist. In den Jahren 1841 bis 1972 (132 Jahre) wurden am Pathologischen Institut der Universität Heidelberg 66 868 Obduktionen vorgenommen. Von diesen fehlt bei 974 Fällen die Angabe des Geschlechtes. Diese Fälle wurden bei der weiteren Auswertung ausgeschlossen. Von den verbleibenden 65 894 Obduktionsberichten fehlt bei 2833 die Altersangabe; diese Fälle jedoch verblieben unter der Rubrik „ohne Altersangabe" in dem Gesamtpool.
Wir haben einen Augenblick gezögert, ob diese umfangreichen Tabellen für Dritte von Interesse sein könnten. Wir meinen aber, daß eine große Zahl von Fragestellungen, welche an die statistischen Ämter herangetragen werden, von diesen jedoch nicht beantwortet werden können, annäherungsweise mit dem hier vorgestellten Datenmaterial bearbeitet werden können. So hat beispielsweise in den letzten Jahren eine besondere Form der Lebertumoren das Interesse der Öffentlichkeit und der Wissenschaftler geweckt: Es handelt sich um die Hämangioendotheliome der Leber insbesondere bei Personen, welche bestimmten chemischen Substanzen über einen längeren Zeitraum ausgesetzt waren. Fragen über die Häufigkeit dieser Tumoren ließen sich aus keiner der bislang bekannten (auch amtlichen) Datensammlungen gewinnen. Eine entsprechende Anfrage hier hat einige wenige, jedoch vollständig dokumentierte Fälle nachweisen können.

Die vorgelegte Studie gliedert sich in drei größere Abschnitte:

1. Abdrucke repräsentativer Obduktionsberichte aus jedem Dezennium
2. Diagnosenschlüssel
3. Tabellen

Der Schlüssel ist ausschließlich als *Suchinstrument* für Dokumentationsfragen zu sehen. Er ist deshalb relativ grob gegliedert, er enthält aber auch alle wichtigen Diagnosen, welche als Oberbegriffe für differenziertere Auswertungen eingesetzt werden können. In solchen Fällen müssen dann zusätzliche Recherchen an den nachgewiesenen Protokollen vorgenommen werden. Dies bedeutet jedoch noch immer eine sehr große Arbeitserleichterung.
Die Wiedergabe jeweils eines Sektionsberichtes aus einem Jahrzehnt soll die Dokumentationswürdigkeit des gesamten Archivs belegen. Das älteste Protokoll stammt aus dem Jahre 1841. Jeweils das erste Protokoll zu Beginn des zweiten Jahres eines Dezenniums wurde ausgewählt und – wenn nötig – zusätzlich als fortlaufender Text abgedruckt. Insbesondere bei den älteren Protokollen stellte sich heraus, daß Obduktionen zum Zeitpunkt dieses Stichtages nicht vorgenommen wurden (insbesondere in den ersten Jahren wurde nur unregelmäßig obduziert) oder aber die Handschrift so schlecht lesbar war, daß ein Faksimileausdruck höchst unbefriedigend hätte ausfallen müssen. Es sind dann die jeweils nachfolgenden Berichte verwendet worden.
Der Tabellenteil stellt in Übersichten sowie in standardisierten Tabellen und Säulendiagrammen das nach 55 Diagnosen detailliert ausgewertete Material nach. Die Auswertungen beschränkten sich zunächst vornehmlich auf die Carcinome (unterschiedlicher Lokalisationen), andererseits wurden auch sonstige

wichtige Diagnosen berücksichtigt. Inzwischen sind eine ganze Reihe zusätzlicher Anfragen bearbeitet worden, auf deren Wiedergabe jedoch verzichtet wurde.

Die gesamte Verschlüsselungs- und Auswertungsarbeit wurde mit Hilfe einer Studentengruppe wahrgenommen. Die anfänglichen Schwierigkeiten betrafen vor allem die Handschriften und die heute ungebräuchliche Terminologie. Die anhand zahlreicher Auswertungen vorgenommene Fehlerprüfung hat eine erstaunlich geringe Fehlerrate ergeben. Falsch-positive Codierungsfehler (fehlerhafter Code) fand sich bisher in unter 1% der geprüften Diagnosen. Geprüft wurden Diagnosen, welche sehr häufig, aber auch solche, welche sehr selten verzeichnet werden (z. B. Multiple Sklerose). Eine Übersicht über falsch-negative Codierungsfehler haben wir bisher nicht bekommen können. Selbst wenn diese ein Vielfaches des zuvor genannten Satzes betragen, wird die Gesamtheit des statistischen Materials kaum in Frage gestellt. Intensive statistische Untersuchungen haben belegen können, daß sich Codierungsfehler dieser Art zufällig (und nicht wie bisher angenommen: systematisch) verteilen. Schreibfehler, Ablochfehler sowie Übertragungsfehler des Systemes konnten zumindest teilweise durch entsprechende Plausibilitätsprüfungen eliminiert werden. Insgesamt können wir davon ausgehen, daß der Gesamtfehler wohl bei keiner Diagnose die 5%-Grenze überschreitet.

II. Wiedergabe je eines repräsentativen Obduktionsberichtes aus den Dezennien zwischen 1841 und 1972

Obduktionsbericht Nr. 1, 1841 (0001/1841)

16. Juni 1841, morgens 10 Uhr, Obduktion des am 14. ds. Verstorbenen C. M., 54 Jahre alt

Diagnose. Ileotyphus rezidivus, Meningitis, Ödema et Hyperaemia pulmonum.

Praktikant Aschmann (Klinisches Journal 319).

Körper stark, wohlgenährt, Brustkasten gewölbt, Unterleib mäßig aufgetrieben. In den Gliedern Totenstarre, am Rücken große Leichenflecke bemerkbar.

Die Schädeldecke dick, blutreich; in den Sichelblutleitern wenig flüssiges Blut, die Dura mater gefäßreich, die Arachnoidea mäßig getrübt, zwischen ihr und besonders der Pia mater nach hinten und oben eine wasserhelle, eine Linie (offenbar Maß) betragende Flüssigkeit ergossen, dieselbe auch an der Basis cerebri und der Gegend der Medulla oblongata ebenso stark vorhanden. Gehirnsubstanz fest, mäßig blutreich im linken großen Seitenventrikel etwas hellrötliches Serum enthalten.
Kehlkopf und Luftröhrenschleimhaut blaß, die Thyreoidea mäßig groß, ihre Substanz blaß. Die Bronchenschleimhaut ebenfalls blaß, mit rötlich schaumigem Serum überkleidet, beide Lungen stellenweise mit der Pleura costalis verklebt, ihre Substanz ziemlich bluthaltig, besonders nach unten und hinten und von einer großen Menge rötlich schäumigem Serum erfüllt. In den Spitzen beider Lungen gelbe Tuberkelinfiltration, sowie in den oberen Lappen der rechten Lunge eine kirschkerngroße verkreidete Tuberkelmasse nach außen auf der Pleura pulmonalis bemerkbaren Narbe entsprechend. In den beiden Pleurasäcken wenig rötliche Flüssigkeit enthalten. Das Herz schlaff, mittelgroß, wenig Blut darin. Im Pericardium etwa ein Eßlöffel hellwäßrigen Serums.

In der Unterleibshöhle die Gedärme, besonders das Colon transversum stark von Luft aufgetrieben und das letztere in der Regio hypochond. sinistra einen nach oben steigenden spitzen Winkel mit dem Colon descendens bildend. Der Magen klein, leer, seine Schleimhaut stellenweise gegen den Blindsack hin gerötet, sowie gegen den Pförtner hin schiefergrau gefärbt. Die dünnen Därme schon in ihrem oberen Drittel von einzelnen silberkreuzergroßen, mit geröteten Schleimhauträndern umgebenen, die Muscularis bloßlegenden Geschwüre besetzt. Die Schleimhaut in dem unteren Drittel, besonders gegen die Valvula Bauhini hin stark gerötet, gewülstet und stellenweise an ebensolchen und größeren Geschwülstflächen befallen und zottig um den Rand desselben flottierend. Das Coecum sowie der Dickdarm blaß.
Die Leber groß, blutreich, in ihrer ausgedehnten Gallenblase ziemlich viel hoch-

gelbe Galle. Milz groß, ihr Parenchym weich, dunkel gerötet. Das Ganglion solare mittelgroß, blaß, schlaff. Die Nieren blutreich, mittelgroß; in der ausgedehnten Harnblase einige Unzen eitrigen Urins enthalten; ihre Schleimhaut verdickt und besonders gegen die Prostata hin erbsen- bis bohnengroße dunkelrote Ekchymosen zeigend, und ihre feineren Gefäße eben daselbst mäßig injiziert.

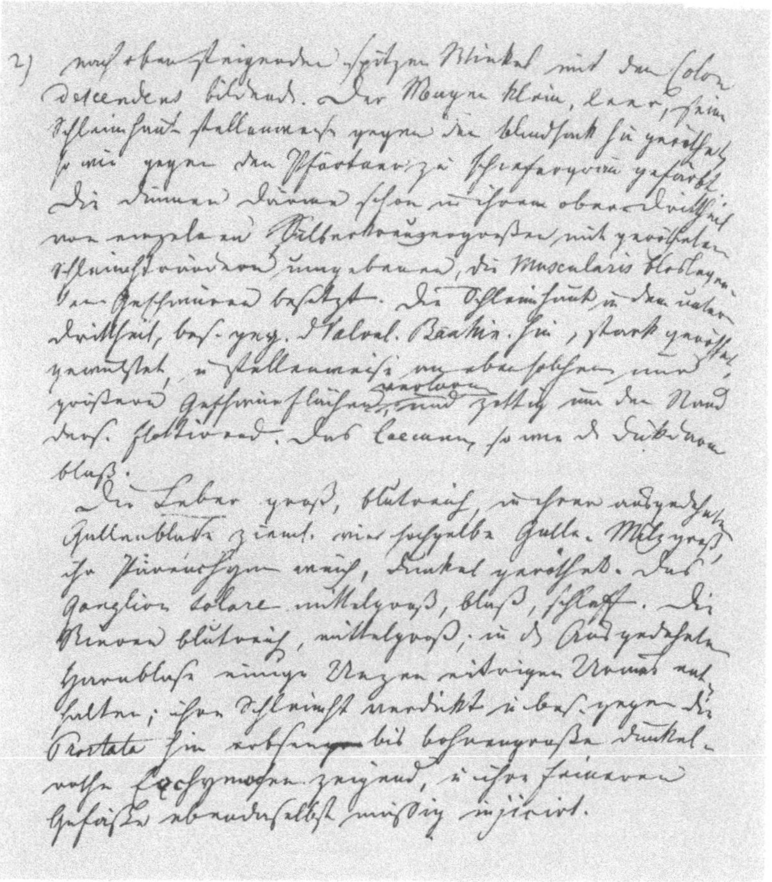

1/1841

Obduktionsbericht Nr. 2, 1852 (0001/1852)

12. November 1852, Sektion des am 11. November 1852 verstorbenen Georg W., 52 Jahre

Diagnose. Bronchitis chronica. Hyperämia hepatis.

Leiche blaß, mager; untere Extremitäten ödematös.
Schädelhöhle. Starkes Ödem der Pia mater; eine ziemliche Menge Serum in den Ventrikeln; reichliche Blutpunkte in der Hirnsubstanz.
Brusthöhle. Rand der linken Lunge emphysematisch; Spitze der linken Lunge verwachsen; zellige Adhäsion nach hinten. – Im Herzbeutel eine ziemliche Menge Flüssigkeit; die rechte Lunge ringsherum völlig verwachsen. – Aorta mit einigen knorpeligen Auflagerungen besetzt; Schleimhaut des Oesophagus hyperämisch, mit diphteritischen Exsudaten bedeckt; einige Erosionen und kleine Geschwüre auf der hinteren Wand. – Bronchialdrüsen vergrößert, schwarz gefärbt, hart. – Kehlkopfknorpel verknöchert; an der Glottis ebenfalls einige Erosionen. – An

der Spitze der linken Lunge emphysematöse Zipfel, einzelne verstreute Tuberkel-
ablagerungen; Schleimhaut der Bronchen gerötet; ihre Höhle mit einer großen
Menge gräulichen Schleimes erfüllt; einzelne Bronchialäste stark erweitert. In der
rechten Lunge derselbe Zustand in noch höherem Grade; zahlreiche ver-
schrumpfte, kallöse Tuberkelgruppen. Das rechte Herz bedeutend erweitert; in
demselben eine große Menge locker geronnenen Blutes; seine Wandung sehr
muskulös. Der linke Ventrikel hat eine mäßige Kapazität; an der Valvula mitralis
eine kleine Verdickung.

Bauchhöhle. Adhäsion auf der konvexen Seite der Leber und ebenso der Gallenblase mit dem benachbarten Teil; eine geringe Menge von freier Flüssigkeit in der Bauchhöhle. — Die Leber strotzend von Blut, zeigt die Charaktere der Muskatnußleber. — Pankreas und Milz hyperämisch; ebenso die Nieren. — Schleimhaut des Magens hyperämisch; dasselbe im Jejunum und Ileum.

Obduktionsbericht Nr. 3, 1861 (0003/1861)

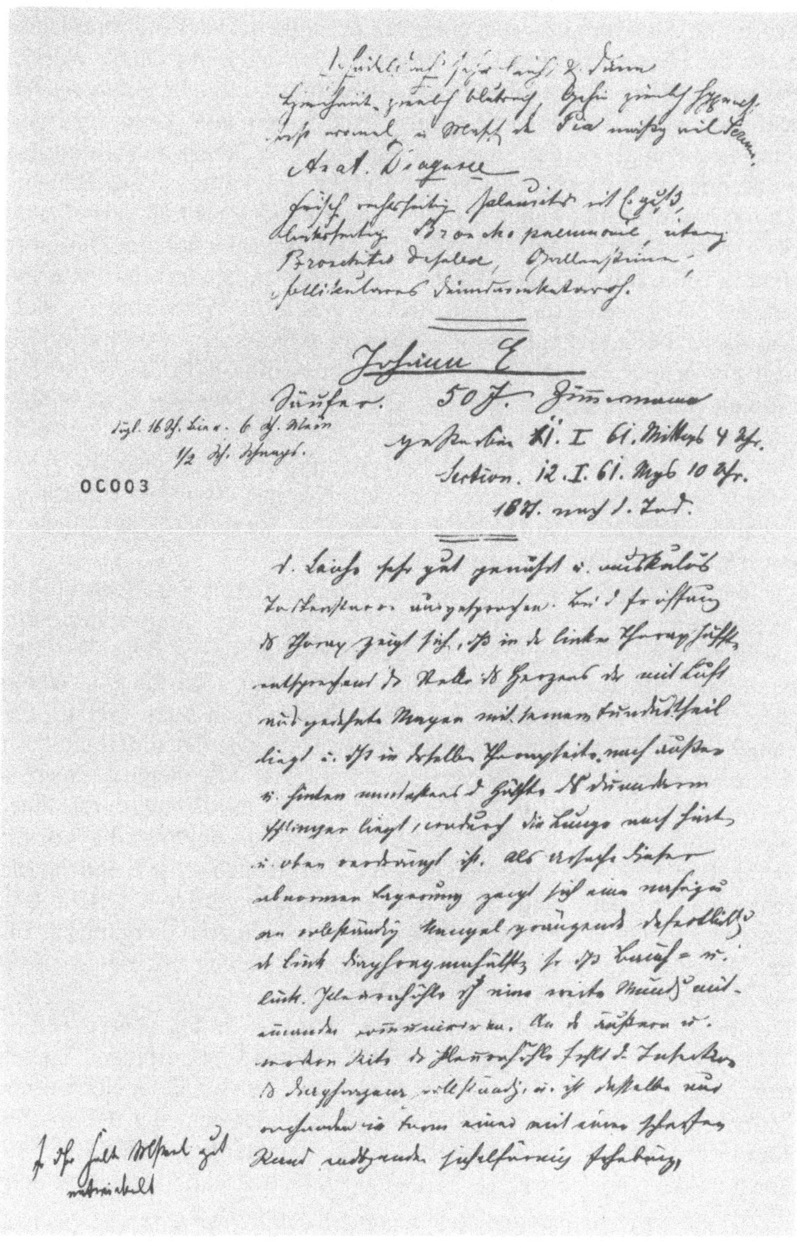

3/1861

Johann E.
Säufer. Täglich 16 Schoppen Bier, 6 Schoppen Wein, 1/2 Schoppen Schnaps.
50 Jahre, Zimmermann
Gest. 11. 1. 1861 mittags 4 Uhr
Sekt. 12. 1. 1861 morgens 10 Uhr, 18 Stunden nach dem Tode

Leiche sehr gut genährt und muskulös. Totenstarre ausgesprochen. Bei der
Eröffnung des Thorax zeigt sich, daß in der linken Thoraxhälfte entsprechend der
Stelle des Herzens der mit Luft ausgedehnte Magen mit seinem Fundusteil liegt,
daß in derselben Thoraxhälfte nach außen und hinten die Hälfte der Dünndarmschlingen liegt, wodurch die Lunge nach hinten und oben verdrängt ist. Als
Ursache dieser abnormen Lagerung zeigt sich eine nahezu an vollständigen Mangel
grenzende Defektlichkeit der linken Diaphragmahälfte, so daß Bauch- und linke
Thoraxhöhle in einer weiten Mündung miteinander kommunizieren. An der äußeren und vorderen Seite der Pleurahöhle fehlt die Insertion des Diaphragmas vollständig und ist als selbe nur vorhanden in einer mit einem scharfen Rand endigen-
den sichelförmigen Erhabenheit, welche gegen die Wirbelsäule zu sich fortsetzt.
Auf dieser Falte, also gleichfalls in der Brusthöhle findet sich die Milz. Ebenso
liegt ein großer Teil des Colon transversum innerhalb der Brusthöhle in dem
größten Teil des großen Netzes. Die rechte Hälfte des Zwerchfells ist vollständig normal.
Das *Herz* ist durch den Magen nach rechts verdrängt, dasselbe ziemlich groß,
seine Höhlen ausgedehnt durch viel, teils flüssiges Blut, teils dunklen Cruor und
reichlich fibrinöse zähe Gerinnungsteile. Die Muskulatur des linken Ventrikels
etwas dick, die Klappen normal.
Die rechte *Lunge* ist durch teils frische, teils ältere Adhäsionen in ihrer größten
Ausdehnung mit der diaphragmalen verwachsen. Die Lunge sehr voluminös, und
die Bronchen enthalten sehr viel ödematöse Flüssigkeit. Die Pleura pulmonalis
namentlich am vorderen unteren Teil des oberen Lappens mit einer mächtigen
teils rötlichen, teils weißlichen Fibrinauflagerung besetzt. Der größte Teil der
Lunge ist verdichtet, nur der mittlere Lappen sowie der untere und vordere Teil
des unteren und ebenso der vordere untere Teil des oberen Lappens sind noch
normal lufthaltig, die ganze übrige Lunge ist verdichtet durch eine auf dem
Anschnitt braun-rote ziemlich glatte Hepatisation; dabei ist die Konsistenz doch
ziemlich schlaff und es läßt sich über die Schnittfläche eine ziemliche Menge eines
schaumig-blutigen Exsudats ausdrücken. Die den vorderen Abschnitt des oberen
Lappens einnehmende Verdichtung zeigt sich mehr am Übergang zur Entfärbung.
Bei Druck entleert man eine grau-blutige Flüssigkeit mit weniger Luftbläschen
als am hinteren Lappen.
Die linke *Lunge* liegt vollständig hinaufgedrängt in den oberen Teil der Pleurahöhle. Auffallend klein, jedoch mit Ausnahme des auffallend langen zungen-
förmigen Fortsatzes des oberen Lappens, der einige atelektatische Partien
enthält, lufthaltig. Eine katarrhalische Zone findet sich auch am unteren hinteren
Rand des unteren Lungenlappens und an der diaphragmalen Fläche desselben.
Sonst ist die Lunge normal. Die Galle ziemlich reichlich, etwas schleimig.

Die *Leber* zeigt in der Nähe des vorderen unteren Randes des großen Lappens

10

3/1861

eine atrophische Furche, welche entsprechend die Kapsel schwielig verdickt ist.
An der vorderen Fläche des linken Lappens eine bohnengroße Geschwulst. Diese

3/1861

atrophische Stelle entspricht einer von den Knorpeln der 8., 9. und 10. Rippe bestehenden Knickung nach innen. Der Knorpel der 10. Rippe zeigt die größte Difformität, indem dasselbe offenbar infolge einer früher stattgehabten Fraktur in einem rechten Winkel geknickt ist. Das Leberparenchym: Starke Hyperämie ohne nennenswerte Veränderungen.

3/1861

Milz klein, stark gekerbt (Pulpa sehr dunkel, hyperämisch, Malpighische Körperchen heben bis oberhemdknopfgroße, grauweißliche Körner hervor). Konsistenz der Pulpa ziemlich derb.
Pankreas auffallend lang und groß, sonst normal.
Die *Nieren* beide sehr groß, derb, dunkel venös, hyperämisch. Die unteren

Abschnitte weiß, inhomogen, in der Mitte der streifig desquamierten Papillen wirkliche Einsprengungen von Kalksalzen.

Auf der Schleimhaut des *Magens* geringgradige kapilläre Ekchymosen. Magen sehr groß, starr, in seiner Mitte zeigt derselbe eine Einschnürung sowie eine Geschwulst, an welcher Stelle entsprechend der Magenwand sich dicker anfühlt als an anderer Stelle und findet sich, daß diese Dicke durch Zunahme der Muskelschicht an der betreffenden Stelle bedingt ist. Außerdem Schleimhaut des Magens kräftig rötlich injiziert, angeschwellt und überzogen mit einer zähen Schleimschicht.

Larynx, Trachea, Schilddrüse normal.

In *Jejunum* ein breiiger, grau-gelblicher Inhalt, der im Ileum recht mehr gallig gefärbt erscheint.

Im *Colon* mehrere dünne breiige Faeces, Colonschleimhaut stark injiziert, mäßig geschwellt. In seinem absteigenden Teil von zähschleimigen weißen Schichten bedeckt, ebenso zeigt die Jejunumschleimhaut streckenweise Infekt und Schwellung, bei der hämorrhagische Einsprengungen mit Veränderungen sich in gleicher Weise bis hinauf in das Jejunum fortsetzen.

Mesenterium auffallend lang und groß. Einzelne Mesenterialdrüsen vergrößert und sonst nichts weiter.

Aorta normal, enthält flüssiges Blut.

Harnblase fast leer, stark konzentrisch.

Pia mater stark hyperämisch, ebenso das Gehirn, sonst nichts Abnormes.

Anatomische Diagnose. Pleuropneumonia lateralis dextra. Congenitale linksseitige Zwerchfellhernie.

Obduktionsbericht Nr. 4, 1871 (0001/1871)

1/1871. Katharina K.

Starke Totenstarre, Leiche grazil gebaut, gut genährt, Hautdecken weiß, die Bauchdecken haben zahlreiche rote und weißliche Flecken. — Unterhautzellgewebe sehr fettreich und ödematös. Besonders hochgradig ist das Ödem an den unteren Extremitäten und den Bauchdecken.

In der Bauchhöhle beträchtliche Quantität von klarem Serum. Ebenso in der rechten Pleurahöhle und in der Pericardialhöhle. Die beiden Pericardialblätter zeigen nichts Besonderes, während die Zipfel der Mitralis und das Endocard des linken Ventrikels im allgemeinen normal ist, findet sich an der einen Aortaklappe, und zwar an der einen Hälfte fibrinöse Auflagerungen, nach deren Ablösung die Klappe ulzeriert und an der Randpartie des Ulcus mit zarten Vegetationen besetzt erscheint. Eine dieser Semilunarklappen ist fast vollständig zerstört, nur in den Randpartien noch erhalten und daselbst gleichfalls mit Vegetationen besetzt. Von dieser aus setzt sich der Prozeß der Ulceration auf die Endocardia, die Bekleidung des Ventrikels in ca. einer Ausdehnung eines Halbguldenstückes fort, und zwar entspricht die Stelle der Pars membranacea septi. Die dritte Aortaklappe ist intakt.

14

4/1871

Die Muskulatur des linken Ventrikels ist bei ziemlich weiter Höhle von mittlerer Dicke.

In der rechten Herzabteilung nichts Besonderes.

Die linke Lunge in der ganzen Ausdehnung adhärent, durch ältere Pseudomembranen, das Lungengewebe in den unteren hinteren Abschnitten hyperämisch und ödematös. Die Bronchen katarrhalisch.

An der anderen Lunge derselbe Befund.

Milz etwas größer, hat an zwei Stellen ältere Infarkte, die gelblich, weiß und derb erscheinen.

4/1871

Die beiden Nieren sind mäßig größer, stark hyperämisch, Rinde trübe, in der
rechten Niere an einer Stelle ein erbsengroßer Infarkt.
In der Gallenblase braungelbe, schleimige Galle, die Leber ist größer, zeigt an der
Oberfläche insuläre Fettzeichnung, auf dem Durchschnitt hochgradige, venöse
Hyperämie.

16

Im Magen viel flüssiger, grün gefärbter Inhalt, Schleimhaut zeigt nichts Besonderes.

Uterus ist groß, füllt nicht nur die kleine, sondern auch noch einen Teil der großen Beckenhöhlen aus und überragt die Symphyse um ca. 2 Querfinger.

In der Harnblase ziemlich viel dunkelgelber, schwachtrüber Harn, Schleimhaut zeigt nichts Besonderes.

Die äußeren Schamteile hochgradig ödematös, Schleimhaut der Vagina gerunzelt, etwas hyperämisch, sonst nichts verändert. Die Portio cervicalis ungewöhnlich lang, die Muttermundlippen beinahe vollständig verstrichen, gekerbt. Canalis cervicalis weit. Auch die Uterinhöhle sehr weit, enthält eine blutigeitrige Masse, ihres Schleimhautüberzuges beraubt, Placentastelle deutlich kenntlich. Uterinwand sehr dick, aber von normaler Beschaffenheit. Die beiden Ovarien groß, im linken Ovarium ein Corpus luteum.

Schilddrüse größer, besteht aus mehreren kugligen Lappen, Struma parenchymatosa.

Anatomische Diagnose. Endocarditis acuta puerperalis, metastatische Infarkte in Milz, rechte Niere, Status puerperalis des Genitalapparates.

Obduktionsberichte Nr. 5, 1881 (0001/1881; 0002/1881)

Maria Anna W., 22 Jahre
v. Köttmansdorf
Gest. Februar 13.81 2 Uhr vormittags
Sekt. Februar 14.81 12 Uhr mittags

Anatomische Diagnose. Purulente Pericarditis, Pleuritis et Peritonitis. Metastatische Abscesse im Herzfleisch. Ekchymosen in der Pleura pulmonalis et Pericardium visceralis. Milztumor und multiple zentrale und periphere Infarkte. Cystitis, Ureteritis, Pyelitis und Pyelonephritis. Subseröse Abscesse am Uterus. Diphtherische Endometritis. Trübe Schwellung der Leber. Multiple Eiterpusteln der Haut (Status puerperalis).

Therese K., 34 Jahre
v. Walldorf
Gest. Februar 14.81 1 Uhr mittags
Sekt. Februar 15.81 12 Uhr mittags

Anatomische Diagnose. Diphtherische Geschwüre in der Vagina und der Vulva. Diphtherische Endometritis und Diphtherie nach adhaeerenten Placentaresten; jauchig-eitrige Metritis, Parametritis und Peritonitis. Beidseitige adhaesive Pleuritis mit jauchig-eitrigem Belag, vorwiegend eines jauchigen Transsudates in beiden Pleurahöhlen. Trübe Schwellung der Leber. Parenchymatöse Trübung beider Nieren. Akuter mißfarbener Milztumor.

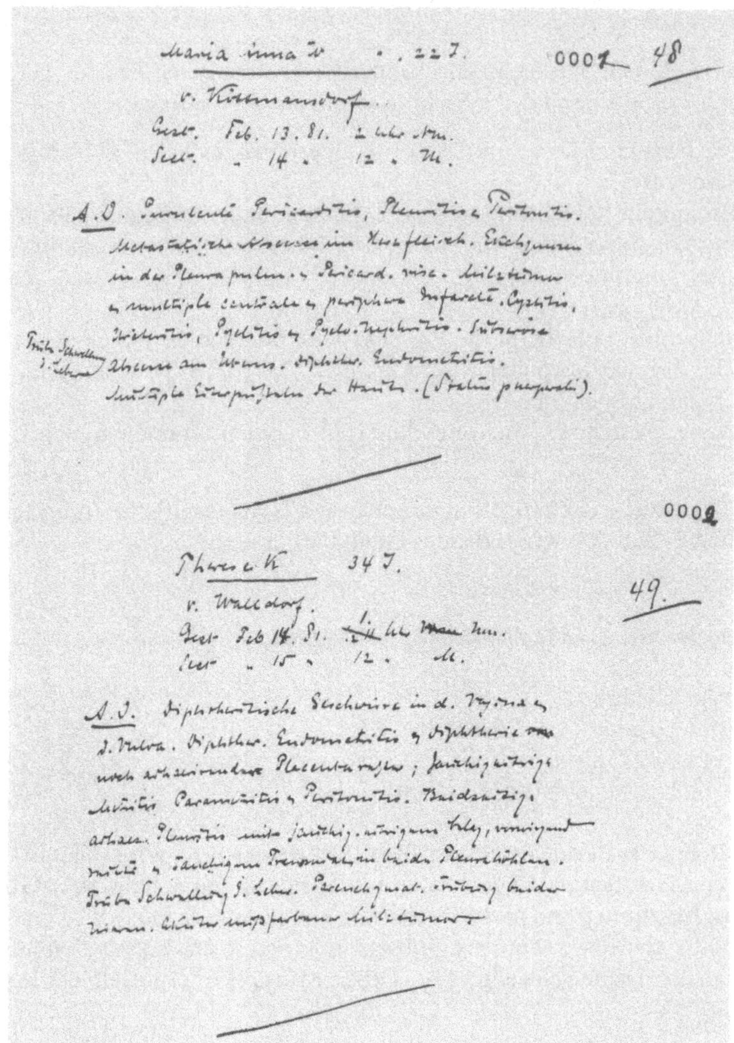

5/1881

Obduktionsbericht Nr. 6, 1891 (0119/1891)

Knabe der Katharina R., Frühgeburt in der 34. Woche. Asphyktisch geboren, nicht wiederbelebbar. An der Mutter gegenwärtig nichts von Lues mit Sicherheit nachzuweisen, doch Anamnese verdächtig.
Gest. 16. Januar 1891, 1/2 9 h p. m.

Lungen dicht, auf pneumonische Infiltrate verdächtig. Leber und Milz ungewöhnlich groß. Auf Schnitt- und Oberflächen der Leber weiße Pünktchen und Strichelchen, vermehrtes Bindegewebe im Gallengang und Pfortaderäste. Nieren hart und derb.

18

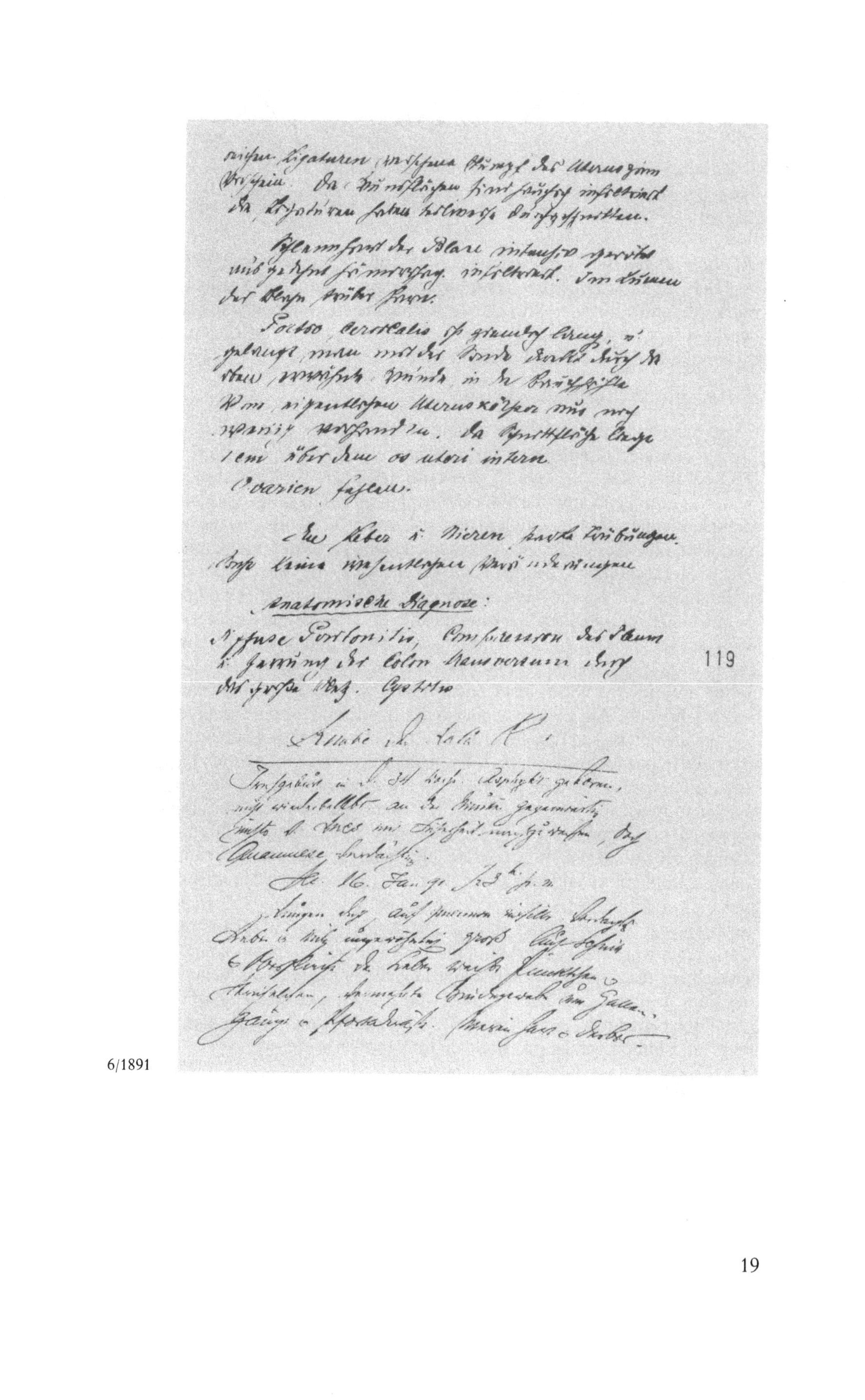

119

Anatomische Diagnose:

6/1891

Obduktionsbericht Nr. 7, 1901 (0002/1901)

Friedrich S., 51 Jahre, Tagelöhner aus Mannheim
Gest. 24. Januar 1901, abends 6 Uhr 10; seziert 25. Januar 1901, vormittags
11 Uhr

Klinische Diagnose. Tumor cerebri. — In früheren Jahren (seit 1883) wiederholt
Anfälle von manisch-depressivem Irresein. Seit Sommer 1900 allmählich Verblö-
dung, Erschwerung der Sprache, zunehmende Benommenheit. Dezember 1900
wurde doppelseitige Stauungspapille constatiert. Januar 1901 leichte rechtseitige
spastische Parese. Tod nach langem Coma.

Befund. Mittlerer Ernährungszustand.

Kopf. Schädeldecke sehr dick. Diploe deutlich. Dura mater am linken Scheitel-
lappen etwas adhärent. Sehr starke Venenfüllung. Sinus longitud. mit flüssigem
Blut gefüllt. Starke PACCHIONI'sche Granulationen. — Nach Ablösen der Dura
mater ist auffallend, daß die linke Hemisphäre im Gebiet des Stirnlappens und des
dorsalen Teiles des Scheitellappens sich mehr vorwölbt als rechts. Die Sulci
erscheinen an diesen Teilen vollkommen oder fast vollkommen verstrichen. —
Nach Herausnehmen des Gehirnes stellt sich die linke Hälfte entschieden
voluminöser dar, als die rechts, auch nach der medialen Seite wölbt sich die linke
Hemisphäre vor und auch hier oberhalb der Sulci callosomarginales erscheinen die
Furchen verstrichen. Auf Frontalschnitten tritt schon im ersten Schnitt durch das
Stirnhirn die Ungleichheit beider Hemisphären deutlich hervor. Links erscheint
schon auf diesem Schnitt das Centrum semiovale viel umfangreicher. Die Rinde
ist verschmälert. Auf dem folgenden Schnitt ist zunächst eine gewisse Erweiterung
der Seitenventrikel zu konstatieren. Dann aber vor allem sieht man, daß der obere
Teil des Schnittes in der linken Hemisphäre durch verändertes Gewebe einge-
nommen ist. Das Gewebe hat hier einen glasigen Glanz, ist fleckig, von gelben
Stellen durchsetzt, an anderen Stellen mehr grauschwarz durchscheinend. In
dieser Masse finden sich Höhlen, die eine gelbe Wand haben. Die Umgebung der
Höhlen ist von rotem infarciertem blutigem Gewebe, das dem Ganzen einen
bunten Anblick verleiht, umgeben. Dieses Tumorgewebe dringt gegen die Rinde
vor und bricht teilweise in dieselbe ein. Das Verstreichen der Furchen kann man
auch auf dem Durchschnitt sehr gut bemerken. Der Tumor erstreckt sich vom
vorderen Stirnhirn bis an den hinteren Teil des Parietallappens. Seine größte Breite
erreicht er etwa vor der Zentralwindung. Er erstreckt sich hier von der Rinde
bis zum großen Gang hin, auf einer kurzen Strecke ist der Kopf des Nucleus
caudatus beteiligt. — Seine Beschaffenheit ist im wesentlichen gleich, nur daß er
vorn und hinten weniger Zerfall zeigt als in der Mitte.
Die Hirnarterien zeigen Arteriosclerose.
Am Kleinhirn, Rückenmark nichts Wesentliches.
Brust. Zwerchfellstand links ist gleich 4. ICR, rechts ist gleich 3. Rippe. — Starke
Verwachsung der Pleurablätter links, besonders am Zwerchfell. Geringere Ver-
wachsung an der rechten Spitze. — Mäßige Überlagerung des Herzens.
Mitralis zeigt etwas verdickte Sehnenfäden, geringes Atherom an der Klappe. —
Mäßige Myocarditis fibrosa. — In beiden Unterlappen der Lunge Hypostase,

20

rechts mehr als links, rechts ist die Consistenz beträchtlich im Unterlappen
vermehrt.
Bauch. Adhärenz des Netzes am Colon ascendens. Verwachsung von Colon ascendens und Ligamentum Remanum. Linksseitige innere Leistenhernie, in der sich ein kleiner Teil des Ligamentum Remanum befindet. Der Darm läßt sich nicht aus

dem Bruchsack herausziehen, ist vielmehr fest mit demselben verwachsen. —
Andeutung eines Mesenterium commune für Dünndarm und Colon ascendens.
Tasche an der Plica duodenojejunalis mit Öffnung nach dem retroperitonealen
Raum.

Milz. In der Längsrichtung geringgradig vergrößert. Pulpa etwas weicher als
normal.

22

Ad. Gliom des linken Frontal- u. Parietallappens. [Degen-]
re. Metamorphosen im Tumor. Geringe Hydroce-
phalie. — Arteriosclerose.   Myocarditis fibrosa. —
Hypostase besonders i. rechten Unterlappen. — Alte
Pleuradhäsionen beiderseits, besonders links. —
Alte peritoneale Adhäsionen.   Linksseitige Leistenhernie.
Geringe Balkenblase.

A. D. Gliosarkom, ziemlich gefäßreich. Hie u. da fettkörnchen- u. siderofere Zellen,
sehr häufig fett- u. Hämosiderin in einer Zelle. [Gliom ?] u. herzorganbelt +
[Halbzinn ?]

Andreas N.   172 3/4 j.
          früher Baumeister in Mannheim.
     † 1. Februar 1901   8½ᵘ a. m.
     Sect. 1. Feb. 1901.   12ᵘ mitt.

Kl. D. Myodegeneratio cordis. Arteriosclerose. Bronchitis diffusa. Dem[entia ?] multi[s].

Krankengesch. früher Potator. Seit mehreren Jahren bettleidend. April 1900 Schwächeanfall.
     Seither deutliche psychische Störungen: Abnahme des Gedächtnisses u. der Merkfähigkeit,
     Verfolgungsideen, Gewaltthätigkeiten gegen die Angehörigen; zuzeiten delirante Bewegungsunruhe.
     Keine aphasischen Störungen.

Bef. Mittelgroßer Mann von mäßigem Ernährungszustand. —
     In der Bauchhöhle etwa 20 ccm klarer, gelblicher Flüssigkeit.
     Zwerchfellstand: links 5. J. c. r., rechts 5. Rippe.
     In der l. Pleurahöhle 300 ccm gelblicher, leicht getrübter Flüssigkeit, auch
     im Herzbeutel eine geringe Vermehrg des flüssigen Inhaltes.
     Herz etwa 1½ faustgroß, Hautägen verdickt rechts wie links; vielleicht geringe
     Erweiterung des Herz[ens] linken, am deutlichsten am rechten Vorhof. Die Innenhaut
     enthält zahlreiche verschieden bindegewebige flecken u. [Züge], am ausgeprägtesten
     aus d. Papillarmuskeln des l. Ventrikels. Verengerung einer Aortenklappe.
     2 ziemlich frische chen erbsengroße Thromben im rechten Herzohr. — freie Ränder
     der Mitral- u. Tricuspidalklappe leicht verdickt; Sehnenfäden verkürzt u. verdickt.*
     Linke Lunge in ihren hinteren Partieen leicht an d. Thoraxwand adhärent; hochgradiges
     Emphysem, besonders am Rande; in beiden Lappen fühlt man einzelne größere
     * Concret. starrer als normal, die u. da gelbe, weißere u. derbere kalkharte Herde. Atherom
     u. Verkalkg der Aorta.

Nieren. Rote Farbe, Trübung, schmale Rinde, geringe Granulation.
Leber. Mäßige Stauung.
Atherom der Aorta. Nebennieren, Pankreas, Magen, Darm ohne Befund. Geringe Balkenblase.

Abschlußdiagnose. Gliom des linken Frontal- und Parietallappens. Regressive Metamorphose im Tumor. Geringer Hydrocephalus internus. − Arteriosclerose. − Myocarditis fibrosa. Hypostase besonders im rechten Unterlappen. − Alte Pleuraadhäsionen beiderseits, besonders links. − Alte peritoneale Adhäsionen. Linksseitiger Leistenbruch. Geringe Balkenblase.

Mikroskopische Diagnose. Gliosarkom; ziemlich gefäßreich. Fettkörnchen- und siderophere Zellen, sehr häufig Fett- und Hämosiderin in einer Zelle. Sudan III und Ferrocyankali und Salzsäure.

Obduktionsbericht Nr. 8, 1911 (0001/1911)

Gustav H., 64 Jahre, Privatier aus Heidelberg
Gest. 1. 1. 11, 1/2 12 vormittags; seziert 2. 1. 11, 10 1/4 vormittags

Klinische Diagnose. Cholelithiasis, Choledochus Stein? Carcinom?

Krankengeschichte. Früher mehrfach Anfälle von Gallensteinkolik. Seit Anfang November sehr häufig Ikterus, Schüttelfröste. Am 8. 12. in Lokalanästhesie Cholecystostomie. Entfernung eines Cystinverschlußsteines. Danach Abfluß der Galle nach außen. Nach Sekundärnaht der Gallenfistel entleert sich die Galle zeitweise in den Darm, zeitweise nach außen.

Befund. Leiche eines alten Mannes mit reichlichem Fettpolster und gelblicher Verfärbung der Haut, von 60,9 kg Körpergewicht. In der Mammilarlinie rechts klaffende ca. 7 cm lange Laparotomiewunde, in der Tiefe derselben der genähte Fundus der Gallenblase, mit den Wundrändern verklebt. Wunde teils mit Blutkoageln, teils mit Galle und Blut getränkter Gazetampon. Keine Zeichen von peritonealer Reizung. Milz doppelt so groß wie normal, schmutzig rot, sehr weich. Zwerchfellkuppel links: 3. Intercostalraum. Beide Lungen emphysematös, Hypostasen. Je ein beinahe erbsgroßer Kalkknoten in den beiden Oberlappen ungefähr in der äußeren Fläche derselben. In der linken Spitze linsengroße, weißliche Verdickung. Hilusdrüsen einfach anthracotisch, reichlich das epicardiale Fettgewebe. Schwielen in den den Klappen zugewendeten Hälften der Papillarmuskeln. Sonst keine Schwielen. Coronararterien etwas klaffend, weil etwas derb. Halsorgane ohne pathologischen Befund. Oesophagus, Magen ohne Befund. Die Papille penisartig vorgewölbt durch einen im Ausgang des Choledochus steckenden ovalären Stein von 2 cm Länge × 1 cm Dicke × Breite, in der Hauptmasse bestehend aus breiigem, zinnoberrotem Material, im Zentrum ein derbes, bräunlich durchscheinendes hartes Gebilde von 3 mm Durchmesser und angedeuteter Facettierung. Der ganze Choledochus für den kleinen Finger durchgängig, fast ebenso der Cysticus, die Gallenblase über taubeneigroß, weniger erweitert der

<u>1911.</u>

40 (1)

Gustav H   697

Privatier aus Heidelberg

geb. 1.1.11 ½ 12 Uhr
sec. 2.1.11 10¼ "

<u>Kl. Diagn.</u> Cholelithiasis, Choledochusstein?
Carcinom?

<u>Krankengeschichte:</u> früher mehrfach Anfälle von
Gallensteinkolik. Seit Anfang November
sehr häufig Ikterus, Schüttelfröste. Am
8.12. in Localanästhesie, Choiecystotomie,
Entfernung eines Cysticusverschlusssteins,
danach Abfluss der Galle nach außen.
Nach Secundärnaht der Gallenfistel ent-
leerte sich die Galle zeitweise in den Darm
zeitweise nach außen.

<u>Befund:</u> Leiche eines alten Mannes mit
reichlichem Fettpolster u. gelblicher Verfärbung der Haut, von 60,7 Kilo Körpergewicht.
In der Mamillarlinie rechts, klaffende ca.
7 cm lange Laparatomiewunde, in der
Tiefe derselben der genähte Fundus der
Gallenblase, mit den Wundrändern
verklebt. Wunde teils mit Blutcoagulum,
teils mit Galle u. Blut getränkter Gazetampon. Keine Zeichen von peritonealer Reizung.
Milz doppelt so groß wie normal, schmutzig
rot, sehr weich. Zwergfellkuppe links, 3.
Intercostalraum. Beide Lunge emphysematös,
Hypostasen. Je ein beinahe erbsengroßer
Kalkknoten in den beiden Oberlappen un-

Hepaticus. Diese sämtlichen Gebilde prall gefüllt mit dunkelrotem, geronnenem
Blut. Die Mucosa glatt mit Hämorrhagien. Leber etwas vergrößert, von glatter
Oberfläche, auf dem Schnitt mit deutlicher azinärer Zeichnung. Zentral gelb-grün-
lich, Konsistenz etwas vermehrt. Pankreas sehr derb, aus dem Querschnitt des

Ductus pancreaticus entleert sich zähe Flüssigkeit spontan. Im Pankreasgewebe mehrere miliare gelbe spritzerartige Flecken. Nebennieren o. B. Beide Nieren in dicke Fettkapseln eingehüllt, ihre Oberfläche mit zahlreichen weit auseinanderstehenden je 2 mm tiefen bis 3 mm breiten Einziehungen. Rinde nur an diesen verschmälert. Prostata nicht vergrößert, in der blassen Schleimhaut der Blase zahlreiche dunkelrote unregelmäßig begrenzte Flecken von bis 5 mm Durchmesser. Samenbläschen und Hoden ohne pathologischen Befund. In der Aorta zahlreiche linsengroße breiige Herde und Kalkplatten besonders im Bauchteil.

Gehirn nicht seziert.

Anatomische Diagnose. Bilirubinsteine (mit Cholesterinkern) im Ductus Choledochus an der Papille, starke Erweiterung des Ductus Choledochus, Hepaticus und Cysticus und der Gallenblase, Ikterus, Induration der Leber, chronisch-infektiöse Milzschwellung. Status nach Cholecystostomie. Blut in der Gallenblase, im Ductus cysticus und choledochus. Hämorrhagien in der Blasenschleimhaut. Atherosclerose der Aorta und ihrer Äste, atherosclerotische Schrumpfung der Nieren (geringgradig).

Obduktionsbericht Nr. 9, 1921 (0005/1921)

Chirurgische Klinik

Hans W., 15 Jahre, Hockenheim
Gest. 1. 1. 1921, morgens 4 1/2; Sektionszeit 2. 1. 1921, 11 Uhr vormittags

Klinische Diagnose. Verbrennung.

Anatomische Diagnose. Verbrennung 2. bis 3. Grades fast der gesamten Gesichtshaut, der ganzen Handrücken und unteren Drittel der Vorderarme, von Teilen der Handinnenfläche, der rechten Hüftgegend, des Scrotums, beider Oberschenkel dicht über den Knien.
Ausgedehnte Bronchopneumonien beider Unterlappen, alte bindegewebige Adhäsionen und Schwarten des rechten Oberlappens.
Eitrige Bronchitis und Tracheitis. Angina lacunaris rechts.
Trübe Schwellung der Leber (und Nieren?). Hyperplasie des lymphatischen Apparates: Großer Thymus (33 gr); Follikelschwellung an den Lungen, im Mesenterium und Darm. Mittelstarke Arteriosclerose der Aorta.

Äußerer Befund. Sehr kräftige Knabenleiche, in gutem Ernährungszustand. Totenstarre vorhanden. Totenflecke am Rücken. Körperöffnungen frei. Das ganze Gesicht und der obere Hals sind mit ausgedehnten, die gesamte Haut bedeckenden Brandwunden bedeckt: Große Flächen weisen freiliegendes, nässendes Corium auf, andere sind noch mit Epidermisfetzen bedeckt. Haare und Augenbrauen versengt. Ebensolche Brandwunden bedecken beide Handrücken und unteren Vorderarmdrittel. Die Handinnenflächen sind hier in leichterem Grade erfaßt, so daß sich stellenweise die Epidermis in Fetzen ablöst. Flächenhafte, taler- bis handtellergroße Verbrennungen 2. Grades weisen die rechte Hüfte, die linke Unterbauchseite und beide Oberschenkel handbreit über dem Kniegelenk und dem Scrotum auf.
Hauptschnitt zeigt 1/2 cm dickes Fettpolster und kräftig entwickelte Muskulatur. Peritoneum zart, glatt, durchschimmernd. Situs o. B. Leber 2 Querfinger unterhalb des Rippenbogens. Zwerchfell beiderseits 5. Rippe (unterer Rand).
Rippenknorpel glatt durchschneidbar. Linke Lunge sinkt zurück, die rechte wird durch bindegewebige Adhäsionsstränge im Oberlappen vorn an den Brustrand fixiert. Pleurahöhlen frei. Herzbeutelinnenblatt glatt und spiegelnd.

Sektionsprotokoll.

_____ Chir. _____ **Klinik.**

1. Name, Alter: _Hans W._   _15 J._
2. Stand, Heimat: _[illegible]_
3. Todeszeit: _1.1.21. morgens 4½_   4. Sectionszeit: _2/1.21 11º vorm_
5. Klinische Diagnose:
   Verbrennung.

6. Krankengeschichte:

Beh. Arzt: _[illegible]_

7. Anatomische Diagnose:

Verbrennung 1.–3. Grades fast der gesamten [illegible] Gesichtshaut, der ganzen Handrücken u. Vorderarme, von Teilen der Handinnenfläche, an der rechten Hüftgegend, des [illegible], an beiden Oberschenkeln dicht über den Knieen.

Ausgedehnte Bronchopneumonie beider Unterlappen, über [illegible] Schwarten der rechten Oberlappen. Eitrige Bronchitis u. Tracheitis. Angina lacunaris rechts.

Trübe Schwellung der Leber (u. Nieren?) Hyperplasie des lymphatischen Apparates, großer Thymus (38g), [illegible] an der Lunge, im Mesenterium u. Darm. Mittelstarke Arteriosklerose der Aorta

Sec. Arzt: _Dr. [illegible]_

Herz. Oberfläche graurot, glatt. Größe entspricht der Faust. Beide Hälften gut kontrahiert. In den Höhlen viel Speckhaut und etwas Cruormassen. Endocard und Klappenapparat überall dünn und zart, intakt. Foramen ovale geschlossen. Muskulatur auf dem Schnitt dunkelrot, gleichmäßig, Intima der Coronarien zart, in der aufsteigenden Aorta dicht über dem Klappenanschlag einige wenige prominente gelbliche Polster.

Linke Lunge. Oberfläche glatt, schiefrig grau bis rot im Unterlappen, Konsistenz oben luftkissenartig, unten ziemlich fest mit einzelnen derben Resistenzen. Schnittfläche Oberlappen graurot, gut lufthaltig, unten fleckig-dunkelrot mit zahlreichen über die Fläche prominierenden Verdichtungsherden von tief dunkel-

8. Sectionsbefund:

1. Gewichte:

Körpergewicht:	45.3	Milz:	140
Körperlänge:	159	Leber:	1700
Gehirn:		Pancreas:	
Herz:	190	Linke Niere:	125
Linke Lunge:	450	Rechte Niere:	115
Rechte Lunge:	470	Linke Nebenniere:	
Thymus:	33	Rechte Nebenniere:	
		Linker Hoden:	
2. Äusserer Befund:		Rechter Hoden:	

[illegible]

9/1921

roter Farbe. Luftgehalt hier mäßig. Saftgehalt mittelstark. Auf Druck entleert sich
aus den Herden nur geringe eitrige Flüssigkeit aus den kleinen und kleinsten
Bronchiallumina. Bronchialschleimhaut stark gerötet, eitrig belegt. Bronchial-
und Hilusdrüsen schwärzlich, weich, klein.
Rechte Lunge. Oberfläche, Konsistenz ebenso wie links, Schnittfläche Oberlappen
wie links, Unterlappen gleichmäßig dunkelrot, verdichtet, wenig safthaltig, luft-
leer. Auf Druck läßt sich kaum Flüssigkeit abpressen. Bronchialschleimhaut wie
links. Drüsen wie links.
Milz. Klein, glatt, graublau fest. Schnittfläche graurötlich. Ziemlich deutlich
gezeichnet, kein Gewebsbrei abstreifbar.

30

9/1921

Magen. Kontrahiert, fast leer, Schleimhaut glatt, blaßgrau, intakt.
Duodenum. Schleimhaut faltig, gelbbraun inbibiert, nirgends lädiert, glatt und zart.
Gallenblase. Durchgängig, Gallenblase sehr stark gefüllt (Hydrops), groß; Inhalt dünnflüssig, gelbbraun, wenig zäh. Schleimhaut samtartig, glatt.
Pankreas. Schmal und lang, wenig grob gelappt, auf dem Schnitt grau-rötlich mit schmalem, etwas länglichem Acinus.
Leber. Groß, glatt, gelbbraun, nicht sehr fest, aber plastisch. Schnittfläche im ganzen etwas mißfarbig, gelblich graubraun, acinöse Zeichnung nicht mehr deutlich, Herde nirgends erkennbar.

9/1921

Linke Niere. Kapsel dünnhäutig, glatt abstreifbar. Oberfläche blaßgraurot, glatt. Schnittfläche ebenfalls blaßgraurot. Zeichnung von Mark und Rinde wohl trennbar, aber leicht verwachsen. Becken frei.
Rechte Niere. Wie links.
Nebenniere. Beide ziemlich groß, etwas gefaltet, auf dem Schnitt deutliche Trennung in Mark und Rinde, pigmentreich.
Beckenorgane. Blase stark mit klarem und gelbem Urin gefüllt. Schleimhaut blaß, weißgrau, glatt. Mastdarm enthält geballten Kot. Schleimhaut glatt, zart. Prostata klein, fest. Samenbläschen, Hoden o. B.

Halsorgane. Lymphatischer Apparat am Zungengrund sehr stark ausgebildet.
Beide Tonsillen groß, in der rechten in der Tiefe eingedickte Eiterbröckel und
dickflüssiger Eiter. Kehlkopf von gelber-blaßgrau-rötlicher Schleimhaut ausgekleidet, mit Schleimmassen belegt. Trachealschleimhaut im unteren Anteil tief-
dunkelrot injiziert, oben mehr rötlich, stark eitrigschleimig belegt. Oesophagus
glatt, grauweiß, zarte Schleimhaut. Thyreoidea mäßig vergrößert beiderseits, auf
dem Schnitt gleichmäßig feinkörnig.
Aorta. In Brust und Bauchteil ziemlich stark kleinfleckig mit prominenten gelblichen Polstern bedeckt.
Darm. Follikelapparat in Dünn- und Dickdarm stark ausgeprägt. Schleimhaut
überall einwandfrei und zart.

Obduktionsbericht Nr. 10, 1931 (0003/1931)

Hautklinik

Sterbeschein Friedrich J., verheiratet, Mörlenbach
Gest. 2. 1. 1931, 12,35 Uhr nachts

Klinische Diagnose. Lymphatische Leukämie.

Aus der Krankengeschichte. Seit Monaten bestehende Hauttumoren; Rückgang
derselben auf Arsen und Röntgenbestrahlung. Am 1. 1. 31 abends 1/2 10 Uhr
Kollaps (starke Schweißausbrüche, Erbrechen, unregelmäßiger Puls); Herzmittel,
kurzdauernde Besserung, gegen 12 Uhr 35 nachts Aussetzen der Herztätigkeit,
12 Uhr 35 Exitus. In den letzten Tagen Bronchitis und Milztumor.
Datum: 2. Januar 1931.

Anatomische Diagnose. Lymphatische Leukämie. Zahlreiche bräunliche Infiltrate
und Tumoren der Haut. An der Außenseite der linken Leistenbeuge etwa
talergroße Geschulst, auf dem Durchschnitt käsig nekrotisch. Bis kastaniengroße
Tumoren der Lymphknoten der Leberpforte. Schwellung der retroperitonealen
und periaortischen Lymphknoten. Milzruptur mit Hämaskos. Große völlig
zerfließliche Milz mit Sprengung der vorderen Kapselfläche. Erweiterung der
linken Herzkammer. Parenchymatöse Degeneration des Herzmuskels. Anämie
der Organe. Große Leber. Kopfsektion nicht gestattet.
Körpergewicht: 55 kg, Körperlänge: 162 cm.

Äußerer Befund. Leiche eines 41jährigen Mannes im reduzierten Ernährungszustand. Haut auffallend blaß mit multiplen talergroßen bräunlichen Verfärbungen,
die zugleich etwas erhaben sind. Auf dem Durchschnitt erweisen sich diese als
durchschnittlich kastaniengroße Gewebswucherungen von bräunlich-rötlicher
Farbe. Solche Tumoren finden sich in der Haut der Brust, des Rückens und der
Extremitäten. Ein größerer Knoten ist in der linken Leistenbeuge, auf dem
Durchschnitt zeigt dieser eine gelblich-speckige Farbe. Auch die Lymphknoten
der Leberpforte sind bis Kastaniengröße verändert und zeigen auf der Schnittfläche und in ihrer äußerlichen Beschaffenheit „milzähnliche" Farbe und Aus-

Haut - Klinik.

—

Sterbeschein.

1. ...ne, Alter. *Friedrich J*

2. Stand, Heimat: *Verh. Marbenbach*

3. Datum und Stunde des Todes: *2. I. 31. 12³⁵ Uhr nachts*

4. Klinische Diagnose: *Lymphatische Leukämie.*

5. Aus der Krankengeschichte: *Seit Monaten bestehende Hauttumoren, Rückgang derselben auf Arsen u. Rö.-Behandlung. Am 1. I. 31 abends ½10 Uhr Collaps (starke Schweißausbrüche, Erbrechen, zusammengeschnürter Puls), Herzmittel, kurzdauernde Besserung, gegen 35 nachts Aussetzen der Herztätigkeit, 12³⁵ Exitus. In den letzten Tagen Bronchitis u. Husten.*

6. Besondere Bemerkungen:

Datum: *2. Januar. 1931*

---

u. Tumoren der Haut. An der Außenseite der l. Leistenbeuge etwa talergroße Geschwulst, auf dem Durchschnitt käsig nekrotisch. Bis kastaniengroße Tumoren der Lymphknoten der Leberpforte. Schwellung der retroperitonealen u. periaortischen Lymphknoten. Milztumor mit Hämascos. Große völlig zerfließliche Milz mit Sprengung der vorderen Kapselfläche. Erweiterung der l. Herzkammer. Parenchymatöse Degeneration des Herzmuskels. Anämie der Organe. Große Leber. Kopfsektion nicht gestattet.

3. I. 31.

Sec. Arzt: *Dr. Pagel*

Nachschlag 22/31 außen

10/1931

---

sehen. Ebensolche Beschaffenheit zeigen die retroperitonealen und periaortischen Lymphknoten, die im Ganzen aber nicht so stark vergrößert sind.

Halsorgane. Tonsillen vergrößert (etwa großkirschgroß) und zerklüftet.

Oesophagus. Schleimhaut blaß, gut durchgängig. In der Trachea und in den großen Bronchen rötlich-schleimiger Inhalt, die Schleimhaut etwas gerötet.

Schilddrüse. Nicht vergrößert, Schnittfläche: Ohne Befund. Kein Thymus.

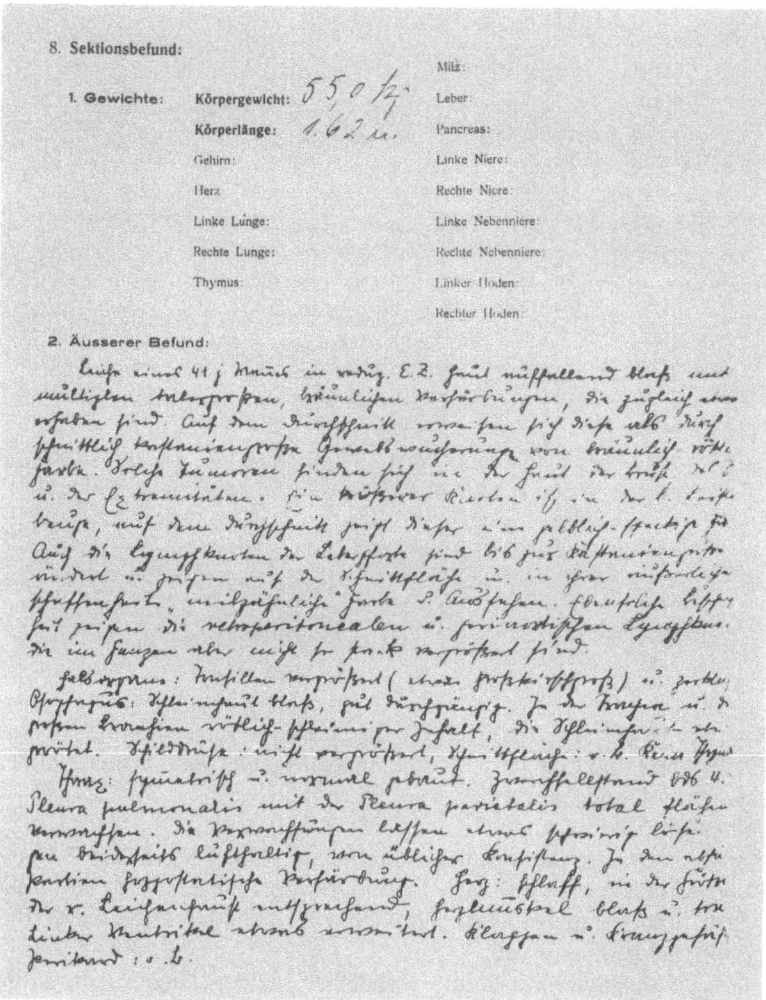

Thorax. Symetrisch und normal gebaut. Zwerchfellstand beiderseits 4. Intercostalraum. Pleura pulmonalis mit der Pleura parietalis total flächenhaft verwachsen. Die Verwachsungen lassen sich etwas schwierig lösen. Lungen beiderseits lufthaltig, von üblicher Konsistenz. In den abhängigen Partien hypostatische Verfärbungen.

Herz. Schlaff, in der Größe etwa der rechten Leichenfaust entsprechend, Herzmuskel blaß und trüb. Linker Ventrikel etwas erweitert. Klappen und Kranzgefäße: o. B. Pericard: o. B.

Abdomen. Normaler Situs. In der linken Bauchseite, besonders in der Milzgegend findet sich eine große Menge geronnenen Blutes (über 1000 ccm), im Unterbauch und im kleinen Becken ist ebenfalls nochmal 1000 ccm teils flüssiges, teils geronnenes Blut. Die Milzkapsel ist an der Vorderseite auseinandergesprengt. Die Milz ist groß und von fast breiiger Konsistenz. Pulpa von blaßrötlicher Farbe. Maße:

35

10/1931

15 × 12 × 4. Leber vergrößert. Deutliche Läppchenzeichnung. Maße: 27 × 19 × 6.
Gallenblase und Gänge: o. B. Im ganzen Magen- und Darmkanal keine patholo-
gischen Veränderungen.
Pankreas. o. B.
Nieren beiderseits an gehöriger Stelle. Die linke Niere hat 2 Ureteren. Keine
makroskopisch erkenntlichen Veränderungen. Nebennieren von üblicher Größe,
Mark- und Rindensubstanz deutlich von einander abgegrenzt. Blase teilweise
gefüllt, Schleimhaut blaß.
Hoden. Samenkanälchen gut ausfädelbar. In den langen Röhrenknochen rotes
Mark.
Kopfsektion verweigert.

36

Tuberkulofe - Krankenhaus Heidelberg - Rohrbach

Name: B   Leopold   O.Schtz.

geb.:   6.2.1899

Wohnort: Brückenwach Kp.6/XII   Straße:
           Koblenz-Horchheim
Beruf   Arbeiter   Todesstunde: 1.1.1941   5 Uhr

Krankheitsgeschichte: Als Kind engl.Krankheit, sonst nie ernstl.krank.
Am 31.7.1940 wegen Husten u. Auswurf krank gemeldet. Doppels.rasch
fortschreitende offene Lungentbc. festgestellt mit fraglicher Staublunge (Chamottearbeiter) Exsitus am 1.1.1941 5 Uhr

Klinische Diagnose:

Pathologisches Institut

Heidelberg,   194

Betr.:

Pathologisch-anatomische Diagnose:

11/1941

Heidelberg, den 2*. Januar 1941.

                    B e r i c h t

über die Sektion des Leopold B   , Gefreiter.
Brücken- Wachkp. 6 /XII Koblenz- Horchheim, Erk.V./dt.57
                    Fp. Nr. 23 886
Geboren am 6.2.99 in Weitersburg bei Koblenz.
Bürgerlicher Beruf : Arbeiter.
Anschrift der Ehefrau :   Susanne B   Vallendar,
Einstweilenheit: 26.8.39.   Adolf Hitlerstr. 9
Tag u. Stunde der Erkrankung : Krankmeldung am 31.7.40.
Tag u. Stunde des Todes : 1.1.41 5 Uhr 20.
Ort d. Todes : Res. Laz. Heidelberg- Rohrbach.
Tag u. Stunde der Sektion : 2. I.1941., 9 Uhr.
Ort d. Sektion : Pathol. Institut Heidelberg.
Obd.   : Unterarzt Dr. H. Elbel.
<u>Vorgeschichte :</u> Der Verstorbene war 12 Jahre Chamottearbeiter.
Am 31.7.40 krankgemeldet wegen Husten u. Auswurf. 14 Tage im Revier gelegen, dann Einweisung in das Res. Laz. Koblenz, dort wurde eine Staublunge 2. Grades verbunden mit einer aktiven produktiven Lungentuberkulose festgestellt. Am 4.9.40 Aufnahme in das Lazarett Rohrbach. Dortige Diagnose : doppelseitige, vorwiegend exsudative, cavernisierende, offene, raschfortschreitende Lungentuberkulose. Die Feststellung einer Staublunge war in diesem Stadium der Erkrankung nicht mehr mit Sicherheit möglich. Der Zustand in Rohrbach war meistens hochfieberhaft, die Veränderungen inden Lungen nahmen deutlich u. rasch zu. Am 1.1.41 5 Uhr morgens trat der Tod ein.

<u>Sektionsbericht :</u>
163 cm grosser junger Mann, weitgehend abgemagert . Leichenflecken nicht wegdrückbar, Totenstarre überall ausgeprägt. Das Kopfhaar ist dunkelbraun und kurz, behaarte Kopfhaut unverletzt. Augen geschlossen, Bindehäute sehr blass. Hornhäute leicht getrübt. und- Nasen- und Ohröffnungen ohne ungehörigen Inhalt. Hals, Brust und Bauch unverletzt, der Bauch ist weich. Aeussere Geschlechtsteile regelrecht. Ueber dem Kreuzbein ein etwa handtellergrosser, frischer Oberhautdefekt, bei Einschnitt blaurote Verfärbung des Gewebes bei leicht sulziger Beschaffenheit.

11/1941

38

Die unteren und die oberen Gliedmassen sind unverletzt.

eiche Schädeldecke, trocken. Das knöcherne Schädeldach ist durchschnittlich 5 - 6 mm dick, symmetrisch. Die harte Hirnhaut grauweiss, glatt, gespannt. Im grossen Längsblutleiter einige Tropfen flüssiges Blut. Die weiche Hirnhaut ist zart, ihre Gefässe nicht übermässig blutreich. Gefässe am Hirngrunde zart. Die Windungen des Gehirnes sind deutlich ausgeprägt. Auf der Schnittfläche ist die Rinde blass, in der Marksubstanz wenige und leicht abwischbare Blutpunkte. Das ganze Hirngewebe nicht übermässig feucht. Hirnhöhlen nicht erweitert, Inhalt klar, Adergeflecht zart. Die Stammganglien sind blass, Brücke, verlängertes Mark und Kleinhirn zeigen keine Veränderungen. Die Blutleiter am Schädelgrunde enthalten wenig geronnenes Blut, der Schädelgrund ist unverletzt, die Paukenhöhlen sind leer, die Trommelfelle zart.

Das Unterhautfettgewebe an Brust und Bauch ist nur wenige mm dick. Die Därme sind etwas gebläht, das Bauchfell ist überall zart und glatt, deutliche Blutsenkung an den tiefliegenden Dünndarmschlingen. keine freie Flüssigkeit in der Bauchhöhle. Das Zwerchfell steht rechts an der 6. Rippe, links im 4. Zwischenrippenraum.

Die L e b e r ist von entsprechender Grösse, vorderer Rand nicht ganz scharf, Oberfläche gelbbraun, glatt. Auf der Schnittfläche deutliche Läppchenzeichnung bei im allgemeinen gelbbrauner Farbe, Stauungszeichnung. In der Gallenblase reichlich dünnflüssige dunkelbraune Galle, Gallenwege durchgängig. Die M i l z ist reichlich handgross , ziemlich weich, Kapsel glatt, Farbe hellblaurot. Die Schnittfläche ist ziemlich hellrot , Knötchen gut zu erkennen, es ist ziemlich wenig Gewebsbrei abzustreifen. Die Bauchspeicheldrüse ist fest, hellgraugelb. Beide Nebennieren haben eine blassgraue Rinde und ein dunkelbraunes bis in die Ränder reichendes Mark. Die Bindegewebskapsel der Nieren ist leicht abzuziehen. Die Organe sind von entsprechender Grösse, Oberfläche glatt, hellbraunrot. Auf der Schnittfläche deutliche Unterscheidbarkeit von Rinden- und Markschicht , im Gewebe beiderseits einzelne hirsekorngrosse graue Knötchen. Das Nierenbecken ist auf beiden Seiten ziemlich eng, leer, Schleimhaut zart, grauweiss. Die B l a s e ist leer, die Schleimhaut zart. Hodenhüllen leer, Hodengewebe blassgraubraun, gut auszupfbar. Nebenhoden, Samenstränge, Samenbläschen und Prostata o.B. Der M a g e n enthält einige Esslöffel voll dünne, giftgrüne Flüssigkeit, die Schleimhaut ist

blass, graugelb. Die Falten niedrig. Im Zwölffingerdarm und im
obersten Dünndarm dunkelbrauner, ziemlich dünner Inhalt in geringer
Menge, die Schleimhaut ist hier im allgemeinen dunkelbraunrot
mit ausgesprochener blutiger Verfärbung aller Faltenhöhen.
Sonst zeigt das Jejunum und der grösste Teil des Ileums unauf-
fällige Schleimhaut und normalen Verdauungsbrei in geringer Menge.
Etwa 2o cm oberhalb der Ileocoecalklappe beginnen zunächst kleine,
nur im Bereiche der lymphatischen Ansammlungen liegende, später
weiter unten bis fünfmarkstückgrosse, meist oval gestaltete ,
flache und tiefere Defekte der Schleimhaut, teilweise mit wall-
artigen Rändern; der Grund dieser Geschwüre ist an den grösseren
von ihnen gereinigt. Im Dickdarm keine Schleimhautveränderungen,
hellgelber Kot.
          Die B r u s t - u. H a l s o r g a n e   werden im
Zusammenhang herausgenommen und zunächst in Formol fixiert. Bei
der Herausnahme zeigt die linke L u n g e   nur an der Spitze
eine strangförmige Verwachsung, rechts bestehen Verwachsungen an
der ganzen Hinterseite der Lunge. An der Basis reisst ein klein-
apfelgrosser mit grünem Eiter gefüller Hohlraum ein.

          Nach 48 stündiger Fixierung in Formol erfolgt die wei-
tere Untersuchung. Die Pleura der rechten L u n g e   ist flächen-
haft verwachsen, an der Vorderseite frischer, eitrig fibrinöser Belag
Links besteht eine breite strangförmige Verwachsung an der Spitze
des Oberlappens mit narbiger Einziehung. Die Lymphknoten an der
Luftröhrengabelung etwas vergrössert, Kapsel grauweiss verdickt,
Schnittfläche derb, fleckig-schieferig (mässige fibröse
Periadenitis). Diese Veränderungen sind an den paratrachealen
Lymphknoten beider Seiten vorhanden. Die Pleura zeigt überall
eine sehr deutliche Felderung, an den Zusammenflußstellen der
Lymphgefässe rundliche weisse Fleckchen (knötchenförmige, fleckige
Perilymphangitis). An der Hinterseite des Oberlappens und an
der Basis des Unterlappens rechts wurden beim Herausnehmen frische
mit graugelben käsigen Massen gefüllte Cavernen eröffnet.

          In der rechten L u n g e   zieht sich von der dorsalen
Seite des Oberlappens fast parasagittal nach vorne u. ein wenig nach
unten durch die ganze Lunge eine schieferig graue, harte Schwiele.
Diese ist hinten oben dicht, auf der Schnittfläche übergross.
walnussgross, nach vorne unten löst sich der indurierte Bezirk
allmählich in Einzelherdchen auf. Ueber die ganze Lunge verstreut

finden sich dunkelgraue verdichtete Herdchen, die grösseren von
ihnen zeigen auf der Schnittfläche deutlich eine fleckige Beschaffenheit. Käsig pneumonische Tuberkulose der ganzen rechten Lunge
mit mehreren, vorwiegend im Unterlappen gelegenen, frischen Zer-
fallshöhlen.

Die linke L u n g e zeigt auf der ganzen Schnittfläche
fibrösveränderte Lymphknötchen. Die grösseren Lymphknoten in
der Umgebung der Bronchien zeigen ebenso wie rechts bei verdick-
ter grauweisser Kapsel eine fleckige, hell- und dunkelgraue
Schnittfläche. Entsprechend der obenerwähnten narbigen Einziehung
findet sich im Oberlappen und zwar unmittelbar über/lateralen
hinteren Anteil des Zwischenlappenspaltes, von der Oberlappen-
spitze nach vorne unten innen ziehend, ein schieferig grauer
Indurationsbezirk, welcher auf den Frontalschnitten etwa finger-
förmig ist und insgesamt annähernd die Form und die Grösse einer
kleinen Hand hat. Der schwielige Bezirk reicht von der Dorsal-
fläche des Oberlappens bis fast ganz nach vorne. Ueber der ganzen
Lunge mässigdicht verstreute tuberkulöse Herdchen, meist nicht
über Pfefferkorngrösse . Etwas hinter und neben dem Hilus, ein
käsigpneumonisches, starkhyperaemisches Infiltrat , auf der
Schnittfläche reichlich fünfmarkstückgross.

Die mikroskopische Untersuchung an aus verschiedenen
Teilen der Lunge herausgeschnittenen Stücken ergab :
1. Verschwielte Bezirke, auch Stücke aus den grossen geballten
Schwielenfeldern : Umwandlung des Lungengewebes in silikotisch
indurierte Bezirke mit Aufbau aus äusserst derb faserigem Bindegewebe, die Fasern teilweise hyalin verquollen, konzentrisch
geschichtet , sodass Knötchen gebildet sind. Auf und zwischen
den Fasern feinkörnige Niederschlagsbildung von Steinstaub.
An den Rändern der Indurationsbezirke Lymphocyteninfiltration.
Zwischen den kleineren Indurationsfeldern noch emphysematös
geblähtes Lungengewebe. In den Lichtungen der geblähten Alveolen
ausgetretenes Blutwasser, zum Teil infolge beginnender Ein-
dickung im Haematoxylin- Eosin Präparat stark blau tingiert, mit
massenhaft Bakterien.
2. Stücke aus den schon makroskopisch als tuberkulös verändert
anzusprechenden Partien: klein- und grösserknotige Tuberkulose ,
vorwiegend exsudativ-nekrotisierend. In der Peripherie granulie -
rend, mit Epitheloidzellentuberkeln und Langhans'schen Riesenzellen mit ausgedehnter perifokaler, unspezifischer
Entzündung in Form seröser Extravasation in die Alveolen, auch

Desquamativkatarrh.

3. Stücke, in denen sowohl silikotische Schwielen als auch
tuberkulöse Veränderungen in nachbarlichen Konnex vorhanden
sind : Kombination der oben beschriebenen Veränderungen.

In den hilären und paratrachealen Lymphknoten Verdickung
der Kapsel, Zunahme des Bindegewebes, typische Silikomknoten
an verschiedenen Stellen, zu Teil konfluierend und dadurch
bedingt ausgedehnte schwielige Induration der Lymphknotenpulpa,
soweit diese noch vorhanden, zellige Hyperplasie mit Sinuska-
tarrh mit einzelnen Epitheloidzelltuberkeln.

Danach wurde die Diagnose in der nachstehenden Fassung
formuliert : Steinstaublunge 2. und 3. Grades. Bis mittelkirsch-
kerngrosse silikotische Knotenbildung an verschiedenen Stellen
der rechten und der linken Lunge, annähernd gleichmässig über
alle Lappen verteilt (Silikose 2. Grades) . Grösseres als
Ballung ansprechbares silikotisches Schwielenfeld links neben
dem sulcus interlobaris im Oberlappen und zwar in dessen basal
dorsal gelegenen Partien mit Schrumpfung und Einziehung des Gewebes. Annäh.rnd über gross weichnussgrosses, fast kugelig
gestaltetes Schwielenfeld im rechten Oberlappen, das in Form
von Ausläufern fast die ganze Dicke des Oberlappens in dorsoven-
traler Richtung durchzieht. Klein- und grösserknotige, kasig
e sudative, zu Teil kolliquierende Tuberkulose in allen ~~Lungen~~
Lappen der rechten Lunge, annähernd gross weichnussgrosser,
singulärer, kasig pneumonischer, teilweise kolliquiert nekro-
tischer Knoten im unteren Teil der Lingula des linken Oberlappens.
Silikotische Induration vor hilären und paratrachealen Lymphknoten.

Hauptleiden des B. war eine Steinstaublunge 2. u. 3.Grades-
schwere Steinstaublunge - in Vereinigung mit rasch fortschrei-
tender, klein- und grossknotiger, z. T. kolliquierend r Tuberkulose. Die Tuberkulose ist als Zusatzkrankheit aufzufassen. An
den beiden genannten Krankheiten ist B. gestorben. Es ist nach
dem anatomischen Befunde anzunehmen, dass die Tuberkulose, welche
bei dem chronisch steinstaublungenkranken B. bereits vorhanden
war, durch die besonderen Verhältnisse des Wehrdienstes in ihrem
Verlaufe beschleunigt worden ist. Damit ist ein Zusammenhang
des Todes mit den besonderen Verhältnissen des Wehrdienstes
gegeben.

Einverstanden

Stabsarzt.   Unterarzt.

Obduktionsbericht Nr. 12, 1951 (0001/1951)

Kalte Leiche eines 12 Tage alten Mädchens von 50 cm Länge und 3000 gr Gewicht mit ausgesprochener Leichenstarre an sämtlichen Gliedern und am Unterkiefer. Aus Mund und Nase entleert sich milchiger Brei; die Haut der Umgebung des Anus und der Vulva ist stark gerötet. Über der ganzen Außenseite des linken Oberarmes, der rechten Hand und des rechten Vorfußes ist die Haut mit Borken und Krusten bedeckt und stark verdickt.
Das Unterhautfettgewebe ist sehr gut erhalten, lappig und goldgelb.
Situs der Brustorgane. Die beiden Lungen sind gut zurückgesunken, die beiden Pleurahöhlen frei. Im Herzbeutel ein wenig blutig-seröse Flüssigkeit.
Situs der Bauchorgane. Der Wurmfortsatz liegt retrozäkal und nach oben geschlagen.
Halsorgane. In der Speiseröhre befindet sich viel milchiger Brei, in der Luftröhre zäher, glasiger Schleim. Der Thymus ist regelrecht, die Schilddrüse ist etwas vergrößert, derb und sehr blutreich, von dunkelroter Farbe.

Pathologisches Institut der Universität Heidelberg

Leichenöffnungsbefundbericht

Obduzent: Dr. Reitter

Tag und Stunde der Sektion: 2.1.51

S. Nr. 1/51

Name des Verstorbenen: H., Heidemarie

Geschlecht: weiblich

Alter: 12 Tage

Todeszeit: 31.12.50

Beruf: —

Familienstand: —

Wohnort: Hirschhorn

Behandelnder Arzt: Dr. Holn, Kinderklinik

Klinische Angaben: Sepsis

Zur Beachtung!

Die Verwertung des Leichenöffnungsberichtes für Gutachten und Veröffentlichungen bedarf der jeweils einzuholenden Genehmigung des Direktors des Pathologischen Institutes Heidelberg.

Prof. Dr. E. Randerath.

Pathologisch-anatomische Diagnose

Allgemeine, teilweise in Abheilung begriffene Pyodermie.
Status infectiosus: Multiple subpleurale, teilweise sehr kleine Lungenabscesse mit perifokalen Blutungen, sowie Ausbildung multipler herdförmiger Lungenvenenthrombosen.
Petechiale Blutungen an allen serösen Häuten.
Weiche Schwellung der Milz, schlaffe Erweiterung der Herzhöhlen, Leberödem.
Subakute katarrhalische Gastroenteritis.
Kein Anhalt für Nabelinfekt.
Keine Missbildungen.
Offene fetale Blutwege.

12/1951

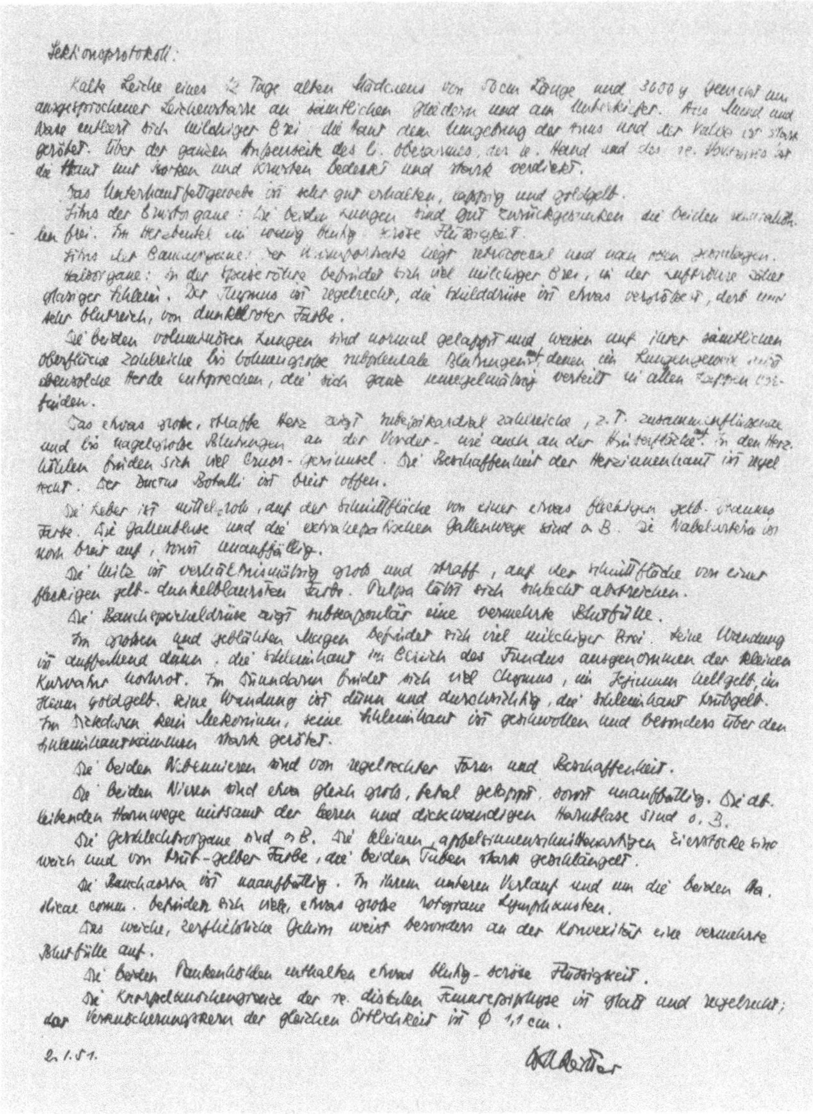

Sektionsprotokoll:

[Handschriftliches Sektionsprotokoll, teilweise unleserlich]

2.1.51.

Die beiden voluminösen Lungen sind normal gelappt und weisen auf ihrer sämtlichen Oberfläche zahlreiche bis bohnengroße subpleurale Blutungen auf. denen im Lungengewebe selbst ebensolche Herde entsprechen, die sich ganz unregelmäßig verteilt in allen Lappen vorfinden.

Das etwas große, schlaffe Herz zeigt subepicardial zahlreiche, zum Teil zusammenfließende und bis nagelgroße Blutungen an der Vorder- wie auch an der Hinterfläche. In den Herzhöhlen findet sich viel Cruor-Gerinsel. Die Beschaffenheit der Herzinnenhaut ist regelrecht. Der Ductus Botalli ist breit offen.

Die Leber ist mittelgroß, auf der Schnittfläche von einer etwas fleckigen gelb-

44

braunen Farbe. Die Gallenblase und die extrahepatischen Gallenwege sind o. B.
Nabelarterie ist noch breit auf, sonst unauffällig.

Die Milz ist verhältnismäßig groß und straff, auf der Schnittfläche von einer
fleckigen gelb-dunkelbraunroten Farbe. Pulpa läßt sich schlecht abstreifen.

Die Bauchspeicheldrüse zeigt subkapsulär eine vermehrte Blutfülle.

Im großen und geblähten Magen findet sich viel milchiger Brei. Seine Wandung
ist auffallend dünn, die Schleimhaut im Bereich des Fundus ausgenommen der
kleinen Kurvatur hochrot. Im Dünndarm findet sich viel Chymus, im Jejunum
hellgelb, im Ileum goldgelb. Seine Wandung ist dünn und durchsichtig, die
Schleimhaut trübgelb. Im Dickdarm kein Mekonium, seine Schleimhaut ist geschwollen und besonders über den Schleimhäuten stark gerötet. Die Nebennieren
sind von regelrechter Form und Beschaffenheit.

Die beiden Nieren sind etwa gleich groß, fetal gelappt, sonst unauffällig. Die ab-
leitenden Harnwege mitsamt der leeren und dickwandigen Harnblase sind
o. B.

Die Geschlechtsorgane sind o. B. Die kleinen, apfelsinenschnittartigen Eierstöcke
sind weich und von trüb-gelber Farbe, die beiden Tuben stark geschlängelt.

Die Bauchaorta ist unauffällig. In ihrem unteren Verlauf und um die beiden
Arteriae iliacae communes befinden sich viele, etwas große rotgraue Lymphknoten.

Das weiche, zerfließende Gehirn weist besonders an der Konvexität eine vermehrte
Blutfülle auf.

Die beiden Paukenhöhlen enthalten etwas blutig-seröse Flüssigkeit. Die Knorpel-
knochengrenze der rechten distalen Femurepiphyse ist glatt und regelrecht; der
Verknöcherungskern der gleichen Örtlichkeit 1,1 cm im Durchmesser.

_______________________________ Klinik

Sterbeschein

1. Name, Vorname:
2. Alter:
3. Beruf:
4. Heimatanschrift:
5. Datum und Stunde des Todes:
6. Datum der Aufnahme in die Klinik:
7. Klinische Diagnose:
8. Aus der Krankengeschichte:
9. Besondere Bemerkungen:

Datum:

Pathologisches Institut

Obduktionsbefund

1. Name:
2. Anatomische Diagnose:

Datum:

2659 Dietz-Druck

46

V   , Adam, 73   1/61
gest.: 3o.12.6o   Schubert
sez.   1. 1.61

Medizinische Klinik

Vorläufig pathologisch anatomische Diagnose

Ausgedehnte   z.t. produktive, z.T. käsige tbc. Bronchitis im Bereich
des re. Lungenmittellappens.

Acinös - nodöse Tbc. in beiden Lungen, bes. in li. Lungenoberlappen
und im re. Lungenmittellappen mit umfangreichen Verkäsungen.
 Pleuraerguss von 13oo ccm li.
Flächenhafte Pleuraverwachsungen über beiden Lungen, re. stärker als
li.
Tbc. des li. Ellenbogengelenkes mit Destruktion des Gelenkknorpels
und teilweiser Ankylosierung .
Alte tbc. Käseherde in beiden Nebennieren
Mässig starke allg. Atherosklerose mit bes. Beteiligung der Herzkran
Hirnbasis-u. Nierenarterien.
Kuchenniere li. mit zahlreichen aberrierenden Gefässen
Arteriosklerose xxxxxxxxxxxxxxxxxxxxxx und Arteriolosklerose der Nie
xxxxxxxxxxxxxx.
Linkshypertrophie und Dilatation des Herzens
Markstückgrosse alte Infarktnarbe im optumb reich der li. Herkammer
mit gerin gradiger aneurysmatischer Ausbuchtung

Disseminierte Herzmuskelschwielen im Berich der Hinterwand der li.
Herkkammer.

Substantielles Lungenemphysem
Rechtshypertrophie u. Dilatation des Herzens.
Walnussgrosser wandständxiger Abscheidungsthrombus im re. Herzohr
Chronische Stauungsleber mit Stauungsnekrose und Hämosiderinablager-
ungen.
Stauungsinduration der Milz
Stauungsnieren
Hirnoedem
Mehrere, bis linsengrosse z. T. frische, flache, peptische Ulcera
an der kleinen Kurvatut des Magens.
Penetrierendes erbsgrosses Ulcus im Bulbus Duodeni
multiple Schleimhauterosionen im Corpus Ventriculi
Gastromalacia acida
Zahnsche Schnürfurchen der Leber

13/1961

47

Pathologisches Institut der Universität Heidelberg

Obd.Nr. 1/61

Name V , Adam

Beruf Maurer

Alter 73 J.

Größe 163 cm

Gewicht 52 kg

Klinik Med. Klinik

Aufgen. 14.12.60

Gestorben 30.12.60, 17.35 h

Obduziert 1.1.61

Obduzent Dr. Schubert

Zur Beachtung! *Die Verwertung des Leichenöffnungsberichtes für Gutachten und Veröffentlichungen bedarf der jeweils einzuholenden Genehmigung des Direktors des Pathologischen Institutes Heidelberg.*
Prof. Dr. E. Randerath.

Klinische Angaben:

[illegible]

Allgem. Kachexie.

Pathologisch-anatomische Diagnose:

Ausgedehnte, z.T. produktive, z.f. käsige tuberkulöse Bronchitis im Bereiche des rechten Lungenmittellappens.
Acinöse-nodöse Tuberkulose beider Lungen, besonders im linken Lungenoberlappen und im rechten Lungenmittellappen mit umfangreichen Verkäsungen.
Pleuraerguss links(von 1300 ccm).
Flächenhafte Pleuraverwachsungen über beiden Lungen, re-chts starker als links.
Tuberkulose des linken Ellenbogengelenkes mit Destruktion des Gelenkknorpels und teilweiser Anclyosierung.
Alte tuberkulöse Käsecherde in beiden Nebennieren.
Mässig starke allgemeine Atherosklerose mit besonderer Beteiligung der Herzkranz- Hirnbasis- und Nierenarterien.
Hypertrophie und Dilatation der linken Herzkammer.
Markstückgrosse alte Infarktnarbe im Septumbereich der linken Herzkammer mit geringgradiger aneurysmatischer Ausbuchtung.xxxxxxxx xxxxxxx
Disseminierte Herzmuskelschwielen im Bereiche der Hinterwand der linken Herzkammer.
Arteriolosklerose der Nieren.
Substantielles Lungenemphysem.
Hypertrophie und Dilatation der rechten Herzkammer.
Walnussgrosser, wandständiger Abscheidungsthrombus im rechten Herzohr.
Chronische Stauungsleber mit Stauungsnekrosen und Hämosiderinablagerung.
Zahn'sche Schnürfurchen der Leber.
Stauungsinduration der Milz.
Stauungsnieren.
Kuchenniere links mit zahlreichen aberrierenden Gefässen.
Mehrere bis linsengrosse z.T. frische flache peptische Ulcera an de kleinen Kurvatur des Magens.
Multiple Schleimhauterosionen im corpus ventriculi.
Penetrierendes erbsgrosses Ulcus im Bulbus duodeni.
Ga[illegible] xxx
Hirnödem.

12.1.61

[illegible]

13/1961

Sektionsbericht
Äussere Besichtigung
Ausgekühlte Leiche eines nach klinischen Angaben 73 jährigen Mannes
in sehr reduziertem Allgemein- und Ernährungszustand.
Körpergrösse 162 cm, Gewicht 52 kg. Totenstarre gebrochen. Die blaurot
Totenflecken an den abhängigen, nicht aufliegenden Partien lassen sich
mit dem Messerrücken nicht wegdrücken. Hautturgor schlaff, Hautfarbe
fahrgrau. Das li. Ellenbogengelenk ist von einer Lederschiene im
Winkel von etwa 1oo Grad fixiert und lässt sich nach deren Lösung
um nur etwa 3o - 4o°   beugen. Subination und Pronation sind ebenfalls eingeschränkt. Die Gelenkkonturen sind verstrichen, ̶d̶i̶e̶ ̶x̶x̶x̶x̶x
x̶x̶x̶x̶x̶x̶x̶x̶x̶x̶x̶x̶, die Gelenkregion ist geschwollen. Auf der ventralen Sei
des ulnaren Epicondylus finden sich zwei linsengrosse, flache, weisse,
glatte Naben.
Konjunctiven blass, Skleren weiss, Hornhäute getrübt , Pupillen beide
seits 3 mm weit, rund, Irisfarbe braun.

Schädelhöhle
Schädelform längsoval, kopfschwarte leicht abziehbar. Aussenfläche
der grauweissen Kalotte glatt, Innenfläche mit den üblichen Gefäss-
impressionen, Sägefläche mit gehöriger Dreischichtung.
Epi- und Subduralraum frei von fremdem Inhalt, Hirnhäute unauffällig
Das Gehirn von weicher Konsistenz ist feucht, Hirngewicht 1310 g.
Furchen und Windungen regelrecht, Kleinhirntonsillen springen vor.
Auf Frontalschnitten zeigt sich eine regelrechte Anordnung der sym-
schen Ventrikel sowie der Rinden-, Mark- und Kernanteile.
Hypophyse makroskopisch unauffällig. Die Hirnbasisgefässe klaffen,
verlaufen geschlängelt und weisen an zahlreichen Stellen bis linsen
grosse, grauweissliche Intimabeete auf.
Paukenhöhlen trocken, Trommelfelle glatt.

Brusthöhle, Halsorgane
Thorax symmetrisch gewölbt. Kein subcutanes Fettgewbe vorhanden.
Nach Abheben der Brustbeintriangel sinken die Lungen nicht in den
Thoraxraum zurück. Der re. Pleuraraum ist vollständig verwachsen,
links findet sich ventral im Oberlappenbereich eine handteller-
grosse lockere Verwachsung der Pleura mit der vorderen Brustwand,
der restliche Pleuraraum ist angefüllt mit 1300 ccm einer leicht
hämorrhagischen, trüben, gelblichen Flüssigkeit, die Pleura ist
glatt und stumpf, am lateralen rand des li. Lungenoberlappens
findet sich im mittleren Bezirk eine 4 cm lange, narbige Einziehung
des Lungengewebes.
Die Verwachsungen des re. Pleuraspaltes sind im Oberlappenbereich
locker und lassen sich stumpf noch lösen, im Mittellappen- und Unte
lappenbereich sind sie hingegen sehr fest, z. T. schwartig verdickt
und nur scharf lösbar.
Beide Lungen werden im Zusammenhang mit den Halsorganen belassen
und mit Formalin gefüllt, um wegen der bc. nachträglich in dünner
Scheiben seziert zu werden.
Herz: Im Herzbeutel wenige ccm einer trüben, gelblichen Flüssigkeit.
Das Herz ist wenig grösser als die re. Leichenfaust, Herzgewicht 3oog
Epi- und Pericard allseits glatt und glänzend, wenig subepicardiales
Fettgewebe. Der Herzmuskel von fester Konsistenz hat um die re. Kam
eine Dicke von 6-8 mm, li. von maximal 21 mm. In der roten Muskulatu
des Septums findet sich nahe der Spitze ein markstückgrosser, grauweisslicher Bezirk von relativ scharfer Begrenzung, die Wand der li
Kammer ist hier leich aneurysmatisch ausgebuchtet. Beide Herzkammer
sind weit, ebenso der re. Vorhof, in dessen Herzohr sich ein walnuss
grosser, der Wand anhaftender grauweisslicher Abscheidungsthrombus
findet. Die Ostien sind gehörig weit und zart, schlussfähig. Die re
recht verlaufenden Coronarien weisen an zahlreichen Stellen bis lin
grosse, grauweissliche Intimabeete auf, die besonders im li. Gefäs
das Lumen stellenweise einengen.
 Lungen: Über beiden Lungen die oben beschriebenen, re. sehr ausgedehnten Verwachsungsflächen. Die ̶x̶x̶x̶ ̶P̶l̶e̶u̶r̶a̶s̶p̶a̶l̶t̶e̶n̶x̶x̶t̶r̶a̶y̶ Inter-

lobärspalten sind beiderseits vollständig verwachsen. Die Konsistenz
der re. Lungen ist allgemein vermehrt, die der li. Lunge insbesondere
im apikalen und medialen Oberlappenbezirk.Die mit Formalin gefüllten
Lungen wurden nach ausreichender Fixierung von frontal nach dorsal in dünne Scheiben aufgeschnitten. Es zeigten sich dabei in beiden Lungen zahlreiche graugelbliche Knoten Herde von käsiger Beschaffenheit von walnuss-
bis linsengrösse, die teils rundlich, teils traubenförmig angeordnet waren.
Ihre Begrenzung gegen die Umgebung war scharf. In besonders grosser Anhäuf-
ung fanden sich diese Herde in der re, Lungenspitze, im re. Mittellappen
in der li. Lungenspitze sowie im ventromedialen Bereich des li. Lungenober
lappens. In diesen Gebieten war das Lungengewebe besonders fest. In der
Nähe des re. Lungenhilus fanden sich diese käsigen Herde auch unmittelbar
in der Umgebung von zwei etwa 2 mm weiten Bronchien. Ansonsten sind die üb-
lich weiten Bronchien frei von fremdem Inhalt, Die Bronchialwandungen unauffällig. Die gehörig weiten Pulmonalarterien haben eine grauweissliche
Intima mit einzelnen, nicht über linsengrossen, grauweisslichen Inti-
mabeeten. Die Hilus- und Bifurkationslymphknoten sind bis walnussgross,
auf der Schnittfläche grauschwarz mit gelblichen Herden bis Linsengrösse.
Mundhöhle: Zunge mit gehörigem Papillenrelief, Zungentonsille wie die
bohnengrossen Gaumenmandeln makroskopisch unauffällig. Die Schleimhaut
des Pharynx, Larynx und der Trachea ist glatt und grauweisslich. Der gehörig weite Oesophagus hat eine längsgefaltete, regelrechte, grauweissliche
Schleimhaut. Schilddrüse: Übliche Form und Grösse, glatte, mittelbraune
Oberfläche, sengerechtem schnittfläche von gleich
Bauchhöhle mässigem bräunrötlichem Drüsenparenchym.
Bauchdecken eingesunken. Subcutanes Fettgewebe 2 mm dick, homogen
graugelb. Gehörige Lage der Bauchorgane. Peritoneum allseits glatt
und glänzend, kein fremder Inhalt im Peritonealraum.
Milz: Übliche Lage und Form, verkleinert, Gewicht 11o g. Feste Kon-
sistenz, glatte, rotbraune Oberläche, zarte durchsichtige Kapsel,
Dunkelrote Schnittfläche mit deutlich hervortretender Trabekelzeichnung, mit dem Messrücken kein Pulpabrei abstreifbar.
Leber: Gehörige Lage, Form und Grösse, Gewicht 1o3o g. Die braunrote
Oberfläche weist am re. Rand des re. Lappens drei verticale Schnür-
furchen auf. Leicht vermehrte Konsistenz, auf der Schnittfläche lässt
sich deutlich eine sog. Muskatnusszeichnung erkennen.
Gallenblase pflaumengross, im Lumen wenig dickflüssige, schwarz-
grüne Galle. Die sammetartige Schleimhaut ist wie die der durchgängigen Gallenwege bräunlich imbibiert. Leberhilus unauffällig.
Pankreas: Regelrechte Lage, Form und Grösse. Die läppchenförmig
Ober- wie die drüsig strukturierte Schnittfläche sind von graurosa
Farbe. Konsistenz mittelfest.
Magen: Im Lumen reichlich dünnflüssiger, säuerlich riechender gelblicher Speisebrei. Die Schleimhaut lässt im Bereich der kleinen
Kurvatur zahlreiche bis linsengrosse Defekte von kreisrunder Form
mit leicht aufgeworfenem, blassen Randwall erkennen. Daneben finden
sich im Corpusbereich zahlreiche senfkorn bis linsengrosse flache
Schleimhautdefekte mit reaktionslosem Rand. Im Bulbus Duodeni ein
erbsgrosses Schleimhautgeschwür, das schon tiefer in die Wandschichten
des Magens eingedrungen ist und zur Verklebung des angrenzenden
parapankreatischen Fettgewebes geführt hat.
Im Fundusgebiet ist die Schleimhaut des Magens stark verdünnt, an-
gedaut, das Blut in den Gefässen istschwarzbräunlich verändert.

Dünn- und Dickdarm
Postpylorisches Geschwür s. Magen! Ansonsten im gesamten Dünn- und
Dickdarm gehörige Schleimhaut und Wandungsverhältnisse. Der zunächst
noch dünnflüssige, gelbliche Stuhl dickt sich nach dem Colon hin zunehmend ein und ist schliesslich im Rectum von pastenartiger Konsis-
tenz. Im gesamten Darmtract finden sich makroskopisch keine Blutreste.
Es finden sich auch nirgends Darmwandveränderungen, die auf eine ab-
gelaufene Darmtbc. schliessen liessen.
Nebennieren: Übliche Lage, Form und Grösse. Die gehörig breite
Rinde von gelber Farbe setzt sich scharf gegen das mausgraue Mark
ab. In beiden Nebennieren finden sich grauweissliche, bis linsengrosse
derbe Schwielen.
Nieren: Die rechte Niere von üblicher Form und Grösse wiegt 115 g.
Die leicht verdickte Kapsel ist schwer abziehbar, die Oberfläche ist

13/1961

50

grobhöckerig, die Konsistenz ist fest. Auf xxxxxxxxx Auf der
Schnittfläche von rotbrauner Farbe erkennt man eine leicht verschmäler-
texxxxxxxxxxxxxxxxxxxxxxxxxxx Rinde, die sich scharf gegen das
etwas hellere Mark absetzt.
Die li. Niere an gehöriger Stelle wiegt 125 g. Das Nierenbecken
ist nach dorsal gewandt, das länglich geformte Organ liegt wall-
artig um dieses Nierenbecken, so dass das Bild einer sog. Kuchenniere
entstent. Die leicht verdickte Kapsel ist leicht abziehbar. Die rotbraune Oberfläche ist im Vergleich zur re. Niere glatt und weist nur
an wenigen Stellen erbsgrosse narbige Einziehungen auf. Die gehörig
weite Rinde ist rotbraun und setzt sich scharf gegen die wenig helle
Markkegel ab, die konzentrisch auf das medial gelegene Nierenbecken
gerichtet sind. Am oberen und unteren Pol dieser Niere strahlen
mehrere, insgesamt 5 arterielle Gefässe ein(Oben drei kleiner,
stricknadeldicke, unten zwei grössere, 3 mm weite).
Die Nierenbecken beiderseits sind von gehöriger Weite, ihre Schleimhaut ist zart, grauweisslich, die gehörig weiten, durchgängigen
Ureteren verlaufen regelrecht.
<u>Harnblase</u>: Apfelsinengross, im Lumen wenig trüber, gelblicher Urin.
Die grauweissliche Schleimhaut zeigt stellenweise eine fleckförmige
Rötung.
<u>Genitalorgane</u>: Prostata kleinapfelgross mit leicht vorspringendem,
sog. Mittellappen. Weiche Konsistenz, auf der Schnittfläche erkennt
man ein gleichmässiges, grauweissliches Drüsenparenchym.
Die descendierten Hoden von altersentsprechender Grösse sind weich
und haben auf der Schnittfläche ein regelmässiges, graubräunliches
Drüsenparenchym. Tubuli leicht abspinnbar. Nebenhoden unauffällig.
Die regelrechten Samenblasen haben einen gallertigen, glasig-grau-
weisslichen Inhalt.
<u>Gefässystem</u>: Die unelastische Brust- und Bauchaorta haben eine grau-
weissliche Intima und zeigen besonders im Lendenbereich mehrere, bi
bohnenumfanggrosse, grauweissliche Intimabeete.
<u>Skelettsystem </u>: Wirbelsäule mit regelmässiger Spongiosastruktur und
gleichmässig rotem Mark.
Li. Ellenbogengelenk: s. auch äussere Besichtigung. Beim Eröffnen der
Gelenkhöhle findet sich ein leicht verbreiterter Gelenkspalt, die
Gelenkkapsel ist verdickt und derb, der gesamte Gelenkknorpel ist
weitgehend destruiert, erscheint angefressen und zersetzt, darauf
liegen gelbliche schmierige Massen. Der Bandapparat des Humero-
Radialgelenkes, der dort sitzende Discus wie die Anteile des Radio-
ulnar- Gelenkes sind weitgehend zerstört, so dass sämtliche Gelenke
einen gemeinsamen, nichtmehr unterteilten, verbreiterten, mit glatte
gelblicher Substanz gefüllten Gelenkspalt bilden.

13/1961

Histologie: 1/61

Niere:
Die Glomerula sind gehörig gross und zellreich, mässig bis ziemlich
stark hyperämisch. Einzelne von ihnen - besonders subkapsular -
sind mehr oder weniger vollständig hyalinisiert. Derartige hyalinisier-
te Glomerula finden sich meist in dem Bereich kleinerer Narbenfelder,
über denen die Kapsel eingezogen ist. Tubuli contorti I und II sind
zeimlich eng. Sie enthalten - wie auch viele Bowman'sche Kapselraume -
reichlich wolkiges und schlierig geronnenes Material. Die Kerne der
Harnkanälchenepithelien sind z.T. erhalten, z.T. sind sie geschwunden.
Die Zellgrenzen sind verwaschen, xxxxdxxxdas Zytoplasma ist fein- bis
grobkörnig. Stellenweise ist das Epithel von der Membran abgehoben.
Das Interstitium zeigt sowohl in Rinde als auch im Mark, besonders
in der Übergangszone, eine ausgeprägte Hyperämie mit weiten Venen.
Die mittleren und grossen Arterien zeigen eine Verdickung der Wandung
mit ausgeprägter Hyperelastose der Intima; die kleineren Arterien
zeigen eine Wandverdickung und fibrinoide Verquellung der Wandung.
Bei Fettfärbung kein Nachweis sudanophiler Substanzen.

Leber:
Erhaltener Läppchenaufbau. Die Zentralvenen sind massig bis deutlich
erweitert. In ihrer Umgebung ist das Leberparenchym aufgelockert, sind
die Zellen dissociert und z.T. nekrotisch. Zwischen ihnen finden sich
reichlich Erythrozyten. Die Leberläppchen werden durch zahlreiche
Blutstrassen durchzogen, die die zentralen Blutseen miteinander ver-
binden. Auch in den weiten Kapillaren reichliche Blutfülle, wodurch
die Leberzellbälken auseinandergedrängt und meist etwas druckatrophisch
sind. Deutliche Kollagenisierung der Gitterfasern, besonders im Läpp-
chenzentrum. Hier stellenweise auch eine etwas stärkere Kollagenfaser-
bildung, sowohl in der Wandung der Venen als auch in derer unmittelbaren Umgebung. Die periportalen Felder sind unauffällig. In ihnen
finden sich einzelne Rundzelleninfiltrate. Die Venen auch hier relativ
weit und blutgefüllt. Nur geringgradige Verfettung, die bevorzugt die
im Untergang begriffenen Leberzellen in den Läppchenzentren betreffen.
In diesen Bereichen und entlang der beschriebenen Blutstrassen reichlich Hämosiderinablagerung.

Herz:
Herzmuskelfasern etwas verbreitert. Querstreifung u. Kernanfärbbarkeit
sind erhalten. An zahlreichen Stellen findet sich ein Ersatz der Herzmuskelfasern durch ein lockeres Bindegewebe z.T. auch durch ein hyal...
faseriges Bindegewebe. Frische Nekrosen lassen sich an der untersuchten
Stelle nicht nachweisen. Auch in übrigen Bereichen ist das interstitielle Bindegewebe etwas vermehrt. Die Gefässe des Interstitiums zeigen deutliche Blutfülle. In der Nähe des Epicards findet sich auch ver-
stärkt Fettgewebe zwischen den Muskelfasern. Eine Verfettung der
Herzmuskelfasern selbst liegt nicht vor, jedoch eine relativ ausgeprägte Ablagerung von Lipofuscin in der typischen Kerzenflammenablage-
rung.

Nebennieren:
Beide Nebennieren zeigen an mehreren umschriebenen Stellen eine ausgedehnte alte Verkäsung, die sowohl die Rinde als auch das Mark be-
trifft, d.h. die ganze Breite der Nebennieren durchsetzen. In unmittel-
barer Umgebung dieser Verkäsungen spärliche, hauptsächlich lympho-
zytäre u. lymphoplasmazelluläre Infiltrate. Die übrige Nebenniere -
soweit von diesen Veränderungen nicht betroffen - ist zeigt einen
regelrechten Schichtaufbau mit reichlich sudanophilen Substanzen
sowohl in der Zona glomerulosa als auch und vor allem in der Zona
fasciculata.

b.w.

13/1961

52

Milz: Rand-
Kleine meist schüttere Milzfollikel mit Hyalinose der Folliekelarte-
rien. Hochgradige Blutfülle in der roten Pulpa mit Ausbildung flächen-
hafter Blutseen. Mässig kollagenfaserige Induration der roten Pulpa.

Lunge:
Die Lunge wurde an mehreren Stellen untersucht. An den untersuchten
Stellen, die aus dem linken Ober- und Mittellappen stammen, finden
sich zahlreiche konfluierende, z.T. konfluierende acenös-nodöse Herde
eines spezifischen Granulationsgewebes mit Epitheloidzellen und z.T.
massenhaften grossen klassischen Langhans'schen Riesenzellen. Während
vereinzelt eine bindegewebige Induration dieser Herde zu erkennen ist
neigt der Grossteil von ihnen zur Verkäsung. Es finden sich daher zahl
reiche z.T. konfluierende käsige Herde, in deren Bereich keine elast-
ischen Fasern mehr nachweisbar sind oder nur stellenweise noch kleine
Reste. In der weiteren Umgebung in den Alveolen ein der Befund einer
chronischen Pneumonie.   +unspezifischen
Soweit das Lungengewebe von diesen Veränderungen nicht befallen ist,
zeigen die Alveolen eine gehörige Weite. Die Alveolarsepten sind etwas
verbreitert, das Interstitium ist hyperämisch. In den Alveolen reichlich
abgeschilferte Alveolardeckepithelien. An anderen Stellen sind die
Alveolen auch erweitert, besonders in der Umgebung der beschriebenen
chronischen pneumonischen und spezifisch veränderten Gebiete. Die Al-
veolarlichtungen fliessen z.T. auch zusammen unter Zerreissung der
hier verschmälerten Alveolarsepten. Die Pulmonalarteriengefässe zeige
grösstenteils eine Wandverdickung mit Hyperelastose der Intima.Beson-
ders ausgeprägt sind diese Veränderungen im Bereich der ~~chronischen~~ in-
durierten Lungenabschnitte. Schnitte aus dem rechten Mittellappen zeigen
gleichfalls umfangreiche käsige Herde mit nur schmalen angrenzenden
Streifen von spezifischem Granulationsgewebe. Andererseits finden sich
hier auch offenbar auf der Hilusnähe grössere Bezirke mit Umwandlung in
ein zellarmes hyalines Bindegewebe. Der auffälligste Befund in diesen
Bereichen ist hier, daß Äste mittelgrosser und grosser Bronchien von
dem tuberkulösen Prozess in Mitleidenschaft gezogen sind.Es findet sich
eine weitgehende Zerstörung der Bronchialwand einschliesslich der Bron-
chialknorpel einerseits durch ein hier vorwachsendes spezifisches
Granulationsgewebe mit Epitheloidzellen und Langhans'schen Riesenzellen.
Andererseits sind grosse Teile der Bronchialwand einschliesslich Knorpel
umfangreichen Verkäsungen anheim gefallen. In den in der Lichtung lie
genden Käsemassen finden sich ~~massenhaft~~ Bakterienhaufen und Rasen auf-
gelagert, bzw. eingeschlossen. In der näheren Umgebung bzw. im Bereiche
dieser krankhaften Veränderungen eine ausgeprägte Hyperämie mit stellen
weisen Blutaustritt in die Gewebe.

Magen:
Die Magenschleimhaut zeigt das Bild einer chron. Entzündung mit weiten
Drüsenschläuchen, deren Epithel z.T. autolytisch ist und mit chron.
entzündlichzelliger Infiltration. An umschriebener Stelle findet sich
eine frische Nekrose der Schleimhaut, die bis nahe an die Muscularis
reicht. In der unmittelbaren Umgebung eine lymphohistiozytäre Reaktion.
Anhalt für spezifisch entzündliche Veränderungen findet sich hier nicht.
Im Bereich der zellulären Infiltrate reichlich eosinophile Leukozyten.

13/1961

Pathologisches Institut der Universität Heidelberg

Klinik: Chirurgie	Station: Wa. 12
Name, Vorname: S ', Otto	Beruf: Rentner
Geburtsdatum: 14.2.03	Fam.-Stand:
Wohnort:	

1/71

Aufgenommen in die Klinik am: 30.12.70   Krankenblatt Nr.

Gestorben am   31.12.70   6,00 Uhr   Behand. Arzt:

Obduziert am   2.1.71   Uhr   Obduz. Arzt: Dr. Heilmann

Klin. Diagnose: Akuter re. Beckenarterienverschluß; embolischer
Verschluß der 11. Beckenarterie; Diabetes mell.

Hauptdaten der Krankengeschichte:

Akuter thrombotischer Verschluß der re. Beckenarterie. Die re. Beckenarterie war aneurysmatisch verändert; deshalb aorta-femoraler Dacron-
Bypass; postop. Verschluß der 11. Beckenarterie, Entfernung des Embolus;
postop. Atmungsinsuffizienz, 11. U.-Schenkel weiterhin ischaemisch.
Am 31.12.70, 5,00 Uhr Herzstillstand - Exitus.

Obduktion – erwünscht – nicht gestattet.
Wünsche an den Obduzenten:

(Unterschrift unleserlich)
Unterschrift des beh. Arztes

Obduktionsbericht

an Herrn / Frau Dr.   Stationsarzt der Station Wa.12 d. Chirurg.Univ.Klinik

Pathologisch-anatomische Diagnose

Grundkrankheit: Allgemeine Arteriosklerose.

Todesursache: Frischer Hinterwandinfarkt.

bitte wenden!

14/1971

Allgemeine Arteriosklerose, nummuläre,teils konfluierende,
nach distal zunehmende,mit Fibrinauflagerungen einhergehende
Skleratheromatose der Aorta. Teilweise stenosierende Sklerose
der großen Becken- und Schenkelarterien, völliger thrombotischer Verschluß der rechten A. iliaca externa und des proxi-
malen Anteiles der A. femoralis dextra.
Zustand nach aorto-femoraler Bypass-Operation rechts und
Intimastripping in der linken A. femoralis.
Teils stenosierende Coronararteriensklerose. Völliger Verschluß des Ramus circumflexus dexter mit ausgedehnten post-
und prästenotischen Thromben, frischer etwa handtellergroße
Hinterwandinfarkt mit beginnender Myomalacie, Hämatoperikard
(3o ml).
Schweres Lungenödem. Akute Stauung und Ödem der inneren
parenchymatösen Organe, Hirnödem mit deutlicher Zyanose
und Zeichen der unteren Einklemmung. Zustand nach intensiver
Reanimation, Fraktur der 4., 5., 6. Rippe links, Hämato-
thorax (3oo ml).
Tuberkulöse Spitzennarbe in der linken Lunge mit schiefrig-
grauer Induration.
Etwa clementinengrosses peripheres subapicales Narbencar-
cinom im linken Lungenoberlappen. Fast taubeneigroßes Neben-
nierenrindenadenom links, noduläre Hyperplasie der rechten
Nebenniere.
Terminale lipolytische Pankreatitis.
Chronische Cholezystitis mit Cholelithiasis.

22.1.71 (T)

                                        (Priv. Doz. Dr. U. Bleyl)
                                        Oberarzt

14/1971

Körpergewicht:	68		kg	
Körperlänge:	167		cm	
Gehirn:	1580	Nieren:	l.	190
			r.	170
Herz:	320	Nebennieren:	l.	
			r.	
Leber:	1890	Hypophyse:		
Lungen: l.	990	Schilddrüse:		
r.	1200			
Milz:	160	Thymus:		
Pankreas:		Hoden:	l.	
			r.	

Für die Sammlung eingelegt

Zur mikroskop. Untersuchung eingelegt Herz, Leber, Lunge, Niere, Milz, Pankreas

Zur bakteriol. Untersuchung eingelegt

Protokoll:

Äußere Besichtigung:

Ausgekühlter Leichnam eines 67 jährigen altersentsprechend aussehenden
Mannes von normosomem Körperhabitus und in ausreichendem Ernährungszu-
stand. Leichenstarre an allen Gelenken voll ausgebildet, an den abhängi-
gen, nicht aufliegenden Körperpartien flächenhafte, nicht wegdrückbare
Totenflecke. Haut blass-weißlich, Unterhautfettgewebe gut entwickelt,
Muskulatur kräftig. Auf dem Kopf schütteres in der Stirne zurückweichende
braungraues Haar. Augen geschlossen, Pupillen mittelweit, gleich und rund
Iriden bläulich, Skleren weißlich. Äußere Öffnungen von Nase, Mund und
Ohren frei. Thorax leicht gewölbt, Rippen eben sichtbar, epigastrischer
Winkel stumpf. Das Abdomen leicht gebläht, auf einer Höhe mit dem Thorax
liegend. Im re. Unterbauch verläuft quer eine 15 cm lange, frisch vernähte Operationswunde in der re. Leistenbeuge bis auf den re. Oberschenkel
hinziehend verläuft eine 12 cm lange frisch vernähte Operationswunde und
in der li. Leistenbeuge ebenfalls eine ca. 12 cm lange, frisch vernähte
Operationswunde. Die äußere Genitoanalregion ist unauffällig. Die Scham-
behaarung ist vom männlichen Typ. An den oberen und unteren Extremitäten
sowie an Finger- und Fußnägel ist kein auffallender pathologischer Befund
zu erheben.

Innere Besichtigung:

Subkutanes Fettgewebe im Bereiche des Abdomens bis zu 3 cm stark. Muskulatur kräftig, blass-rot und feucht.

Bauchsitus:

Leistenbruchpforten geschlossen, Bauchfell glatt und glänzend, Lage von
Magen und Darm regelrecht, großes Netz von normalem Fettgehalt schürzen-
förmig die Darmschlingen bedeckend. Wurmfortsatz frei beweglich und reizlos. Gallenblase nicht sichtbar, re. Leberrand mit dem re. Rippenbogen
abschließend. Harnblase unauffällig. Milzlager frei. Zwerchfellstand
re. in Höhe des 5. und li. ebenfalls in Höhe des 5. Interkostalraumes.

14/1971

Brustsitus:

Die 4., 5. und 6. Rippe auf der li. Seite sind in Höhe der vorderen Axillarlinie frakturiert und ragen in die Pleurahöhle
hinein die hier mit ca. 300 ccm von flüssigem Blut gefüllt ist.
In der re. Pleurahöhle finden sich neben einigen Verwachsungen
auch ca. 150 ccm einer rot-gelblichen, klaren, wässrigen Flüssigkeit. Der Herzbeutel liegt in Hardinnenfläche vor und ist von
normalem Fettgehalt; im Herzbeutelsack finden sich ca. 30 ccm
von flüssigem Blut.

Brustorgane:

Lungen:

Beide Lungen sind regelrecht gelappt, sehr groß, schwer und
feucht. Die Oberfläche ist von einer tief dunkelblaurötlichen
Farbe und überzogen von einer feinen schwarzen, netzartigen
Zeichnung. Die Konsistenz sämtlicher Lungenlappen ist deutlich
vermehrt jedoch schlaff; der Luftgehalt ist auffallend vermindert
Von den dunkelblaurötlichen Schnittflächen die eine regelrecht
strukturiertes Lungengewebe zeigen fließt reichlich eine blutig-
wässrige Flüssigkeit ab. Im li. Oberlappen findet sich an der
Spitze ein etwa zweimarkstückgroßer Bezirk der grau-schiefrig
induriert und bedeckt von einer deutlich verhärteten und .ver-
dickten Pleura ist. Darunter findet sich peripher gelegen ein
ca. klementinengroßer,derber, runder Knoten der vom übrigen
Lungengewebe einigermaßen abgegrenzt ist und auf der Schnittfläche eine unregelmäßige weiß-golbliche, strahlige Zeichnung
hat. Die peribronchialen und parahilären Lymphknoten sind un
auffällig.

Herz:

Das Herz hat in etwa die Größe der re. Leichenfaust. Re. Vorhof
und re. Kammer sind deutlich schlaff dilatiert; Foramen ovale
ist gut sondendurchgängig; das re. Herzohr ist leer. Der Umfang
der Trikuspidalklappe beträgt 13 der der Pulmonalklappe 7 ,5 cm.
Endokard, Klappenapparat und Sehnenfäden sind zart und durchscheinend. Die re. Kammerwand ist bis zu 0,4 cm stark und zeigt
ein blass-rötliches, kräftiges Myokard. Der li. Vorhof ist ht-
lich schlaff dilatiert und ebenso die li. Kammer. Klappenapparat
und Sehnenfäden sind zart und durchscheinend, der Umfang der
Mitralklappe beträgt 11,5 der der Aortenklappe 7 cm. Die Hinterwand ist im Bereich der Basis bedeckt von frischen,tief rötliche
muralen Thromben. Die gesamte Hinterwand ist im Bereiche der
Basis in einem fast handtellergroßen Bezirk deutlich verdünnt,
zeigt ein blass-gelbrötliches mit blutigen Flecken durchsetztes,
mürbes, schlaffes und brüchiges Myokard. Der Verlauf der Coronar
gefäße ist regelrecht, es liegt ein Normalversorgungstyp vor.
Sämtliche Äste zeigen teilweise stenosierende, teilweise ver-
kalkte Intimaauflagerungen. In der re. Coronararterie ca. 4 cm
distal vom Abgang aus zur Aorta ist das Lumen fast vollständig
verschlossen durch ein atheromatöses und teilweise verkalktes
Intimabeet. Proximal und distal davon ist das Lumen ausgefüllt
mit frischen grau-schwärzlichen, feuchten Thromben.

Gefäßsystem:

Die Intima der Aorta ist nach distalwärts zunehmend übersät
von flachen, teilweise konfluierenden, gelb-weißlichen Erhaben-
heiten von denen einige insbesondere im Bereich des Aortenbogens
fibrinöse Auflagerungen tragen. Die re. Arteria iliaca communis

14/1971

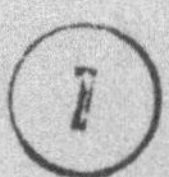

und der proximale Anteil der Arteria femoralis im ganzen ein
Bezirk von ca. 13 cm ist völlig verschlossen durch teilweise
wandständige oder im Lumen freiliegende grau-schwärzliche
bis grauröt-gelbliche Blutgerinnsel. Die Wand beider Becken-
und Oberschenkelarterien ist hochgradig sklerosiert und teilweise verkalkt mit erheblichen Stenosen. Zwischen der Aorta
dicht oberhalb der Bifurkation und der re. Arteria femoralis
verläuft ein frei durchgängiger, gut 25 cm langer Teflon-Pypass
Auf der li. Seite ist in einem Bereich von ca. 7 cm in der
Arteria femoralis die Intima entfernt. Die Umgebung der Opera-
tionsstelle ist blutig durchtränkt und man findet hier besonde)
auf der re. Seite noch einige Fibro ?   Teile. Die großen
Körpervenen sind unauffällig.

Halsorgane:

Zunge von regelrechter Gestalt und Größe. Schleimhautrelief
deutlich. Rachenring reizlos, Tonsillen gut mandelkerngroß
mit glatter Oberfläche. Schleimhaut von Pharynx und Ösophagus
deutlich livide verfärbt und regelrecht längsgefältelt. Laryn-
geal- und Trachealschleimhaut glatt und glänzend. Kehlkopf-
skelett etwas verkalkt. Schilddrüse regelrecht zweigelappt
mit dem üblichen Kolloidglanz auf der körnigen Schnittfläche.
Bifurkations- und paratracheale Lymphknoten nicht auffallend
verändert.

Bauchorgane:

Milz:

Etwas vergrößert, Kapsel gespannt von graublauer Farbe. Auf
der Schnittfläche ist die Pulpa von dunkelrötlicher Farbe
und zeigt eine deutliche Gefäß- und Trabekelzeichnung und ist
nur eben mit dem Messer abstreifbar.

Leber:

Mäßig vergrößert, Kapsel glatt. Parenchym von fleckig-gelb-
rötlicher Farbe und etwas teigiger Konsistenz. Auf der Schnittfläche ist die Läppchenstruktur deutlich mit mäßig betonten
zentralen Läppchenanteilen. Von den Schnittflächen fließt reic
lich eine wässrige Flüssigkeit ab. Lebervenenkavawinkel glatt-
wandig, rückläufige Lebervenen sind blutleer. Pfortader unauffällig. Gallenblase etwa zeigefingerlang, Wand etwas verdickt, im Lumen findet sich neben ca. 10 ccm einer gelb-
grünlichen, viskösen Flüssigkeit auch zahlreiche bis zu
erbsgroße facettierte, grüngelbliche Konkrementsteine. Die
großen extra- und intrahepatischen Gallengänge sind zartwandig und frei durchgängig.

Bauchspeicheldrüse:

Das Pankreas ist von regelrechter Gestalt und Größe. Auf der
Schnittfläche ist das Parenchym ödematös und durchsetzt von
kleinen weißlichen, gelblichen Herdchen. Der Ductus Wirsungia-
nus ist frei durchgängig.

Magen und Darm-Trakt:

Die Magenschleimhaut ist regelrecht gefältelt im Lumen befindet sich etwas angedauter Speisebrei. Dünn-und Dickdarmschleim
häute sind regelrecht gefältelt und zeigen keinerlei Besonder-

b.w.

14/1971

58

heiten. Im unteren Dickdarm findet sich etwas breiiger,
braungelblicher Kot.

<u>Nebennieren:</u>

Beide Nebennieren sind deutlich vergrößert wobei die li.
Nebenniere ein Gewicht von 17,4 gr. erreicht. Auf der
Schnittfläche findet sich an der li. Nebenniere ein fast
taubeneigroßer, gelblicher von der Rinde ausgehender Knoten.
Die re. Nebenniere zeigt in der Rinde einige kleine bis
zu stecknadelkopfgroße gelbliche Knötchen; das Mark ist bds.
grauweißlich und fest.

<u>Nieren:</u>

Nierenvenen und Arterien zartwandig und frei durchgängig.
Beide Nieren etwas gleich groß, mit glatter, blaurötlicher
Oberfläche die auf der li. Seite einige kleine bis zu erbsgroße mit wässriger Flüssigkeit gefüllte Zystchen zeigt.
Auf der Schnittfläche ist die Markrindengrenze etwas verwaschen. Das Nierenparenchym ist fest; Nierenbecken und Harn-
leiter sind zartwandig und frei durchgängig. Die Harnblase
ist nicht vergrößert und hat eine glatte und regelrechte
Schleimhaut. Prostata etwa kastaniengroß, etwas derb, jedoch
mit glatter, homogener Schnittfläche. Bläschendrüsen regelrecht angelegt, zartwandig, mit grüngelblich-visköser Inhalt.
Beide Hoden an regelrechter Stelle, pflaumengroß mit normal
auszupfbaren Samenkanälchen.

<u>Skelettsystem:</u>

Knochenstruktur der Wirbelsäule und Farbe des Knochenmarkes
sind regelrecht. Eine Herdbildung ist nicht nachzuweisen.

<u>Schädelhöhle:</u>

Die Kopfschwarte ist von der normal dreigeschichteten Kalotte
ohne Schwierigkeiten abzustreifen. Die Dura ist leicht abziehbar, die weichen Hirnhäute sind glatt und glänzend; das
Windungsrelief ist etwas abgeflacht, über der Großhirnhemis-
phären. An der Kleinhirntonsillen und am Temporallappen finden sich seichte Schnürfurchen. Die Hirnbasisarterien zei-
mäßige die Lumina nur wenig stenosierende gelbliche Auflagerungen. Auf der Schnittfläche von Großhirn und Kleinhirn
findet sich eine regelrechte Verteilung von grauer und weißer
Substanz, eine deutliche Zyanose der Rinde und eine fleckige
Zeichnung der Basalganglien. Für einen detaillierten Hirnbe-
fund siehe neuropathologischen Befundbericht. Die großen
Blutleiter sind leer, die Paukenhöhlen sind ohne fremden
Inhalt, die Trommelfelle sind glatt und glänzend. Die Hypophyse wiegt 0,6 gr und ist regelrecht. Die großen Blutleiter
sind leer.

14/1971

Feingewebliche Untersuchung.

1. Herz, re. und li. Kammer (HE): Epikard zart, subepikardiales
Fettgewebe über der re. Kammer verbreitert und bis in die mittleren Myokardschichten hineinwachsend. Myokardzellen auf der re.
Seite schlank, teilweise schollig zerfallen, lipofuscinhaltig.
Deutliche venöse Stauung. Schnitt durch die li. Kammerninter-
wand zeigt eine ausgedehnte frische Nekrose, die vom Endo- bis
zum Epikard reicht. In den Randbezirken finden sich Blutungen
und beginnende leukozytäre Infiltration.

2. Lunge (HE): Schnitt durch den Knoten im li. Oberlappen zeigt
älteres bindegewebiges, teilweise verkalktes Narbengewebe mit
cavernenähnlichen, mit käsigem Material gefüllten Hohlräumen,
deutliche Anthracoseablagerung und mäßiger lymphozytärer Infiltration in den Randbezirken. Ausgehend von den Randbezirken
finden sich kleine Nester und Stränge von großen, epithelialen
Zellen mit großen vesikulären, hyperchromatischen und pleomorphe
Kernen. Von diesen Herdbezirken ausgehend sind die umgebenden
Alveolen zumeist von Zellsträngen, die aus den beschriebenen
Tumorzellen bestehen, ausgekleidet, in anderen Bezirken ist das
Lungengewebe völlig zerstört und dicht infiltriert mit Girlanden
und angedeuteten adenomatoiden Strukturen aus den beschr. Zellen.
Sehr oft finden sich sehr große bizarrgestaltige anaplastische
Zellen oft mit zwei oder mehr Kernen, vereinzelten großen Vakuo-
len.

3. Leber (HE): Struktur erhalten. Ausgedehnte, mehr zentral,
bzw. intermediär liegende, grob- mittelgrobtropfige Verfettung
der Hepatozyten mit Untergang einzelner Zellen und ganzer Zell-
gruppen, so daß es bei der bestehenden Stauung zur Ausbildung
von Kollaps und Stauungsstraßen gekommen ist. Die portobiliären
Felder sind teilweise etwas verbreitert und wechselnd dicht mit
Lympho- und Histiozyten infiltriert.

4. Milz (HE): Kapsel und Trabekelwerd deutlich verdickt. Follikel
mäßig athrophisch. Mäßige Hyalinose der Follikelarterien. Deutliche Stauung der roten Pulpa.

5. Niere (HE): Struktur erhalten. Rinde mäßig verschmälert. Ver-

60

einzelte Glomeruli hyalin verödet. Epithelen der Tubuli contorti deutlich geschwollen, teilweise abgehoben mit rötlichem,
granuliertem Zytoplasma. Erhebliche Wandverdickung und Hyalinose
der Arteriolen, deutliche Intimaverdickung der arteriae arcuatae
und interlobulares. Starke streifenförmige Stauung im Mark.

6. Nebenniere (HE): Von der normal dreigeschichteten und lipid-
haltigen Rinde ausgehend findet sich an einem Ende ein großer
vom übrigen Gewebe nicht gut demarkierter Knoten, der aus regel-
mäßig aufgebauten und angeordneten Rindenzellen besteht. Starke
Stauung in der zona reticularis. Mark unauffällig.

7. Arteria iliaca sinistra (HE): Deutliche Athrorhie der Media
bei hochgradiger Verdickung der Intima, die starke Cholesterin-
einlagerungen zeigt und überlagert ist von einem älteren Fibrin-
thrombus.

PATHOLOGISCHES INSTITUT DER UNIVERSITÄT HEIDELBERG

Institut für Neuropathologie
Direktor: Prof. Dr. G. Ule

Datum 11.1.1971

Anlage zu SNr.: 1/71
Name: S   ,Otto   67 J.
Sekant: Dr.Heilmann

Vorseziert: Ja
Formalinfixiert: Ja
Hirngewicht
n. Fixierung   1640   g

Neuropathologischer Befundbericht

Makroskopisch

Zusammenfassend: Geringgradige basale Hirnarteriensklerose,
Leptomeningofibrose, Ödem und Cyanose des Gehirns. Keine
herdförmigen Veränderungen;

keine Histologie.

(Kolkmann)

14/1971

III. Diagnosenschlüssel

0 = Carcinom, Melanom
1 = Sarkom, Teratom, Dermoidcyste, Retinoblastom, Mesotheliom, Endotheliom, Peritheliom
2 = Metastasen, Lymphangiosis carcinomatosa, Peritonitis carc.
3 = unbekannt, nicht klassifizierbar
4 = Mißbildungen

.01	Herz	.33	Larynx, Kehlkopf
.02	Tonsillen	.34	Trachea
.03	Thymus	.35	Bronchien, Lunge
.04	Milz	.36	Pleura
.05		.37	Niere
.06	Arterien	.38	Nierenbecken
.07	Venen	.39	Ureter
.08	Skelett	.40	Harnblase, Urethra
.09	Gelenke	.41	Hoden, Nebenh., Samenstr.
.10	Hypophyse	.42	Prostata, Samenblase
.11	Schilddrüse	.43	Penis
.12	Nebenschilddrüse	.44	Scrotum
.13	Nebenniere	.45	Ovar
.14	Langerhans	.46	Tube
.15	Haut	.47	Uterus (ohne Portio), Collum
.16	Mamma	.48	Portio
.17	Muskeln	.49	Vagina
.18	Mund, Zunge, Lippen	.50	Vulva
.19	Zähne	.51	Auge
.20	Speicheldrüsen	.52	Ohr
.21	Pharynx	.53	Gehirn
.22	Oesophagus	.54	Rückenmark
.23	Magen	.55	Hirnhäute
.24	Duodenum	.56	Rückenmarkshäute
.25	Dünndarm	.57	periph. Nervensystem
.26	Dickdarm	.58	Retroperitoneum
.27	Rectum, Anus	.59	Oberkiefer
.28	Zwerchfell	.60	Mediastinum
.29	Leber	.61	Unterkiefer
.30	Galle, -nwege	.62	Schultergürtel (Axilla)
.31	Pankreas	.63	Lymphknoten
.32	Nase, -nnebenhöhlen	.64	Peritoneum

076 Carcinoide
077 Retikulose, allgem., benigne
078 Histiozytose (z.B. Hand-
    Schüller-Christian)
079 Morbus Boeck
080 Leukämien
081 Lymphogranulomatose,
    Hodgkin
082 Brill-Symmers
083 Carcinom ohne Angabe einer
    Lokalisation
084 unbekannter Tumor ohne
    Angabe einer Lokalisation
184 Sarkom ohne Angabe einer
    Lokalisation
178 Plasmozytom
353 Gehirntumoren
354 Rückenmarkstumoren

Herz (500–549)

500 Operation
501 Endocarditis, o.n.A.
502 Endocarditis Aortenklappe
503 Endocarditis Mitralklappe
511 Myocarditis
512 Pericarditis
504 rheumatische Herz-
    erkrankungen
505 Aortenklappenstenose (nicht
    angeboren) (x)
506 Aortenklappeninsuffizienz
    (nicht angeboren) (x)
515 Mitralstenose
    (nicht angeboren) (x)
516 Mitralinsuffizienz
    (nicht angeboren) (x)
525 komb. Aortenvitium (505 + 506)
    (nicht angeboren) (x)
526 komb. Mitralvitium (515 + 516)
    (nicht angeboren) (x)
535 sonst. Vitium
    (nicht angeboren) (x)
507 Herzinfarkt ohne Angabe
508 Herzinfarkt frisch
509 Herzinfarkt alt
527 Herzruptur

528 Herzaneurysma
529 Fasernekrosen
517 Hypertrophie linke Kammer
    nicht bei Mißbildungen
    oder Vitien (x)
518 Hypertrophie rechte Kammer
    nicht bei Mißbildungen
    oder Vitien (x)
520 Hypertrophie o.n.A.
    nicht bei Mißbildungen
    oder Vitien (x)
521 Myocardie, Myocardose
510 Trauma

Lunge (550–599)

550 Operation
551 Bronchopneumonie
552 Lobärpneumonie
553 Pneumonie allgemein
564 Grippe-Pneumonie
561 TBC: floride, Kaverne, Rezidiv,
    Exacerbatio
562 TBC: alt, inaktiv, Schwarte
555 Asthma bronchiale, Status
    asthmaticus
557 Anthrakose
558 Silikose, Anthrakosilikose
559 sonst. Stäube
560 Schocklunge (Ödem, diff.
    intravasale Gerinnung, pulm.
    hyal. Membran)
556 Pneumothorax
563 Lungenemphysem
569 Lungenembolie (Thromb.)
570 Fettembolie
554 Trauma
580 Hamman-Rich-Syndrom

Schilddrüse (600–619)

600 Operation
601 Thyreoiditis
607 Struma
605 Hypothyreose, Myxödem
606 Hyperthyreose

Langerhanssche Inseln (645–646)

645 Diabetes
646 diabetisches Koma

Nebenniere (640–659)

640 Operation
641 TBC
642 NN-Insuffizienz, M. Addison
643 NN-Überfunktion,
     M. Cushing,
     Adrenogenitales Syndrom,
     Conn-Syndrom
647 Phäochromozytom
648 Adenom o.n.A.
658 Adenom Rinde
659 Adenom Mark
657 Hypertrophie, Hyperplasie

Hypophyse (660–679)

660 Operation
665 Insuffizienz: Diabetes insipidus,
     Simmond'sche Kachexie,
     Sheehan-Syndrom
666 Überfunktion: Gigantismus,
     Akromegalie, Morgagni-
     Syndrom
667 Adenom

Milz (680–689)

680 Operation
687 Fibrosierung der Pulpa
688 Perisplenitis cartilaginea,
     Hyalinose der Kapsel,
     Zuckerguß-
681 Trauma, Ruptur
682 TBC

Ösophagus (700–709)

700 Operation
707 Varizen
704 Trauma

Magen (710–729)

710 Operation

711 Gastritis
712 Erosion
713 Ulcus (sämtl., incl. Narben)
714 Trauma

Duodenum (730–749)

730 Operation
732 Erosion
733 Ulcus (sämtl. incl. Narben)
734 Trauma

Dünndarm (750–769)

750 Operation
751 TBC
752 Typhus (ges. Darm)
753 Ruhr (ges. Darm)
761 Enteritis, sonstige,
     Enterocolitis, Paratyphus
762 M. Crohn, Ileitis terminalis
763 Parasiten (allg. Darm)
754 Meckel'sches Divertikel
757 Infarkt, Infarzierung
755 Ileus allg., Volvulus,
     Invagination
758 Pneumatosis cystoides intestini
756 Trauma
759 Malabsorptionssyndrom

Dickdarm (770–789)

770 Operation
771 TBC
772 Colitis ulcerosa
773 Colitis sonstige
777 Polypen
778 Divertikel
783 Parasiten
774 Trauma

Rectum, Anus (790–799)

790 Operation
797 Polypen
798 Hämorrhoiden
799 Trauma

Leber (800–819)

801 Hepatitis
802 Echinococcus
803 Dystrophie
804 TBC
807 Zirrhose
808 Verfettung
805 Ikterus
806 Leberkoma
809 Trauma
810 Pfortader-Thrombose

Galle, Gallenwege (820–829)

820 Operation
821 Cholezystitis, Gallenblasen-entzündung, Cholangitis, Cholangiolititis
827 Lithiasis

Pankreas (840–849)

840 Operation
841 akute Pankreatitis, -Apoplex
842 chronische Pankreatitis

Niere (850–869)

850 Operation
851 Glomerulonephritis (sämtl., ohne Schrumpfniere)
852 interstitielle Nephritis, Pyelonephritis (ohne Schrumpfniere)
853 TBC
855 Hypertonie
856 Urämie (Prä-)
857 Schrumpfniere, entzündlich
858 Schrumpfniere, vaskulär
867 Schrumpfniere, ohne nähere Angabe, sonst.
859 Nephrosklerose sämtl.
854 Zystennieren
864 Nierencysten
860 Trauma

Harnwege (870–879)

870 Operation
877 Konkremente, Urolithiasis
875 sonstige Abflußbehinderungen
879 Trauma

Männliche Genitale (880–889)

880 Operation
881 Hoden-, Nebenhoden-, Samenstrang-TBC
882 Prostata-TBC
883 Prostatitis
887 Prostatahypertrophie, -Adenom
888 Hydrocele testis
889 Trauma

Weibliche Genitale (890–899)

890 Operation
891 Uterus-, Vagina-, Adnex-TBC
892 Uterus, Vagina, Adnexe, sonstige Entzündungen
895 Schwangerschaft, Entbindung (bis 14 Tage Zustand danach)
896 Extrauteringravidität
898 Myome
899 Trauma

Muskeln (830–839)

831 Myatonie, Myasthenie, Muskeldystrophie

Gehirn (900–919)

900 Operation
901 Enzephalitis
902 Meningitis
903 Abszeß
904 TBC-Meningitis
905 Multiple Sklerose
906 tuberöse Hirnsklerose
907 Blutung
908 Erweichung
909 Trauma

Knochen (920–929)

924 Operation
921 Osteomyelitis, nicht TBC
922 Osteomyelitis TBC
923 Fraktur
925 Trauma

Arterien (930–959)

931 Endarteriitis obliterans Wini-
    warter Bürger
932 Periarteriitis nodosa
933 Hypersensitivity angiitis
941 Riesenzellarteriitis (Arteriitis
    temporalis, Aortenboden-
    syndrom)
951 Medionecrosis cystica Aortae
    Erdheim-Gsell
942 rheumatische Arteriitis
937 allg. Askl, Lipoidosen
938 allg. Askl mäßig (+)
939 allg. Askl hochgradig (++)
947 Aortensklerose
948 Aortensklerose mäßig (+)
949 Aortensklerose hochgradig
    (++)
956 juvenile Coronararterien-
    sklerose
957 allg. Coronararteriensklerose
958 allg. Coronararteriensklerose
    mäßig (+)
959 allg. Coronararteriensklerose
    hochgradig (++)
935 Aneurysma (unabhängig von
    der Lokalisation)
936 Coronararterienthrombose
945 Coronararterienstenose:
    links Truncus und Ram.
    descend.
946 Coronararterienstenose:
    links Ram. circumfl.
934 Coronararterienverschluß:
    links Truncus und Ram.
    descend.
955 Coronararterienstenose: rechts
944 Coronararterienverschluß:
    links Ram. circumfl.

954 Coronararterienverschluß:
    rechts
952 Arterien: Operation
930 arterielle Embolie (außer
    Lungenarterie)
940 sonstiger arterieller Verschluß
950 Paradoxe Embolie
943 Trauma
953 Wegenersche Granulomatose

Allgemeines (960–999)

960 Amyloidose
961 Rheuma (nicht Herz)
962 Gicht (sämtliche, auch
    sekundäre), Arthritis urica
963 Fleckfieber
964 Malaria
965 TBC (nicht Lunge, Darm,
    Genitale, Niere, Leber, Milz)
966 Lues
967 Diphtherie
968 Masern
969 Sepsis, Status toxicoinfectiosus,
    Wundbettinfektion, Abszeß,
    Phlegmone, (Streu-) Herd
970 Eklampsie, Präklampsie
971 Unfall, Vergiftung, Kriegs-
    einwirkung, Verbrennung
972 Suizid
973 Scharlach
974 Tetanus
975 Kachexie, Dystrophie
976 Adipositas
977 Hypertonie
978 Polio (-myelitis)
984 stoffwechselbedingte Anämien,
    z. B. perniciöse Porphyrie,
    aplastisch
979 angeborene Stoffwechsel-
    erkrankung (sämtliche)
    auch Mucoviscidose, Rachitis,
    Mongolismus
980 Epilepsie, Status epilepticus,
    Spasmophilie
981 psychiatrische Erkrankungen
985 Hämolytische Anämien

983 Schock, -zeichen, Kollaps
982 Operation allgemein (z. B.
    Laparatomie, Amputation)
990 Extremitätengangrän
991 (Ver-) Blutung
986 Pickwick-Syndrom,
    Adipositas permagna
992 Früh-, Totgeburt, Abort
    (Frucht − nicht Mutter)
993 Pocken
994 Parasiten (nicht Darm)
995 Pilzerkrankungen
996 Gonorrhoe
998 Soldatenprotokoll
997 Alimentäre Dyspepsie,
    chronische Ernährungsstörung
999 keine Angabe einer Diagnose

Krankenkasse

0 keine Versicherung
1 Pflichtversicherung
2 freiwillige und private
  Versicherung
9 keine Angabe

Geschlecht

Mehrling
männl. Zwilling
weibl. Zwilling
Zwitter
männlich
weiblich
keine Angabe

Alter

.. Alter in Jahren
01 alle Geborene,
   auch Totgeburten
98 und mehr Jahre
99 keine Angabe

Berufsstellung

1 Unterschicht: ungelernter
  Arbeiter, Schüler, Lehrling,
  Hausfrau, Arbeiter, Facharbeiter
2 Untere Mittelschicht:
  Angestellter, kleine Beamte,
  Amtmann, Lehrer, Feldwebel
3 Obere Mittelschicht:
  Akademischer Beamter,
  höhere Beamte, Ärzte,
  Studenten, Ingenieure
4 Oberschicht: Fabrikbesitzer,
  Professoren
5 Rentner
9 keine Angabe

Klinik

12 Chirurgie
11 Medizinische Klinik I (Krehl)
 0 Medizinische Klinik II
   (Poliklinik)
 1 Strahlenklinik
 2 Kinderklinik
 3 Gynäkologie
 4 Haut-, Augen-, HNO-Klinik
 5 Orthopädie
 6 Urologie
 7 Psychiatrie, Neurologie,
   Psychosomatische Klinik
 8 sonstige Krankenhäuser in HD,
   auswärtige Krankenhäuser
 9 keine Angabe

Wohnort

.... amtliches Verzeichnis der
      Postleitzahlen
9998 DDR, Ausland
9999 keine Angabe

Jahr \ Alter	absolute Häufigkeit												Σ
	0—1	2—9	10—	20—	30—	40—	50—	60—	70—	80—	90—	X	
1841 —69	4	9	31	136	70	69	52	30	8	2	0	72	483
1870 —	12	36	39	180	119	92	73	51	15	1	0	161	779
1880 —	71	73	58	160	207	215	143	88	28	9	0	43	1095
1890—	57	49	86	233	198	223	221	155	62	11	0	34	1329
1900—	266	104	151	289	320	313	356	295	77	9	1	68	2229
1910—	675	270	289	701	504	558	449	392	182	45	0	184	4249
1920—	762	209	224	393	318	488	638	511	214	59	0	158	3974
1930—	736	235	155	356	389	450	632	574	277	58	4	221	4087
1940—	1196	366	311	839	725	735	674	768	395	56	4	692	6761
1950—	1327	140	107	234	306	705	1219	1003	712	169	2	83	6007
1960—	1181	137	97	238	311	532	1067	1485	833	229	14	21	6145
1970—72	240	60	42	64	133	231	298	610	439	119	8	6	2250
Σ	6527	1688	1590	3823	3600	4611	5822	5942	3242	767	33	1743	39 388

Häufigkeits- und Altersverteilung von 39.388 männlichen Verstorbenen

Jahr \ Alter	absolute Häufigkeit												Σ
	0—1	2—9	10—	20—	30—	40—	50—	60—	70—	80—	90—	X	
1841 — 69	5	3	11	97	47	43	17	21	5	0	1	53	303
1870—	9	23	24	89	63	53	32	19	6	0	1	45	364
1880—	43	62	42	133	126	133	77	53	16	2	1	18	706
1890—	38	48	78	162	126	164	137	104	27	4	2	20	910
1900—	217	89	96	286	268	231	222	195	69	12	0	61	1746
1910—	517	250	191	342	387	322	328	262	136	30	6	109	2880
1920—	605	161	165	314	299	367	410	316	184	55	7	119	3002
1930—	508	157	110	271	313	328	406	375	183	56	10	90	2807
1940—	935	286	173	250	305	419	455	429	199	44	6	497	3998
1950—	1106	114	87	133	266	435	698	656	470	91	3	66	4125
1960—	924	122	48	129	186	336	544	794	698	209	15	6	4011
1970—72	228	46	26	35	76	123	195	346	395	165	13	6	1654
Σ	5135	1361	1051	2241	2462	2954	3521	3570	2388	668	65	1090	26 506

Häufigkeits- und Altersverteilung von 26.506 weiblichen Verstorbenen

Gesamtsektionsgut (Männer und Frauen) nach Altersklassen, Sektionsdezennium und ohne Altersangabe („X")

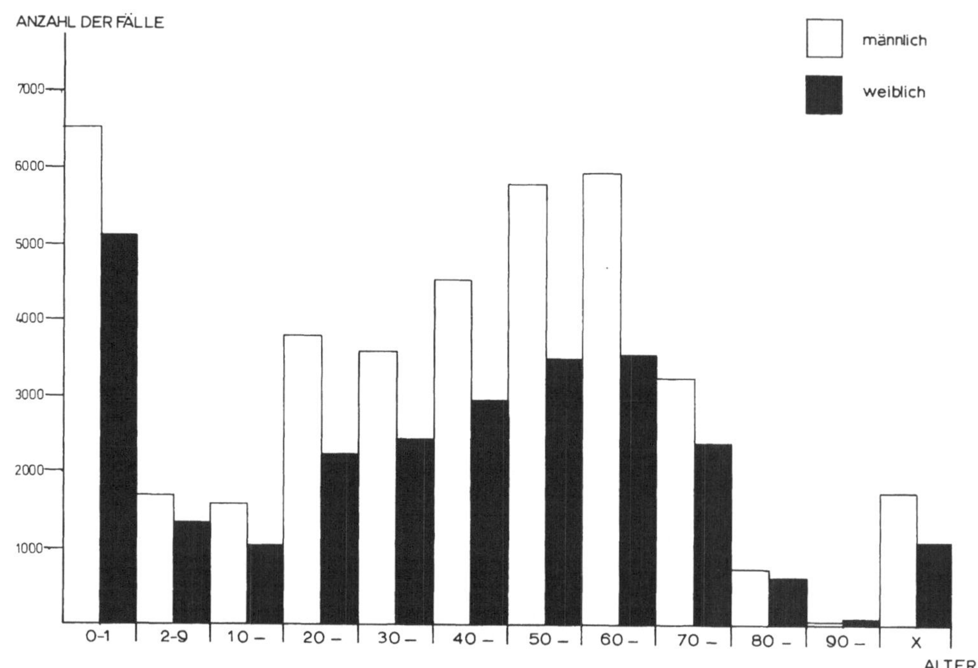

Gesamtsektionsgut (Männer und Frauen) nach Altersklassen

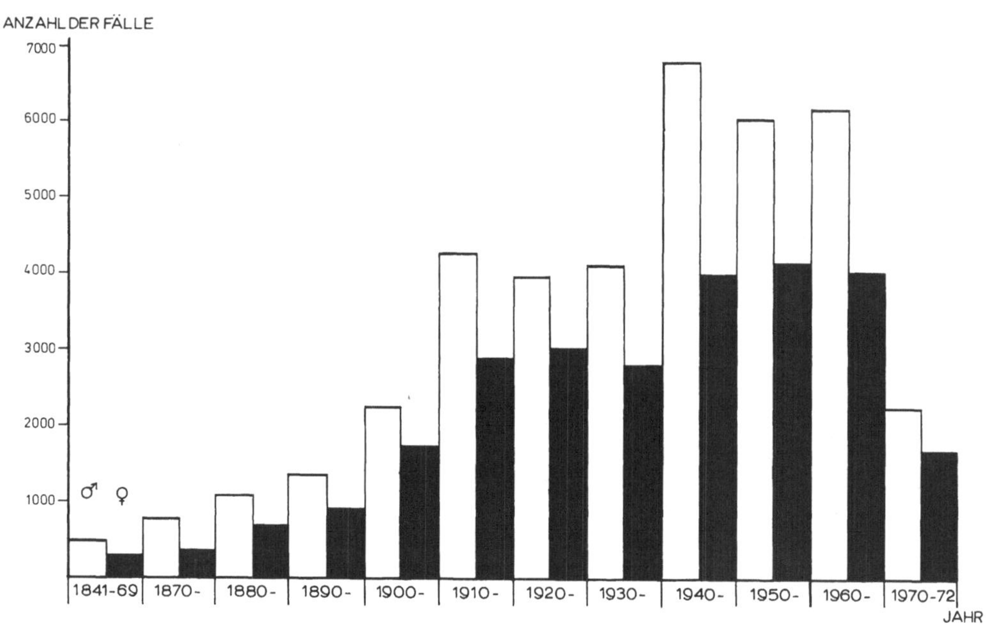

Gesamtsektionsgut (Männer und Frauen) nach Sektionsdezennium

69

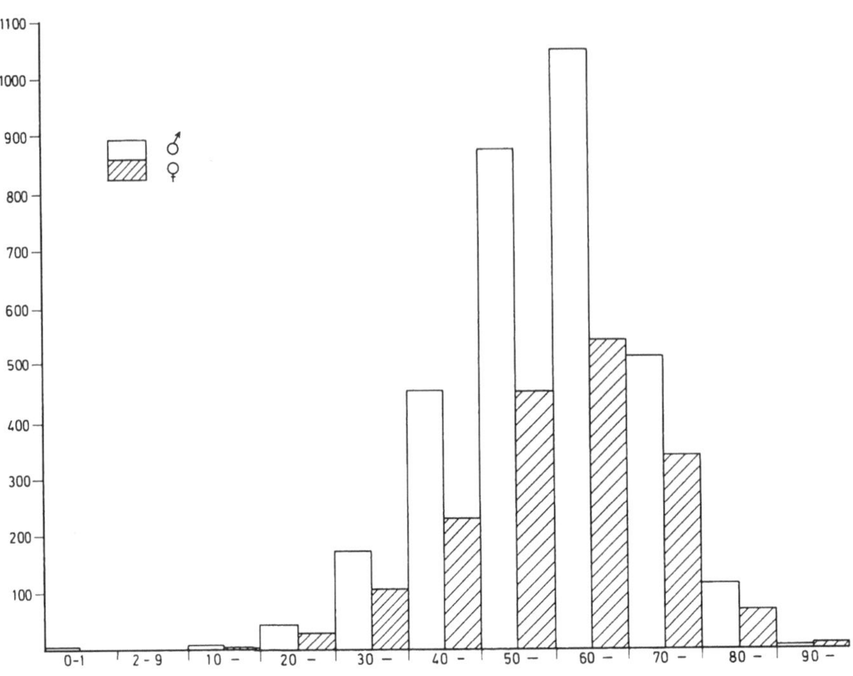

Absolute Häufigkeit der Karzinome des Verdauungstraktes verteilt nach Alter und Geschlecht
(1841–1972)

Gewichtete Häufigkeit der Karzinome des Verdauungstraktes verteilt nach Jahrgang und Geschlecht

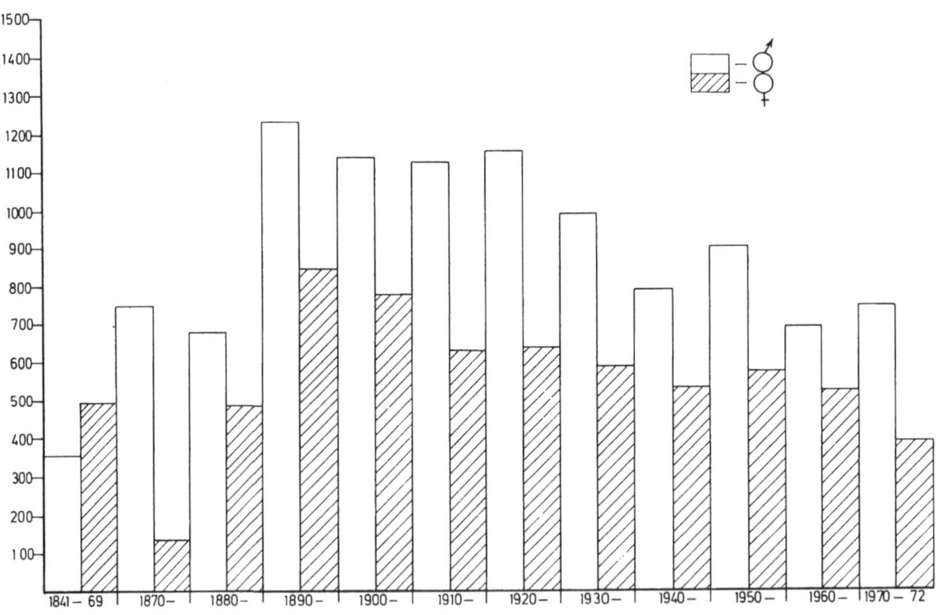

70

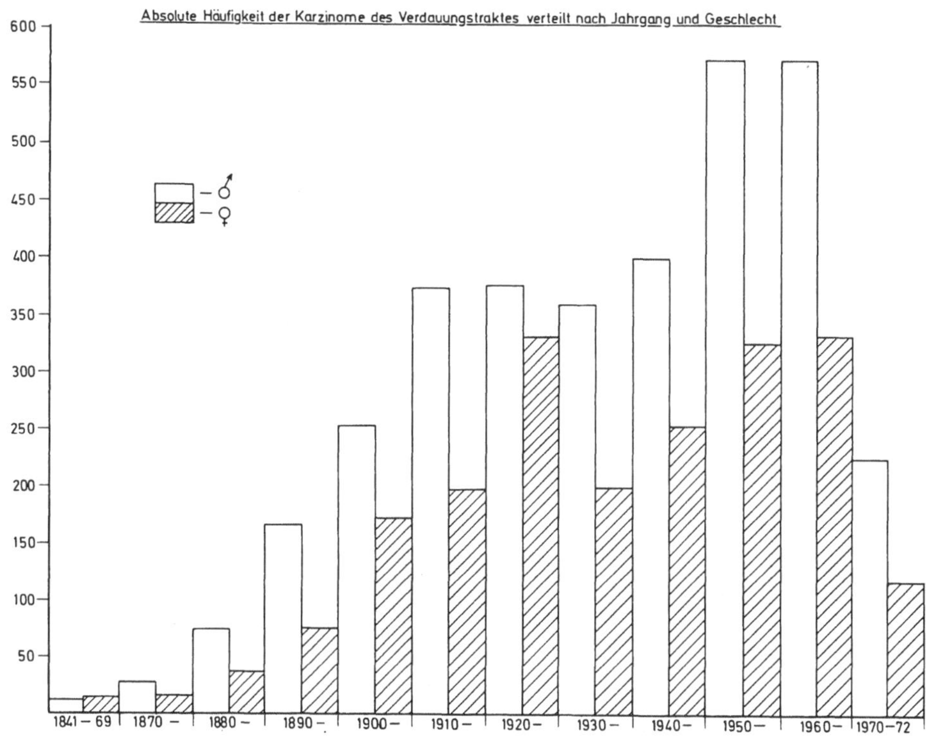

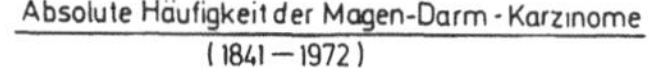

Absolute Häufigkeit der Magen-Darm-Karzinome
(1841 – 1972)

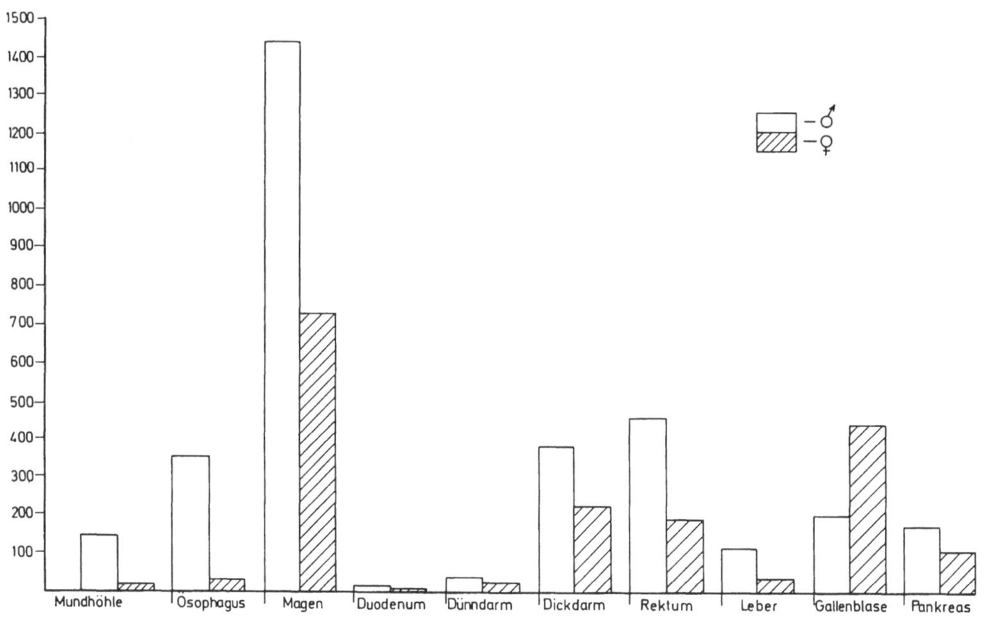

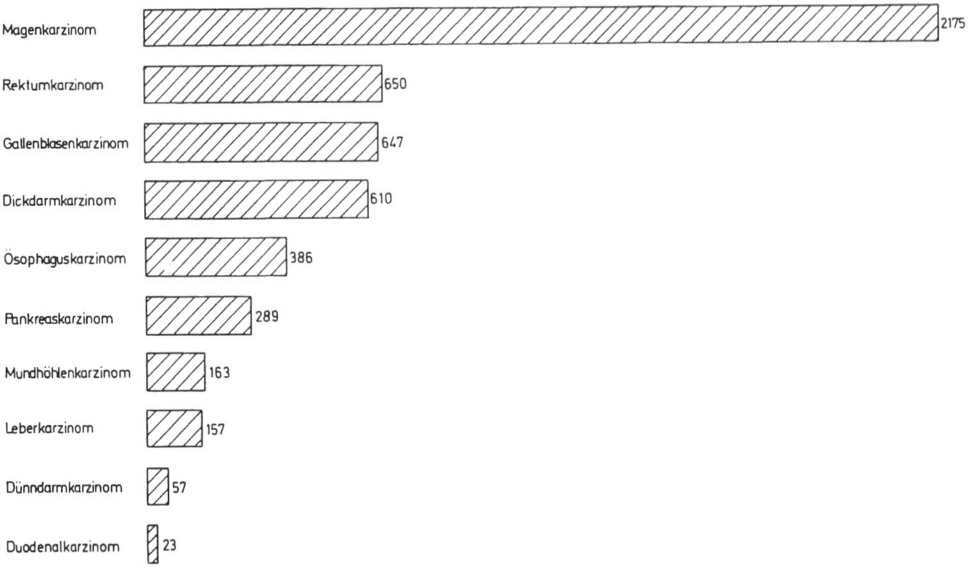

Magenkarzinom 2175

Rektumkarzinom 650

Gallenblasenkarzinom 647

Dickdarmkarzinom 610

Ösophaguskarzinom 386

Pankreaskarzinom 289

Mundhöhlenkarzinom 163

Leberkarzinom 157

Dünndarmkarzinom 57

Duodenalkarzinom 23

Gesamtsektionsgut: Häufigkeit (absolut) der Karzinome des Verdauungstraktes

TUMOR	GESCHLECHT	GESCHLECHTS-VERTEILUNG	DURCHSCHNITTS-ALTER	HÄUFIGKEIT	ALTER DER HÖCH-STEN STERBLICHKEIT	FÄLLE
	m=männlich w=weiblich	m:w		+=Zunahme -=Abnahme ±=konstant ~=keine Angabe möglich		
SCHILDDRÜSEN-CA.	m	1 : 1,5	59,4	+	60-70	95
	w		58,2	+	50-70	146
NEBENNIEREN-CA.	m	3,25 : 1	52,1	-	40-50	13
	w		55,5	-	-	4
NIERENCA.	m	2,6 : 1	58,1	+	50-70	170
	w		59,0	+	50-70	65
NIERENBECKEN-CA.	m	2,3 : 1	52,7	+	60-70	7
	w		56,3	+	-	3
URETERCA.	m	3 : 1	66,2	-	70-80	6
	w		54,0	-	50-60	2
HARNBLASEN-CA.	m	3,6 : 1	62,0	+	50-80	185
	w		62,5	+	50-80	51
MAMMACA.	m	1,9 : 100	65,5	±	60-70	12
	w		55,7	+	40-70	631
MALIGNE HODEN-TUMOREN	m		37,8	+	20-50	71
PROSTATACA.	m		68,2	+	60-90	241
PENISCA.	m		64,1	+	70-90	20
TUBENCA.	w		59,5	-	60-70	6
OVARIALCA.	w		54,9	+	40-70	306
UTERUSCA.	w		55,0	+	40-70	824
VAGINACA.	w		58,6	-	50-70	29
VULVACA.	w		66,6	+	60-80	42

Gesamtsektionsgut: Häufigkeit der Karzinome des Urogenitalapparates

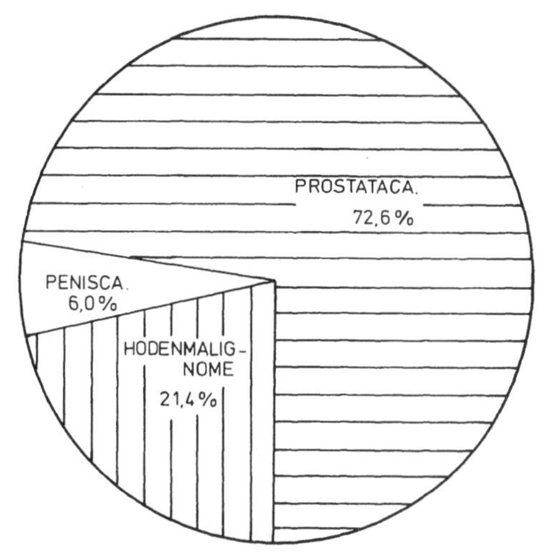

Relative Häufigkeit der verschiedenen Tumoren
an 332 Malignomen des männlichen Genitaltraktes

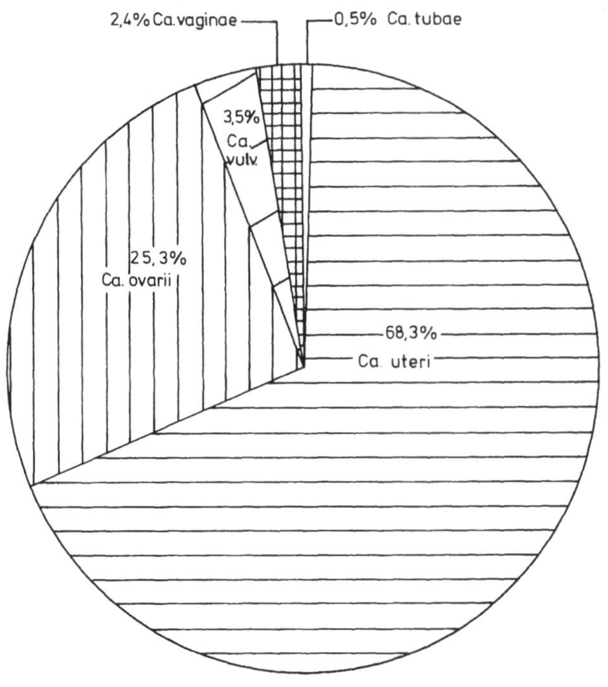

Relative Häufigkeit der Tumoren bezogen auf
1207 Fälle von Karzinomen des weiblichen
Genitaltraktes

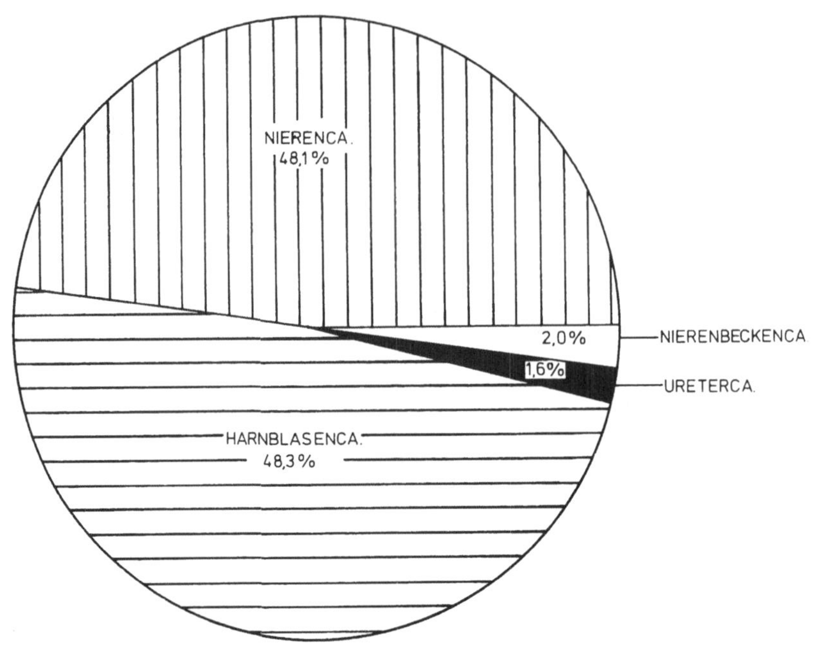

Relative Häufigkeit der verschiedenen Karzinome
an 489 Fällen von primären Karzinomen des uro-
poetischen Systems

MUNDHÖHLENKARZINOM
Häufigkeit
70 65 60 55 50 45 40 35 30 25 20 15 10 5
0-1 2-9 10- 20- 30- 40- 50- 60- 70- 80- 90- X Alter ♂
Häufigkeit
70 65 60 55 50 45 40 35 30 25 20 15 10 5
0-1 2-9 10- 20- 30- 40- 50- 60- 70- 80- 90- X Alter ♀
Häufigkeit
70 65 60 55 50 45 40 35 30 25 20 15 10 5
1841- 1870- 1880- 1890- 1900- 1910- 1920- 1930- 1940- 1950- 1960- 1970- Jahr ♂
69 72
Häufigkeit
70 65 60 55 50 45 40 35 30 25 20 15 10 5
1841- 1870- 1880- 1890- 1900- 1910- 1920- 1930- 1940- 1950- 1960- 1970- Jahr ♀
69 72

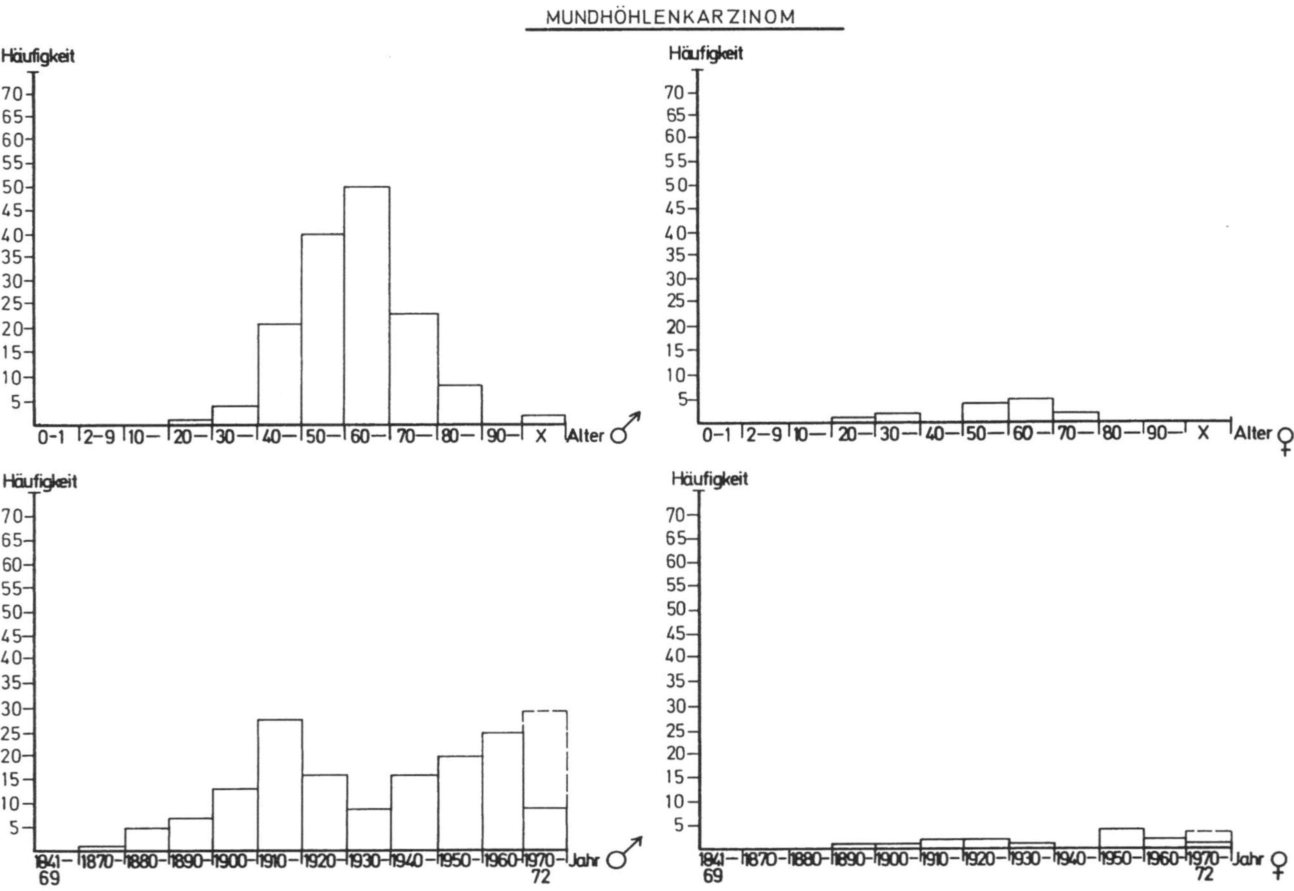

75

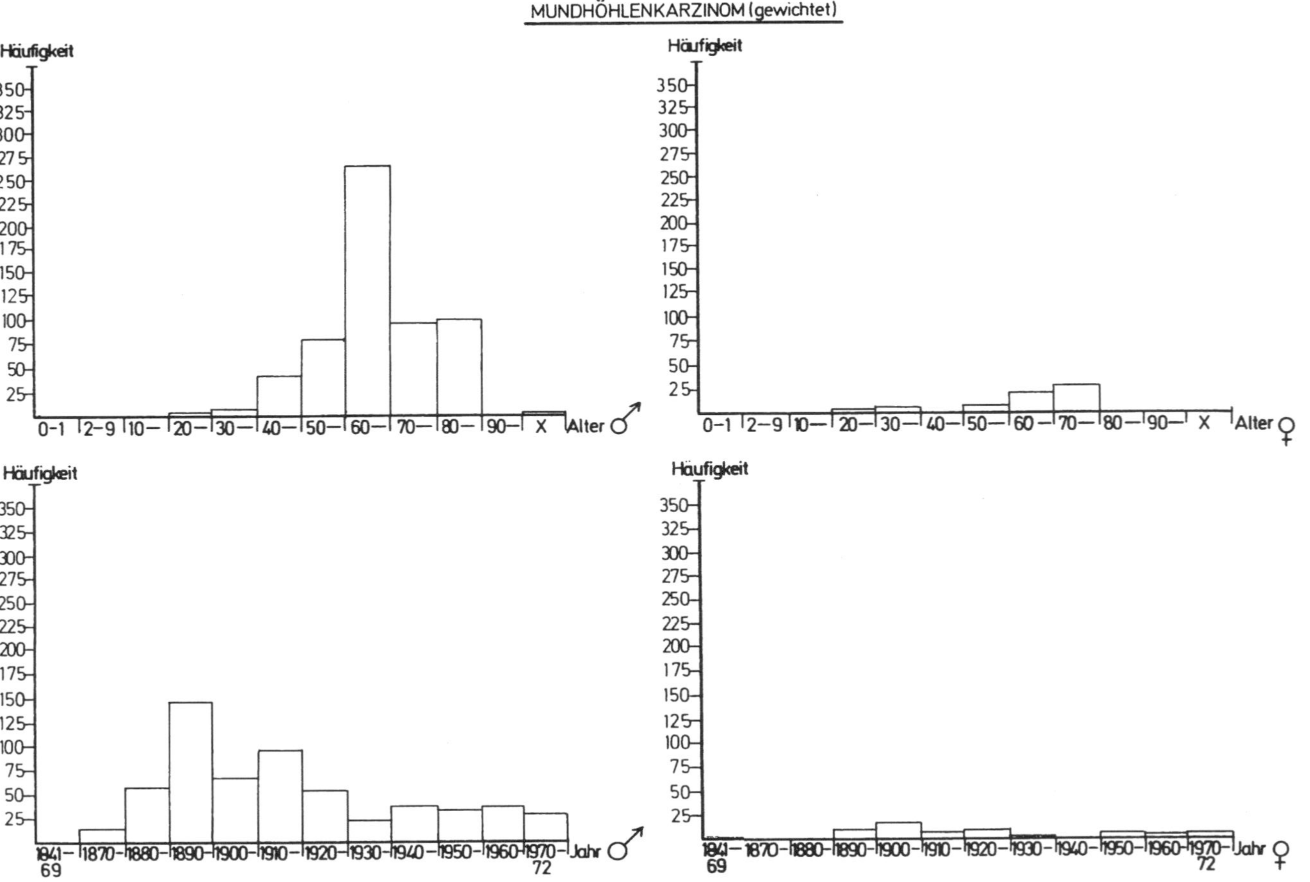

MUNDHÖHLENKARZINOM (gewichtet)
Häufigkeit
350 325 300 275 250 225 200 175 150 125 100 75 50 25
0-1 2-9 10- 20- 30- 40- 50- 60- 70- 80- 90- X Alter ♂
Häufigkeit
350 325 300 275 250 225 200 175 150 125 100 75 50 25
0-1 2-9 10- 20- 30- 40- 50- 60- 70- 80- 90- X Alter ♀
Häufigkeit
350 325 300 275 250 225 200 175 150 125 100 75 50 25
1841-69 1870- 1880- 1890- 1900- 1910- 1920- 1930- 1940- 1950- 1960- 1970-72 Jahr ♂
Häufigkeit
350 325 300 275 250 225 200 175 150 125 100 75 50 25
1841-69 1870- 1880- 1890- 1900- 1910- 1920- 1930- 1940- 1950- 1960- 1970-72 Jahr ♀

MUNDHÖHLENKARZINOM
männlich

Alter / Jahr	absolute Häufigkeit												Σ Diagnose	Σ gesamt
	0—1	2—9	10—	20—	30—	40—	50—	60—	70—	80—	90—	X		
1841 —69													–	483
1870 —							1						1	779
1880 —						3		2					5	1095
1890 —								4	1	2			7	1329
1900—					1	2	5	4	1				13	2229
1910—					1	5	7	12		1		2	28	4249
1920—						2	6	5	2	1			16	3974
1930—						3	3	3					9	4087
1940—				1	1	2	4	2	6				16	6761
1950—						1	8	5	4	2			20	6007
1960—						1	2	5	9	7	1		25	6145
1970—72						1	1	4	2	1			9	2250
Σ Diagn.	–	–	–	1	4	21	40	50	23	8	–	2	149	
Σ gesamt	6527	1688	1590	3823	3600	4611	5822	5942	3242	767	33	1743		39388

Alter / Jahr	relative Häufigkeit (bezogen auf Alter)											
	0—1	2—9	10—	20—	30—	40—	50—	60—	70—	80—	90—	X
1841 —69												
1870—							0,02					
1880—						0,07		0,03				
1890—								0,07	0,03	0,26		
1900—					0,03	0,04	0,09	0,07	0,03			
1910—					0,03	0,13	0,12	0,20		0,13		0,11
1920—						0,04	0,10	0,08	0,06	0,13		
1930—						0,07	0,05	0,05				
1940—				0,03	0,03	0,04	0,03	0,03	0,19			
1950—						0,02	0,14	0,08	0,12	0,26		
1960—					0,03	0,04	0,09	0,15	0,22	0,13		
1970—72						0,02	0,02	0,07	0,06	0,13		

Alter / Jahr	relative Häufigkeit (bezogen auf Jahr)											
	0—1	2—9	10—	20—	30—	40—	50—	60—	70—	80—	90—	X
1841 —69												
1870 —							0,13					
1880—						0,27		0,18				
1890—								0,30	0,08	0,15		
1900—					0,04	0,09	0,22	0,18	0,04			
1910—					0,02	0,12	0,16	0,28		0,02		0,05
1920—						0,05	0,15	0,13	0,05	0,03		
1930—						0,07	0,07	0,07				
1940—				0,01	0,01	0,03	0,06	0,03	0,09			
1950—						0,02	0,13	0,08	0,07	0,03		
1960—					0,02	0,03	0,08	0,15	0,11	0,02		
1970—72						0,04	0,04	0,18	0,09	0,04		

MUNDHÖHLENKARZINOM
weiblich

Alter / Jahr	absolute Häufigkeit												Σ Diagnose	Σ gesamt
	0—1	2—9	10—	20—	30—	40—	50—	60—	70—	80—	90—	X		
1841 — 69													—	303
1870—													—	364
1880—													—	706
1890—								1					1	910
1900—									1				1	1746
1910—							1	1					2	2880
1920—								1	1				2	3002
1930—								1					1	2807
1940—													—	3998
1950—				1			2	1					4	4125
1960—					1		1						2	4011
1970—72					1								1	1654
Σ Diagn.	—	—	—	1	2	—	4	5	2	—	—	—	14	
Σ gesamt	5135	1361	1051	2241	2462	2954	3521	3570	2388	668	65	1090		26506

Alter / Jahr	relative Häufigkeit (bezogen auf Alter)											
	0—1	2—9	10—	20—	30—	40—	50—	60—	70—	80—	90—	X
1841 —69												
1870—												
1880—												
1890—								0,03				
1900—									0,04			
1910—							0,03	0,03				
1920—								0,03	0,04			
1930—								0,03				
1940—												
1950—				0,04			0,06	0,03				
1960—					0,04		0,03					
1970—72					0,04							

Alter / Jahr	relative Häufigkeit (bezogen auf Jahr)											
	0—1	2—9	10—	20—	30—	40—	50—	60—	70—	80—	90—	X
1841 —69												
1870—												
1880—												
1890—								0,11				
1900—									0,06			
1910—							0,03	0,03				
1920—								0,03	0,03			
1930—								0,04				
1940—												
1950—				0,02			0,05	0,02				
1960—					0,02		0,02					
1970 —72					0,06							

männlich

Alter / Jahr	altersgewichtete Häufigkeit											
	0—1	2—9	10—	20—	30—	40—	50—	60—	70—	80—	90—	X
1841 —69												
1870 —							13,6					
1880—						10,8		46,2				
1890—								52,4	23,6	72,2		
1900—					1,40	5,00	14,0	29,6	19,0			
1910—					0,88	7,00	15,4	62,4		8,80		0,22
1920—						3,20	9,60	20,0	13,6	6,70		
1930—						5,10	4,80	10,5				
1940—				0,25	0,61	2,00	6,00	5,20	22,2			
1950—						1,10	6,48	10,0	8,40	4,60		
1960—					1,40	2,90	4,65	12,6	12,6	1,70		
1970 —72						3,30	3,30	13,2	6,60	3,30		

weiblich

Alter / Jahr	altersgewichtete Häufigkeit											
	0—1	2—9	10—	20—	30—	40—	50—	60—	70—	80—	90—	X
1841 —69												
1870 —												
1880—												
1890—								11,1				
1900—									19,1			
1910—							2,00	4,40				
1920—								3,60	7,20			
1930—								3,10				
1940—												
1950—				0,88			1,86	1,80				
1960—					1,40		1,20					
1970 —72					3,30							

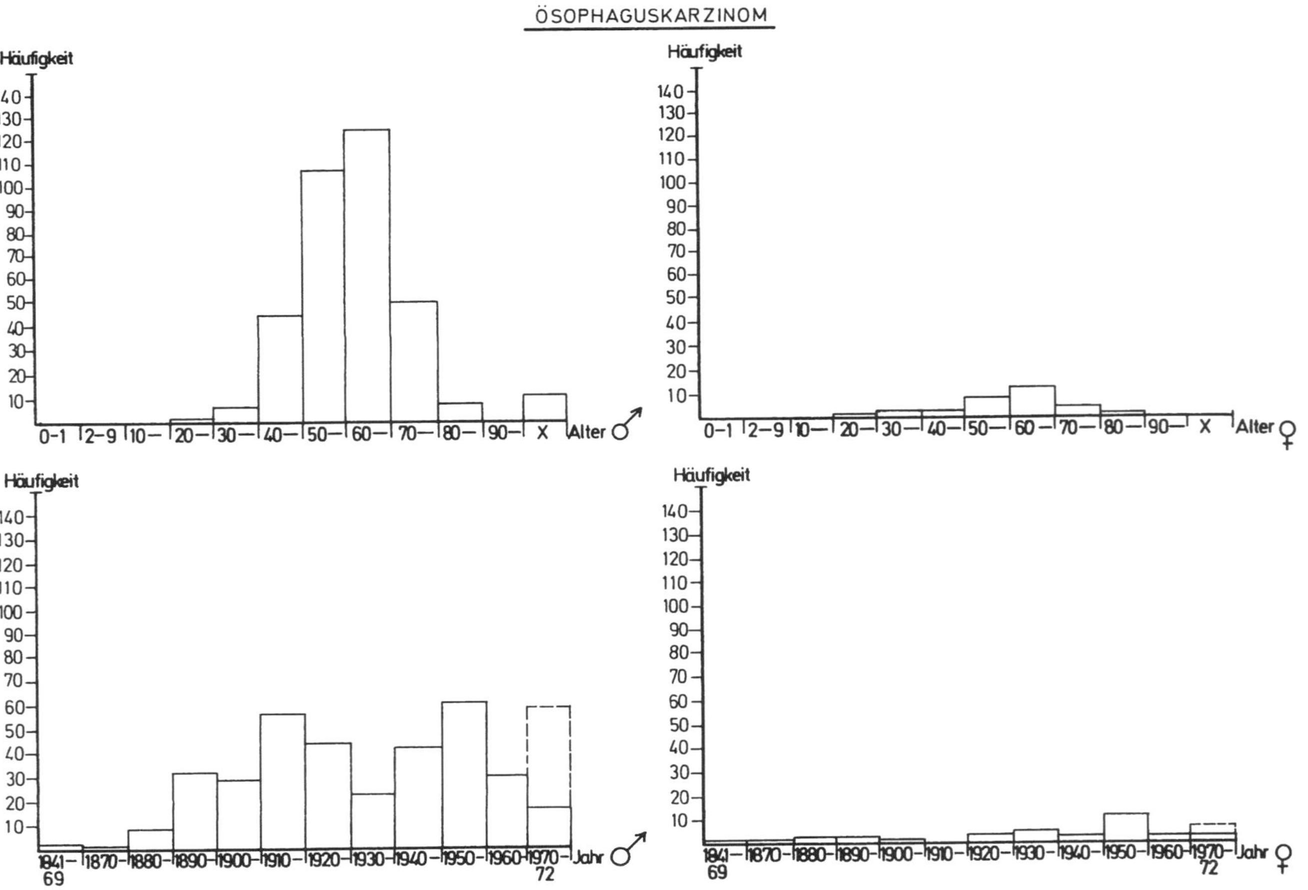
ÖSOPHAGUSKARZINOM
Häufigkeit
140 130 120 110 100 90 80 70 60 50 40 30 20 10
0-1 2-9 10— 20— 30— 40— 50— 60— 70— 80— 90— X Alter ♂
Häufigkeit
140 130 120 110 100 90 80 70 60 50 40 30 20 10
0-1 2-9 10— 20— 30— 40— 50— 60— 70— 80— 90— X Alter ♀
Häufigkeit
140 130 120 110 100 90 80 70 60 50 40 30 20 10
1941— 1870— 1880— 1890— 1900— 1910— 1920— 1930— 1940— 1950— 1960— 1970— Jahr ♂
69 72
Häufigkeit
140 130 120 110 100 90 80 70 60 50 40 30 20 10
1941— 1870— 1880— 1890— 1900— 1910— 1920— 1930— 1940— 1950— 1960— 1970— Jahr ♀
69 72

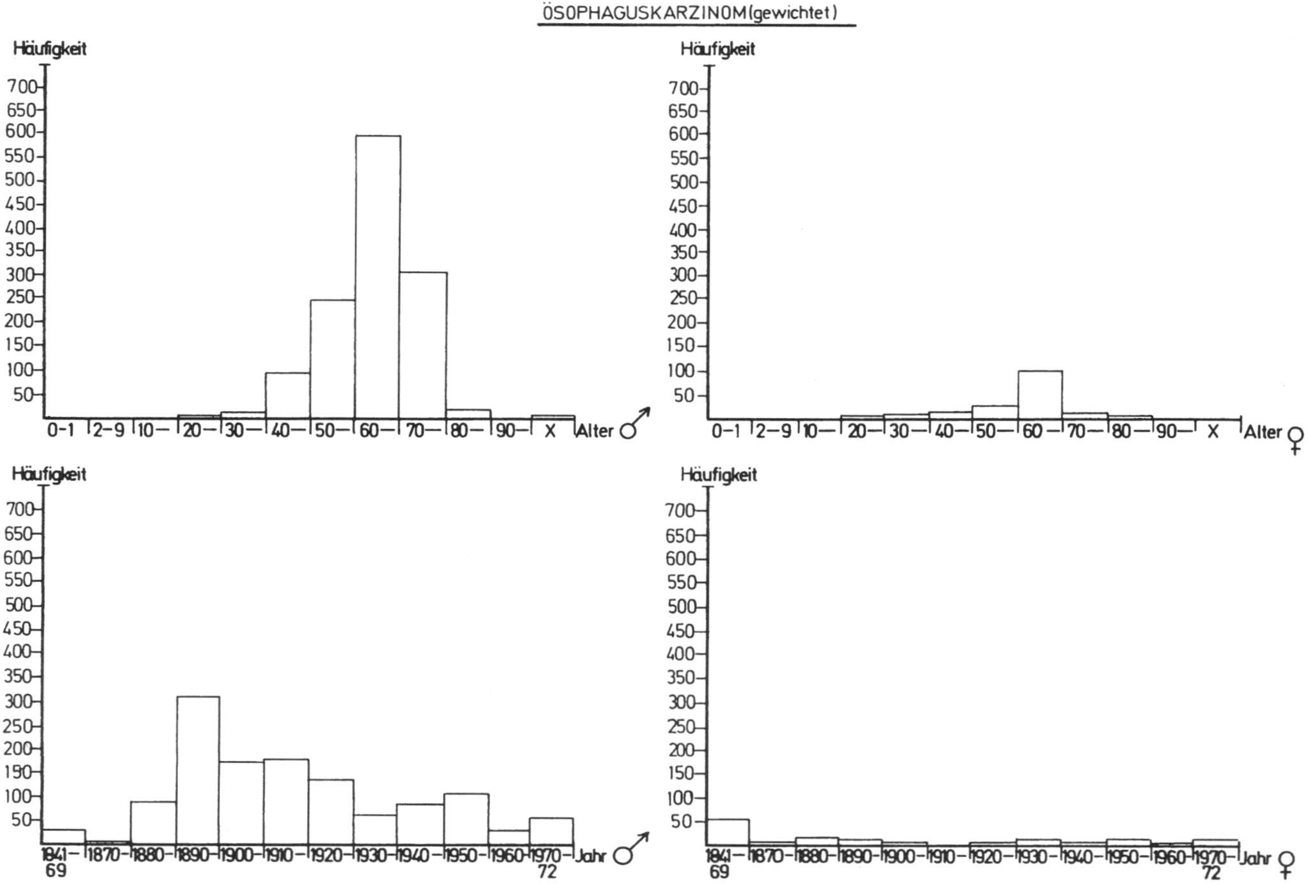

ÖSOPHAGUSKARZINOM(gewichtet)
Häufigkeit
Alter ♂
Häufigkeit
Alter ♀
Häufigkeit
Jahr ♂
Häufigkeit
Jahr ♀

ÖSOPHAGUSKARZINOM
männlich

Alter \ Jahr	absolute Häufigkeit												Σ Diagnose	Σ gesamt
	0—1	2—9	10—	20—	30—	40—	50—	60—	70—	80—	90—	X		
1841 —69						1	1						2	483
1870 —												1	1	779
1880 —						3	4	2					9	1095
1890 —					2	5	10	12	4				33	1329
1900 —					1	3	12	10	3			1	30	2229
1910 —					1	15	21	15	4			2	58	4249
1920 —						6	13	20	4			1	44	3974
1930 —							7	12	3			1	23	4087
1940 —						1	7	9	15	6		5	43	6761
1950 —						1	4	16	20	15	6		62	6007
1960 —				1	1		11	9	8	1			31	6145
1970 —72						1	3	9	4	1			18	2250
Σ Diagn.	—	—	—	1	7	45	107	124	51	8	—	11	354	
Σ gesamt	6527	1688	1590	3823	3600	4611	5822	5942	3242	767	33	1743		39388

Alter \ Jahr	relative Häufigkeit (bezogen auf Alter)											
	0—1	2—9	10—	20—	30—	40—	50—	60—	70—	80—	90—	X
1841 —69						0,02	0,02					
1870 —												0,06
1880 —						0,07	0,07	0,03				
1890 —					0,06	0,11	0,17	0,20	0,12			
1900 —					0,03	0,07	0,21	0,17	0,09			0,06
1910 —					0,03	0,33	0,36	0,25	0,12			0,11
1920 —						0,13	0,22	0,34	0,12			0,06
1930 —							0,12	0,20	0,09			0,06
1940 —						0,03	0,15	0,15	0,25	0,19		0,29
1950 —						0,03	0,09	0,27	0,34	0,46	0,78	
1960 —				0,03	0,03		0,19	0,15	0,25	0,13		
1970 —72						0,02	0,05	0,15	0,12	0,13		

Alter \ Jahr	relative Häufigkeit (bezogen auf Jahr)											
	0—1	2—9	10—	20—	30—	40—	50—	60—	70—	80—	90—	X
1841 —69						0,21	0,21					
1870 —												0,13
1880 —						0,27	0,37	0,18				
1890 —					0,15	0,38	0,75	0,90	0,30			
1900 —					0,04	0,13	0,54	0,45	0,13			0,04
1910 —					0,02	0,35	0,49	0,35	0,09			0,05
1920 —						0,15	0,33	0,50	0,10			0,03
1930 —							0,17	0,29	0,07			0,02
1940 —					0,01	0,10	0,13	0,22	0,09			0,07
1950 —					0,02	0,07	0,27	0,33	0,25	0,10		
1960 —				0,02	0,02		0,18	0,15	0,13	0,02		
1970 —72						0,04	0,13	0,40	0,18	0,04		

ÖSOPHAGUSKARZINOM
weiblich

Alter / Jahr	absolute Häufigkeit 0—1	2—9	10—	20—	30—	40—	50—	60—	70—	80—	90—	X	Σ Diagnose	Σ gesamt
1841—69								1					1	303
1870—				1									1	364
1880—							2						2	706
1890—							1	1					2	910
1900—					1								1	1746
1910—													—	2880
1920—						1		2					3	3002
1930—						1		3					4	2807
1940—								2					2	3998
1950—					1		5	3	3				12	4125
1960—								1	1				2	4011
1970—72									1	1			2	1654
Σ Diagn.	—	—	—	1	2	2	8	13	5	1	—	—	32	
Σ gesamt	5135	1361	1051	2241	2462	2954	3521	3570	2388	668	65	1090		26506

Alter / Jahr	relative Häufigkeit (bezogen auf Alter) 0—1	2—9	10—	20—	30—	40—	50—	60—	70—	80—	90—	X
1841—69								0,03				
1870—				0,04								
1880—							0,06					
1890—							0,03	0,03				
1900—					0,04							
1910—												
1920—						0,03		0,06				
1930—						0,03		0,08				
1940—								0,06				
1950—					0,04		0,14	0,08	0,13			
1960—								0,03	0,04			
1970—72									0,04	0,15		

Alter / Jahr	relative Häufigkeit (bezogen auf Jahr) 0—1	2—9	10—	20—	30—	40—	50—	60—	70—	80—	90—	X
1841—69								0,33				
1870—				0,27								
1880—							0,28					
1890—							0,11	0,11				
1900—					0,06							
1910—												
1920—						0,03		0,07				
1930—						0,04		0,11				
1940—								0,05				
1950—					0,02		0,12	0,07	0,07			
1960—								0,02	0,02			
1970—72									0,06	0,06		

männlich

Alter / Jahr	altersgewichtete Häufigkeit											
	0—1	2—9	10—	20—	30—	40—	50—	60—	70—	80—	90—	X
1841—69						11,2	19,1					
1870—												0,12
1880—						10,8	27,6	46,2				
1890—					6,40	17,5	45,0	157,2	94,4			
1900—					1,40	7,50	33,6	74,0	57,0			0,29
1910—					0,88	21,0	46,2	78,0	320			0,22
1920—						9,60	20,8	80,0	27,2			0,13
1930—							11,2	42,0	15,9			0,09
1940—					0,61	7,00	13,5	39,0	22,2			0,15
1950—					1,40	4,40	12,96	40,0	31,5	13,8		
1960—			0,89	1,40			10,23	12,6	12,4	1,70		
1970—72						3,30	9,90	29,7	13,2	3,30		

weiblich

Alter / Jahr	altersgewichtete Häufigkeit											
	0—1	2—9	10—	20—	30—	40—	50—	60—	70—	80—	90—	X
1841—69								54,9				
1870—				1,30								
1880—							16,8					
1890—							4,70	11,1				
1900—					0,94							
1910—												
1920—						1,20		7,20				
1930—						1,30		9,30				
1940—								5,40				
1950—					0,95		4,65	5,20	8,40			
1960—								1,50	1,90			
1970—72									3,30	3,30		

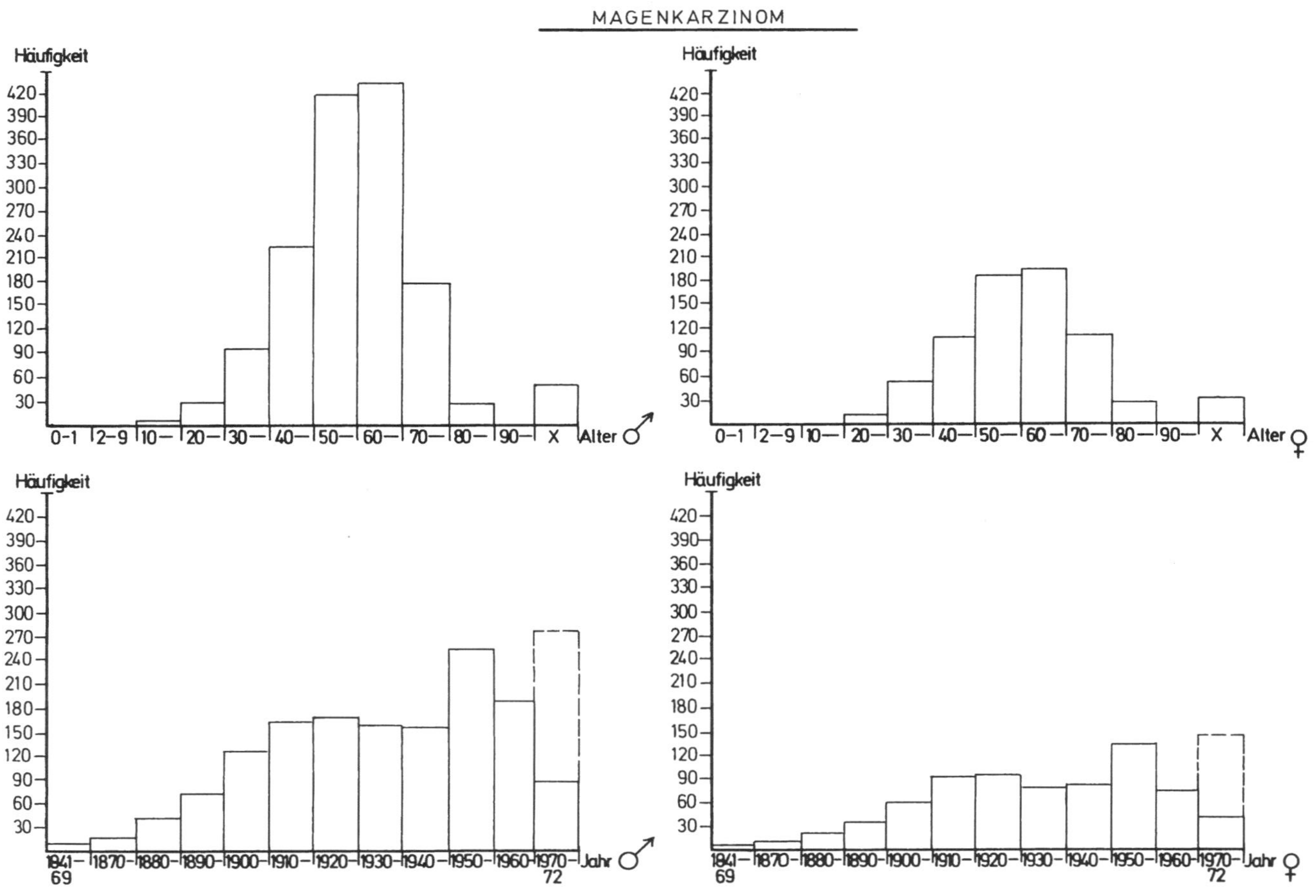

MAGENKARZINOM
Häufigkeit
Häufigkeit
Häufigkeit
Häufigkeit
0-1 2-9 10— 20— 30— 40— 50— 60— 70— 80— 90— X Alter
0-1 2-9 10— 20— 30— 40— 50— 60 — 70— 80— 90— X Alter
1841-69 1870— 1880— 1890— 1900— 1910— 1920— 1930— 1940— 1950— 1960— 1970-72 Jahr
1841-69 1870— 1880— 1890— 1900— 1910— 1920— 1930— 1940— 1950— 1960— 1970-72 Jahr

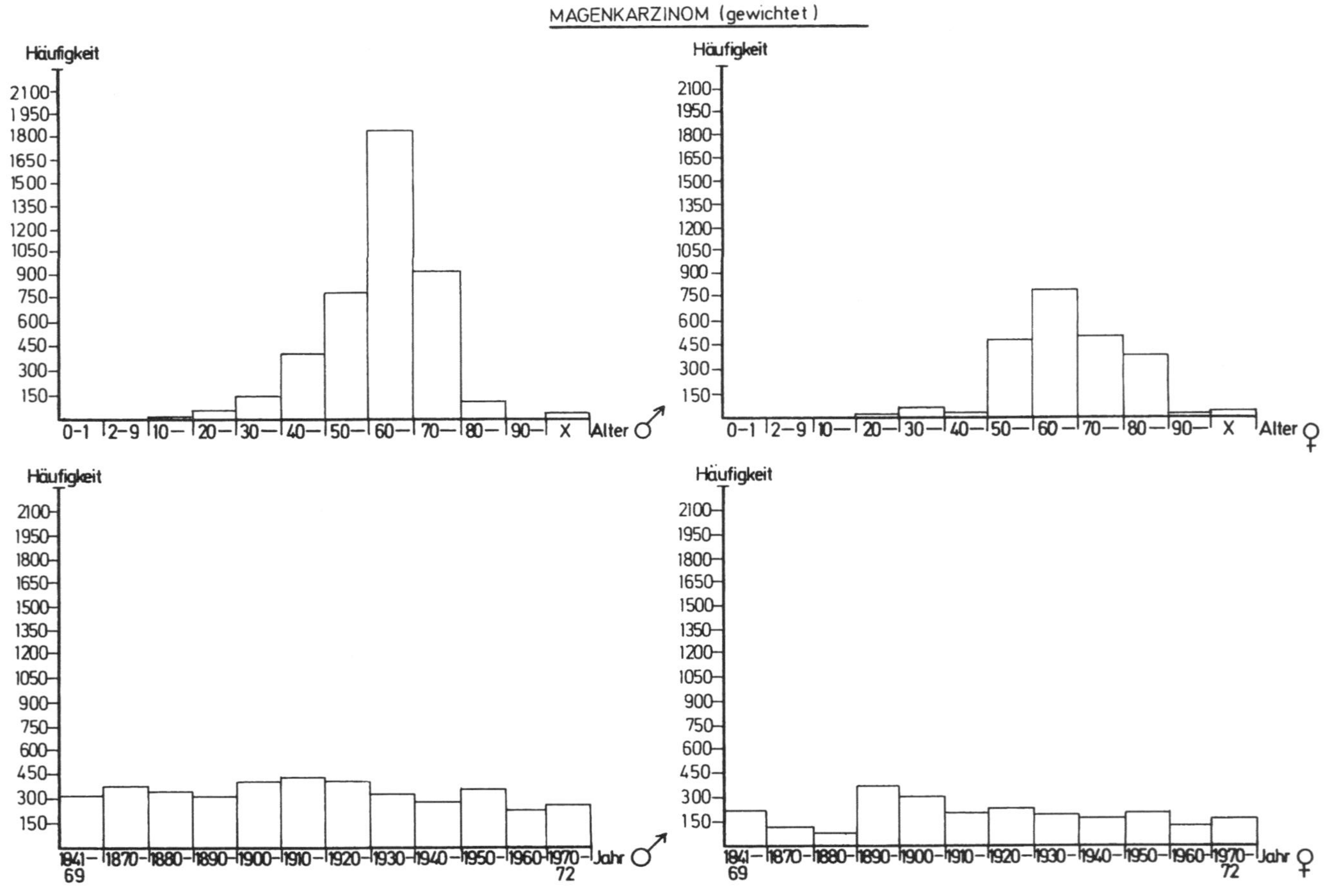

MAGENKARZINOM (gewichtet)

MAGENKARZINOM

männlich

Alter \ Jahr	absolute Häufigkeit												Σ Diagnose	Σ gesamt
	0—1	2—9	10—	20—	30—	40—	50—	60—	70—	80—	90—	X		
1841—69						1	3	1	1			1	7	483
1870—				1		3	3	4	2				13	779
1880—				1	4	15	11	6	1	1		2	41	1095
1890—				2	12	24	20	10	2			2	72	1329
1900—			1	5	17	24	49	29				3	128	2229
1910—				5	15	35	52	39	9	2		9	166	4249
1920—				2	11	22	56	54	12	2		11	170	3974
1930—			2	3	11	23	54	45	12	2		6	158	4087
1940—				3	10	28	36	45	21	2		11	156	6761
1950—				1	7	31	71	87	43	9		5	254	6007
1960—				1	4	11	45	72	53	5			191	6145
1970—72				1	4	6	13	37	21	3		1	86	2250
Σ Diagn.	—	—	3	25	95	223	413	429	177	26	—	51	1442	
Σ gesamt	6527	1688	1590	3823	3600	4611	5822	5942	3242	767	33	1743		39388

Alter \ Jahr	relative Häufigkeit (bezogen auf Alter)											
	0—1	2—9	10—	20—	30—	40—	50—	60—	70—	80—	90—	X
1841—69						0,02	0,05	0,02	0,03			0,06
1870—				0,03		0,07	0,05	0,07	0,06			
1880—				0,03	0,11	0,33	0,19	0,10	0,03	0,13		0,11
1890—				0,05	0,33	0,52	0,34	0,17	0,06			0,11
1900—			0,06	0,13	0,47	0,52	0,84	0,49				0,17
1910—				0,13	0,42	0,76	0,89	0,66	0,28	0,26		0,52
1920—				0,05	0,31	0,48	0,96	0,91	0,37	0,26		0,63
1930—			0,13	0,08	0,31	0,50	0,93	0,76	0,37	0,26		0,34
1940—				0,08	0,28	0,61	0,62	0,76	0,65	0,26		0,63
1950—				0,03	0,19	0,67	1,22	1,46	1,33	1,17		0,29
1960—				0,03	0,11	0,24	0,77	1,21	1,63	0,65		
1970—72				0,03	0,11	0,13	0,22	0,62	0,65	0,39		0,06

Alter \ Jahr	relative Häufigkeit (bezogen auf Jahr)											
	0—1	2—9	10—	20—	30—	40—	50—	60—	70—	80—	90—	X
1841—69						0,21	0,62	0,21	0,21			0,21
1870—				0,13		0,39	0,39	0,51	0,26			
1880—				0,09	0,37	1,37	1,00	0,55	0,09	0,09		0,18
1890—				0,15	0,90	1,81	1,51	0,75	0,15			0,15
1900—			0,04	0,22	0,76	1,08	2,20	1,30				0,13
1910—				0,12	0,35	0,82	1,22	0,92	0,21	0,05		0,21
1920—				0,05	0,28	0,55	1,41	1,36	0,30	0,05		0,28
1930—			0,05	0,07	0,27	0,56	1,32	1,10	0,29	0,05		0,15
1940—				0,03	0,15	0,41	0,53	0,67	0,31	0,03		0,16
1950—				0,02	0,12	0,52	1,18	1,45	0,72	0,15		0,08
1960—				0,02	0,07	0,18	0,73	1,17	0,86	0,08		
1970—72				0,04	0,18	0,27	0,58	1,64	0,93	0,13		0,04

MAGENKARZINOM
weiblich

Alter \ Jahr	absolute Häufigkeit												Σ Diagnose	Σ gesamt
	0—1	2—9	10—	20—	30—	40—	50—	60—	70—	80—	90—	X		
1841—69						1	3	2					6	303
1870—					1	3	2	1				1	8	364
1880—					4	9	6					3	22	706
1890—				1	4	3	13	13	1	1			36	910
1900—					8	17	12	14	3	2		4	60	1746
1910—					13	17	23	28	7			4	92	2880
1920—				3	4	17	31	20	10	5	1	4	95	3002
1930—				2	3	11	21	24	9	3		5	78	2807
1940—					6	10	24	24	9	3		7	83	3998
1950—				3	8	13	34	38	27	6		6	135	4125
1960—				4	2	6	16	20	21	5		1	75	4011
1970—72					1	3	2	10	24	3			43	1654
Σ Diagn.	—	—	—	13	54	110	187	194	111	28	1	35	733	
Σ gesamt	5135	1361	1051	2241	2462	2954	3521	3570	2388	668	65	1090		26506

Alter \ Jahr	relative Häufigkeit (bezogen auf Alter)											
	0—1	2—9	10—	20—	30—	40—	50—	60—	70—	80—	90—	X
1841—69						0,03	0,09	0,06				
1870—					0,04	0,10	0,06	0,03				0,09
1880—					0,16	0,30	0,17					0,28
1890—				0,04	0,16	0,10	0,37	0,36	0,04	0,15		
1900—					0,32	0,58	0,34	0,39	0,13	0,30		0,37
1910—					0,53	0,58	0,65	0,78	0,29			0,37
1920—				0,13	0,16	0,58	0,88	0,56	0,42	0,75	1,54	0,37
1930—				0,09	0,12	0,37	0,60	0,67	0,38	0,45		0,46
1940—					0,24	0,34	0,68	0,67	0,38	0,45		0,64
1950—				0,13	0,32	0,44	0,97	1,06	1,13	0,90		0,55
1960—				0,18	0,08	0,20	0,45	0,56	0,88	0,75		0,09
1970—72					0,04	0,10	0,06	0,28	1,01	0,45		

Alter \ Jahr	relative Häufigkeit (bezogen auf Jahr)											
	0—1	2—9	10—	20—	30—	40—	50—	60—	70—	80—	90—	X
1841—69						0,33	0,99	0,66				
1870—					0,27	0,82	0,55	0,27				0,27
1880—					0,56	1,27	0,85					0,42
1890—				0,11	0,44	0,33	1,43	1,43	0,11	0,11		
1900—					0,46	0,97	0,69	0,80	0,17	0,11		0,23
1910—					0,45	0,59	0,80	0,97	0,24			0,14
1920—				0,10	0,13	0,57	1,03	0,67	0,33	0,17	0,03	0,13
1930—				0,07	0,11	0,39	0,75	0,86	0,32	0,11		0,18
1940—					0,15	0,25	0,60	0,60	0,23	0,08		0,18
1950—				0,07	0,19	0,32	0,82	0,92	0,65	0,15		0,15
1960—				0,10	0,05	0,15	0,40	0,50	0,52	0,12		0,02
1970—72					0,06	0,18	0,12	0,60	1,45	0,18		

männlich

Jahr \ Alter	altersgewichtete Häufigkeit											
	0—1	2—9	10—	20—	30—	40—	50—	60—	70—	80—	90—	X
1841—69						11,20	57,30	67,80	182,8			0,28
1870—				1,20		25,20	40,80	159,6	195,0			
1880—				1,30	8,40	54,00	75,90	138,6	52,30	41,00		0,94
1890—				1,82	38,40	84,00	90,00	131,0	47,30			1,18
1900—			0,93	3,70	23,80	60,00	137,2	214,6				0,87
1910—				1,50	13,20	49,00	114,4	202,8	72,00	17,60		0,99
1920—				1,08	15,40	35,20	896,0	216,0	81,60	13,40		1,43
1930—			1,80	1,80	12,10	39,10	864,0	157,5	63,60	13,60		0,54
1940—				0,75	6,10	280,0	54,00	117,0	77,70	14,20		0,33
1950—				0,91	9,80	34,10	57,51	174,0	90,30	20,70		1,20
1960—				0,89	5,60	15,95	41,85	100,8	95,40	8,50		
1970—72				3,30	13,20	19,80	42,90	122,1	69,30	9,90		3,30

weiblich

Jahr \ Alter	altersgewichtete Häufigkeit											
	0—1	2—9	10—	20—	30—	40—	50—	60—	70—	80—	90—	X
1841—69						9,50	114,6	109,8				
1870—					4,00	23,10	40,60	60,70				0,44
1880—					8,00	27,90	50,40					3,30
1890—				0,72	8,00	7,50	61,10	144,3	48,80	137,5		
1900—					7,52	30,60	34,80	82,60	57,30	91,60		1,32
1910—					8,45	22,10	46,00	123,2	67,90			0,72
1920—				1,11	3,40	20,40	49,60	72,00	72,00	50,00	6,10	0,68
1930—				0,86	2,43	14,30	33,60	74,40	64,80	29,40		1,10
1940—					4,98	9,80	34,32	64,80	59,40	37,50		2,80
1950—				2,64	7,60	12,22	31,62	68,40	75,60	36,00		1,80
1960—				3,64	2,80	7,20	19,20	30,00	39,90	13,00		3,30
1970—72					3,30	9,90	6,60	33,00	79,20	9,90		

DUODENALKARZINOM

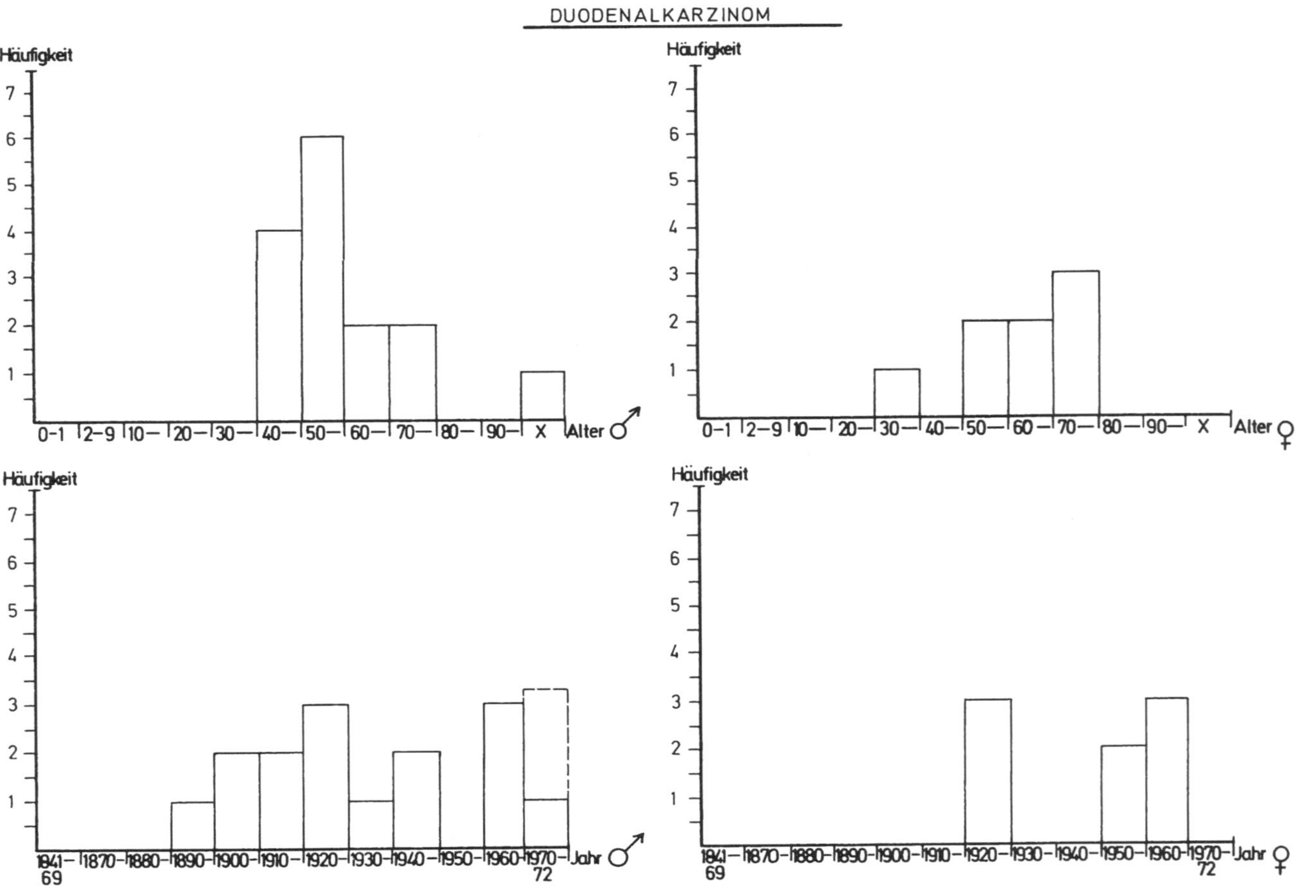

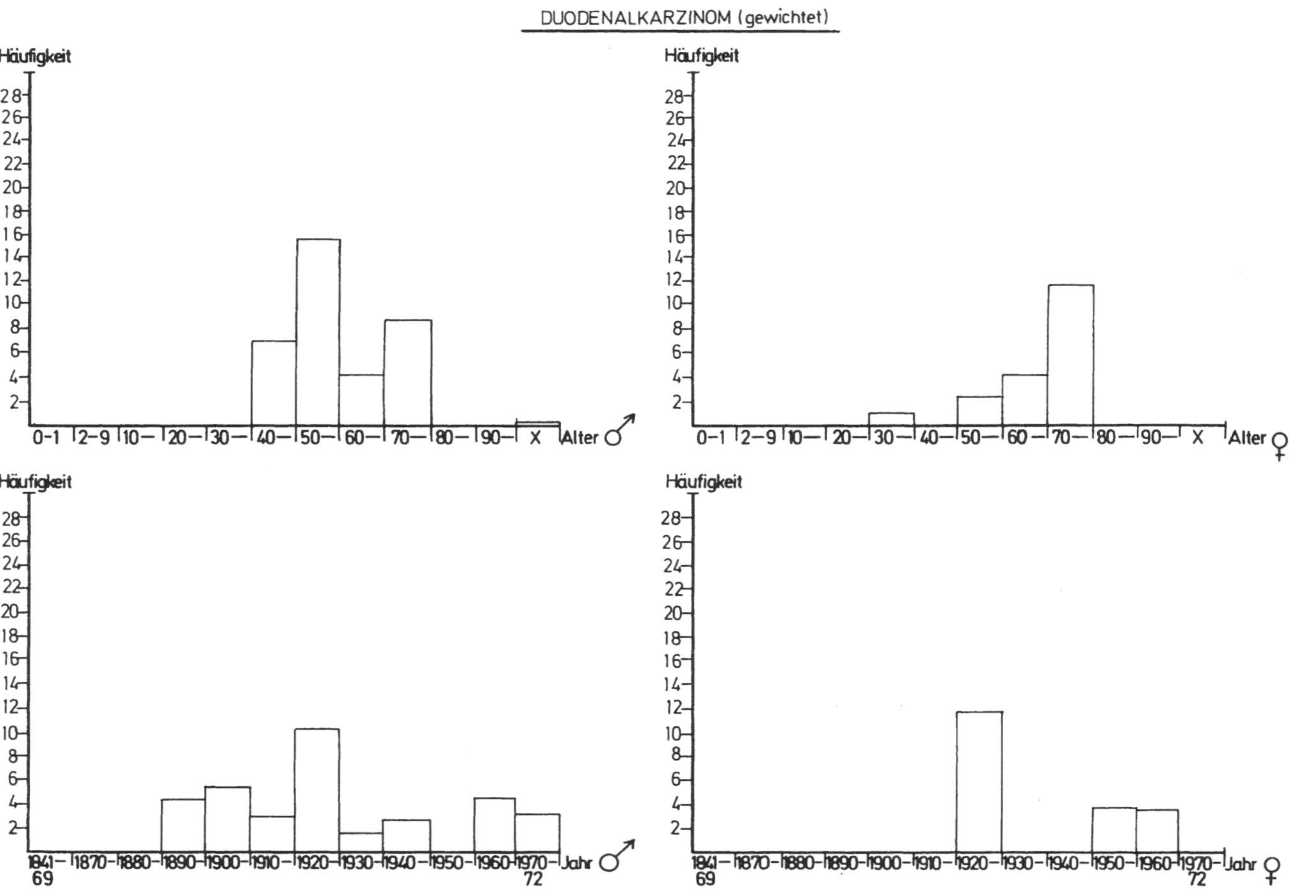

DUODENALKARZINOM (gewichtet)
Häufigkeit
Häufigkeit
0-1 2-9 10- 20- 30- 40- 50- 60- 70- 80- 90- X Alter ♂
0-1 2-9 10- 20- 30- 40- 50- 60- 70- 80- 90- X Alter ♀
Häufigkeit
Häufigkeit
1841-69 1870- 1880- 1890- 1900- 1910- 1920- 1930- 1940- 1950- 1960- 1970-72 Jahr ♂
1841-69 1870- 1880- 1890- 1900- 1910- 1920- 1930- 1940- 1950- 1960- 1970-72 Jahr ♀

DUODENALKARZINOM
männlich

Alter \ Jahr	absolute Häufigkeit												Σ Diagnose	Σ gesamt
	0—1	2—9	10—	20—	30—	40—	50—	60—	70—	80—	90—	X		
1841 —69													—	483
1870 —													—	779
1880 —													—	1095
1890—							1						1	1329
1900—						1	1						2	2229
1910—						2							2	4249
1920—							2	1					3	3974
1930—							1						1	4087
1940—								1				1	2	6761
1950—													—	6007
1960—						1		1	1				3	6145
1970—72							1						1	2250
Σ Diagn.	—	—	—	—	—	4	6	2	2	—	—	1	15	
Σ gesamt	6527	1688	1590	3823	3600	4611	5822	5942	3242	767	33	1743		39388

Alter \ Jahr	relative Häufigkeit (bezogen auf Alter)											
	0—1	2—9	10—	20—	30—	40—	50—	60—	70—	80—	90—	X
1841 —69												
1870—												
1880—												
1890—							0,02					
1900—						0,02	0,02					
1910—						0,04						
1920—							0,03		0,03			
1930—							0,02					
1940—								0,02				0,06
1950—												
1960—						0,02		0,02	0,03			
1970—72							0,02					

Alter \ Jahr	relative Häufigkeit (bezogen auf Jahr)											
	0—1	2—9	10—	20—	30—	40—	50—	60—	70—	80—	90—	X
1841 —69												
1870 —												
1880—												
1890—							0,08					
1900—						0,04	0,04					
1910—						0,05						
1920—							0,05		0,03			
1930—							0,02					
1940—								0,01				0,01
1950—												
1960—						0,02		0,02	0,02			
1970—72							0,04					

DUODENALKARZINOM
weiblich

Alter / Jahr	absolute Häufigkeit												Σ Diagnose	Σ gesamt
	0—1	2—9	10—	20—	30—	40—	50—	60—	70—	80—	90—	X		
1841—69													—	303
1870—													—	364
1880—													—	706
1890—													—	910
1900—													—	1746
1910—													—	2880
1920—					1			1	1				3	3002
1930—													—	2807
1940—													—	3998
1950—							1		1				2	4125
1960—							1	1	1				3	4011
1970—72													—	1654
Σ Diagn.	—	—	—	—	1	—	2	2	3	—	—	—	8	
Σ gesamt	5135	1361	1051	2241	2462	2954	3521	3570	2388	668	65	1090		26506

Alter / Jahr	relative Häufigkeit (bezogen auf Alter)											
	0—1	2—9	10—	20—	30—	40—	50—	60—	70—	80—	90—	X
1841—69												
1870—												
1880—												
1890—												
1900—												
1910—												
1920—					0,04			0,03	0,04			
1930—												
1940—												
1950—							0,03		0,04			
1960—							0,03	0,03	0,04			
1970—72												

Alter / Jahr	relative Häufigkeit (bezogen auf Jahr)											
	0—1	2—9	10—	20—	30—	40—	50—	60—	70—	80—	90—	X
1841—69												
1870—												
1880—												
1890—												
1900—												
1910—												
1920—					0,03			0,03	0,03			
1930—												
1940—												
1950—							0,02		0,02			
1960—							0,02	0,02	0,02			
1970—72												

männlich

Alter\Jahr	altersgewichtete Häufigkeit											
	0—1	2—9	10—	20—	30—	40—	50—	60—	70—	80—	90—	X
1841—69												
1870—												
1880—												
1890—							4,50					
1900—						2,50	2,80					
1910—						2,80						
1920—							3,20		6,80			
1930—							1,60					
1940—								2,60				0,03
1950—												
1960—						1,45		1,40	1,80			
1970—72							3,30					

weiblich

Alter\Jahr	altersgewichtete Häufigkeit											
	0—1	2—9	10—	20—	30—	40—	50—	60—	70—	80—	90—	X
1841—69												
1870—												
1880—												
1890—												
1900—												
1910—												
1920—					0,85			3,60	7,20			
1930—												
1940—												
1950—							0,93		2,80			
1960—							1,20	1,50	1,90			
1970—72												

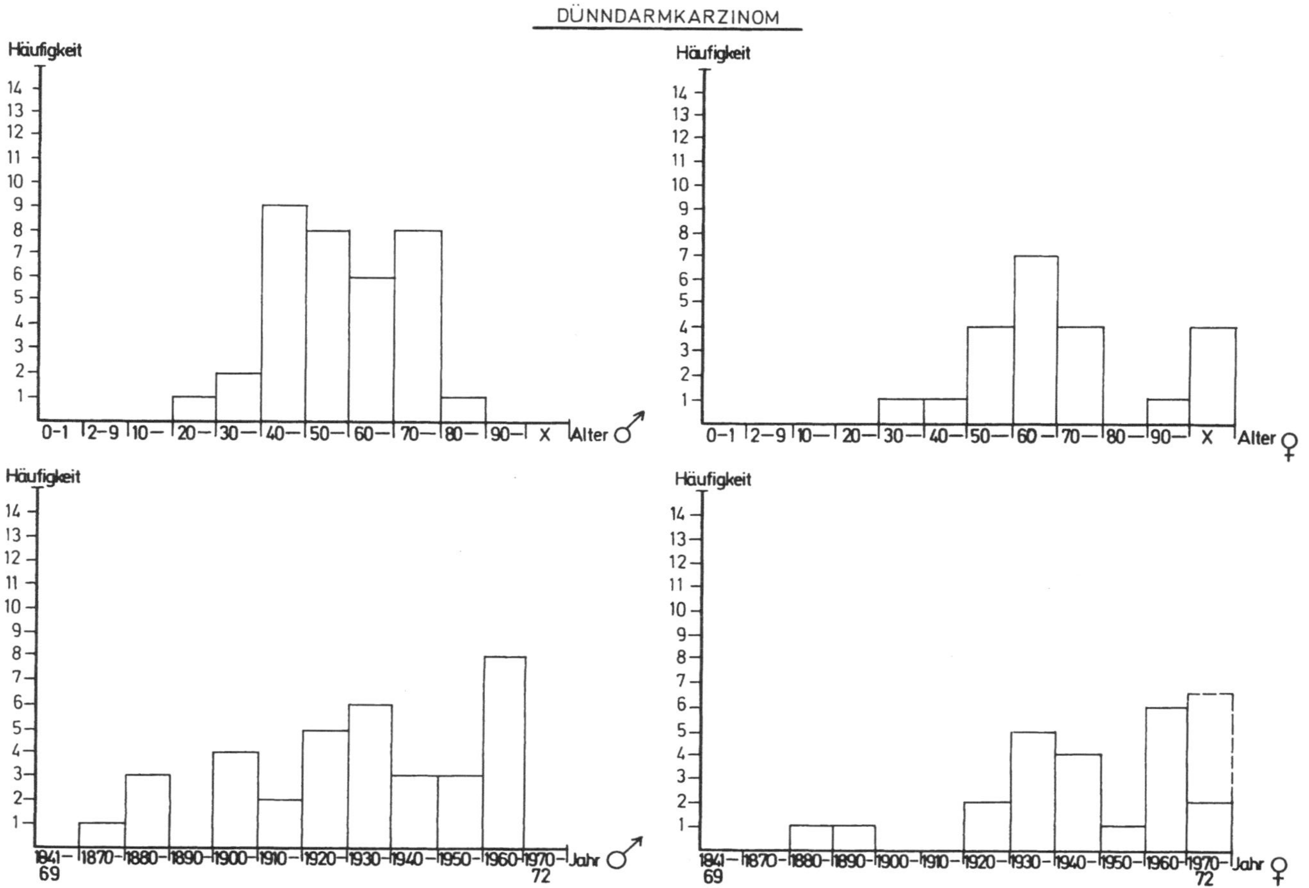

DÜNNDARMKARZINOM
Häufigkeit
Alter ♂
Häufigkeit
Alter ♀
Häufigkeit
1841—69   1870—   1880—   1890—   1900—   1910—   1920—   1930—   1940—   1950—   1960—   1970—72   Jahr ♂
Häufigkeit
1841—69   1870—   1880—   1890—   1900—   1910—   1920—   1930—   1940—   1950—   1960—   1970—72   Jahr ♀

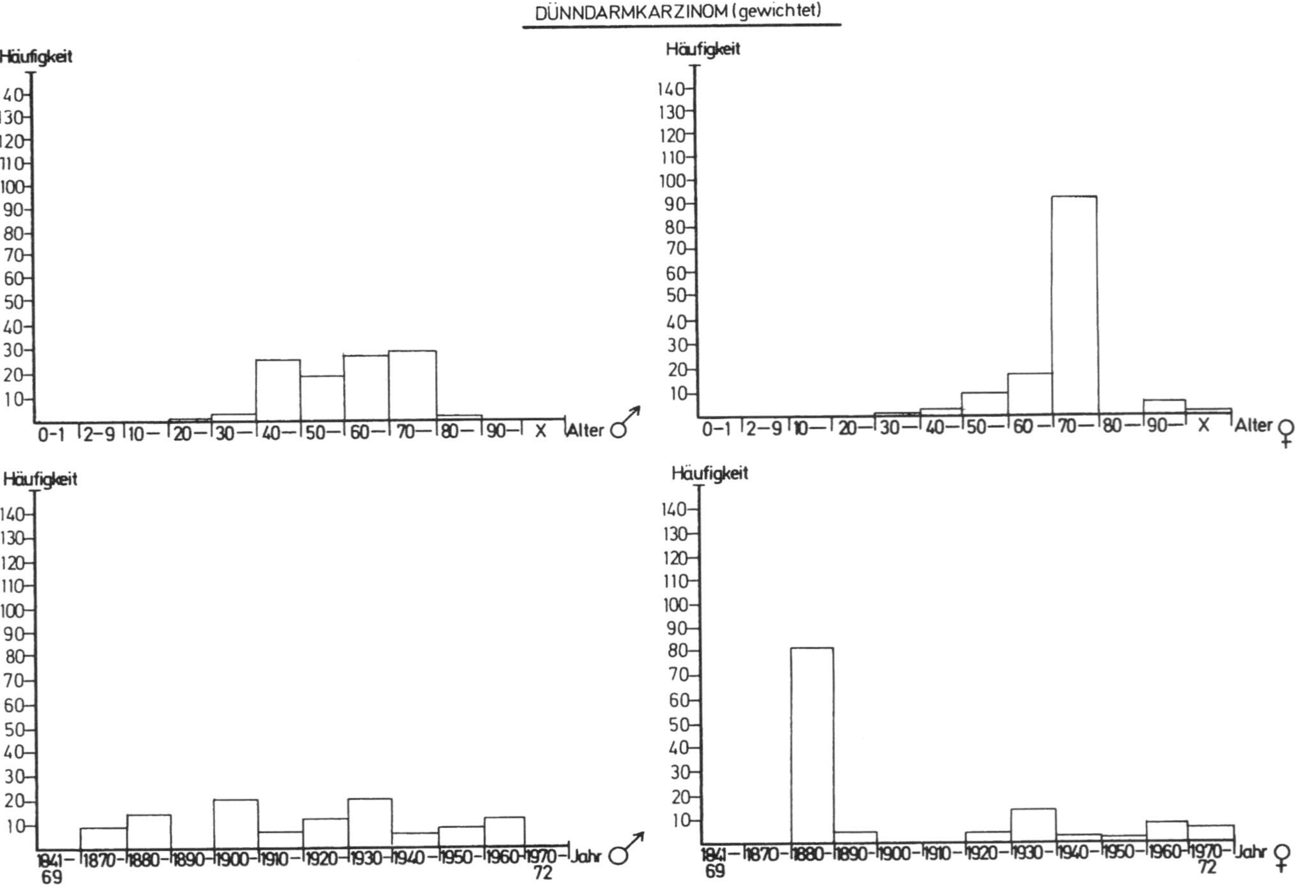
DÜNNDARMKARZINOM (gewichtet)
Häufigkeit
Alter ♂
Häufigkeit
Alter ♀
Häufigkeit
Jahr ♂
Häufigkeit
Jahr ♀

DÜNNDARMKARZINOM
männlich

Alter / Jahr	absolute Häufigkeit												Σ Diagnose	Σ gesamt
	0—1	2—9	10—	20—	30—	40—	50—	60—	70—	80—	90—	X		
1841—69													—	483
1870—						1							1	779
1880—						2	1						3	1095
1890—													—	1329
1900—						1	1	2					4	2229
1910—							1	1					2	4249
1920—				1	1	2			1				5	3974
1930—						1	2	1	2				6	4087
1940—					1		1		1				3	6761
1950—									1	2			3	6007
1960—						2	2	1	2	1			8	6145
1970—72													—	2250
Σ Diagn.	—	—	—	1	2	9	8	6	8	1	—	—	35	
Σ gesamt	6527	1688	1590	3823	3600	4611	5822	5942	3242	767	33	1743		39388

Alter / Jahr	relative Häufigkeit (bezogen auf Alter)											
	0—1	2—9	10—	20—	30—	40—	50—	60—	70—	80—	90—	X
1841—69												
1870—						0,02						
1880—						0,04	0,02					
1890—												
1900—						0,02	0,02	0,03				
1910—						0,02	0,02					
1920—				0,03	0,03	0,04		0,03				
1930—						0,02	0,03	0,02	0,06			
1940—					0,03		0,02		0,03			
1950—								0,02	0,06	0,13		
1960—						0,04	0,03	0,02	0,06			
1970—72												

Alter / Jahr	relative Häufigkeit (bezogen auf Jahr)											
	0—1	2—9	10—	20—	30—	40—	50—	60—	70—	80—	90—	X
1841—69												
1870—						0,13						
1880—						0,18	0,09					
1890—												
1900—						0,04	0,04	0,09				
1910—							0,02	0,02				
1920—				0,03	0,03	0,05		0,03				
1930—						0,02	0,05	0,02	0,05			
1940—					0,01		0,01		0,01			
1950—							0,02	0,03				
1960—						0,03	0,03	0,02	0,03	0,02		
1970—72												

DÜNNDARMKARZINOM
weiblich

Alter / Jahr	absolute Häufigkeit												Σ Diagnose	Σ gesamt
	0—1	2—9	10—	20—	30—	40—	50—	60—	70—	80—	90—	X		
1841—69													—	303
1870—													—	364
1880—									1				1	706
1890—							1						1	910
1900—													—	1746
1910—													—	2880
1920—					1		1						2	3002
1930—								3			1	1	5	2807
1940—								1				3	4	3998
1950—									1				1	4125
1960—							2	3	1				6	4011
1970—72						1			1				2	1654
Σ Diagn.	—	—	—	—	1	1	4	7	4	—	1	4	22	
Σ gesamt	5135	1361	1051	2241	2462	2954	3521	3570	2388	668	65	1090		26506

Alter / Jahr	relative Häufigkeit (bezogen auf Alter)											
	0—1	2—9	10—	20—	30—	40—	50—	60—	70—	80—	90—	X
1841—69												
1870—												
1880—									0,04			
1890—							0,03					
1900—												
1910—												
1920—					0,04		0,03					
1930—								0,08			1,54	0,09
1940—								0,03				0,28
1950—									0,04			
1960—							0,06	0,08	0,04			
1970—72						0,03			0,04			

Alter / Jahr	relative Häufigkeit (bezogen auf Jahr)											
	0—1	2—9	10—	20—	30—	40—	50—	60—	70—	80—	90—	X
1841—69												
1870—												
1880—									0,14			
1890—							0,11					
1900—												
1910—												
1920—					0,03		0,03					
1930—								0,11			0,04	0,04
1940—								0,03				0,08
1950—									0,02			
1960—							0,05	0,07	0,02			
1970—72						0,06			0,06			

männlich

Jahr \ Alter	0—1	2—9	10—	20—	30—	40—	50—	60—	70—	80—	90—	X
	altersgewichtete Häufigkeit											
1841 —69												
1870—						8,40						
1880—						7,20	6,90					
1890—												
1900—						2,50	2,80	1,48				
1910—							2,20	5,20				
1920—				0,54	1,40	3,20			6,80			
1930—						1,70	3,20	3,50	1,06			
1940—					0,61		1,50		3,70			
1950—								2,00	4,20			
1960—						2,90	1,86	1,40	3,60	1,70		
1970 —72												

weiblich

Jahr \ Alter	0—1	2—9	10—	20—	30—	40—	50—	60—	70—	80—	90—	X
	altersgewichtete Häufigkeit											
1841 —69												
1870 —												
1880—									82,3			
1890—							4,70					
1900—												
1910—												
1920—					0,85		1,60					
1930—								9,30			4,30	0,22
1940—								2,70				1,20
1950—									2,80			
1960—							2,40	4,50	1,90			
1970 —72						3,30			3,30			

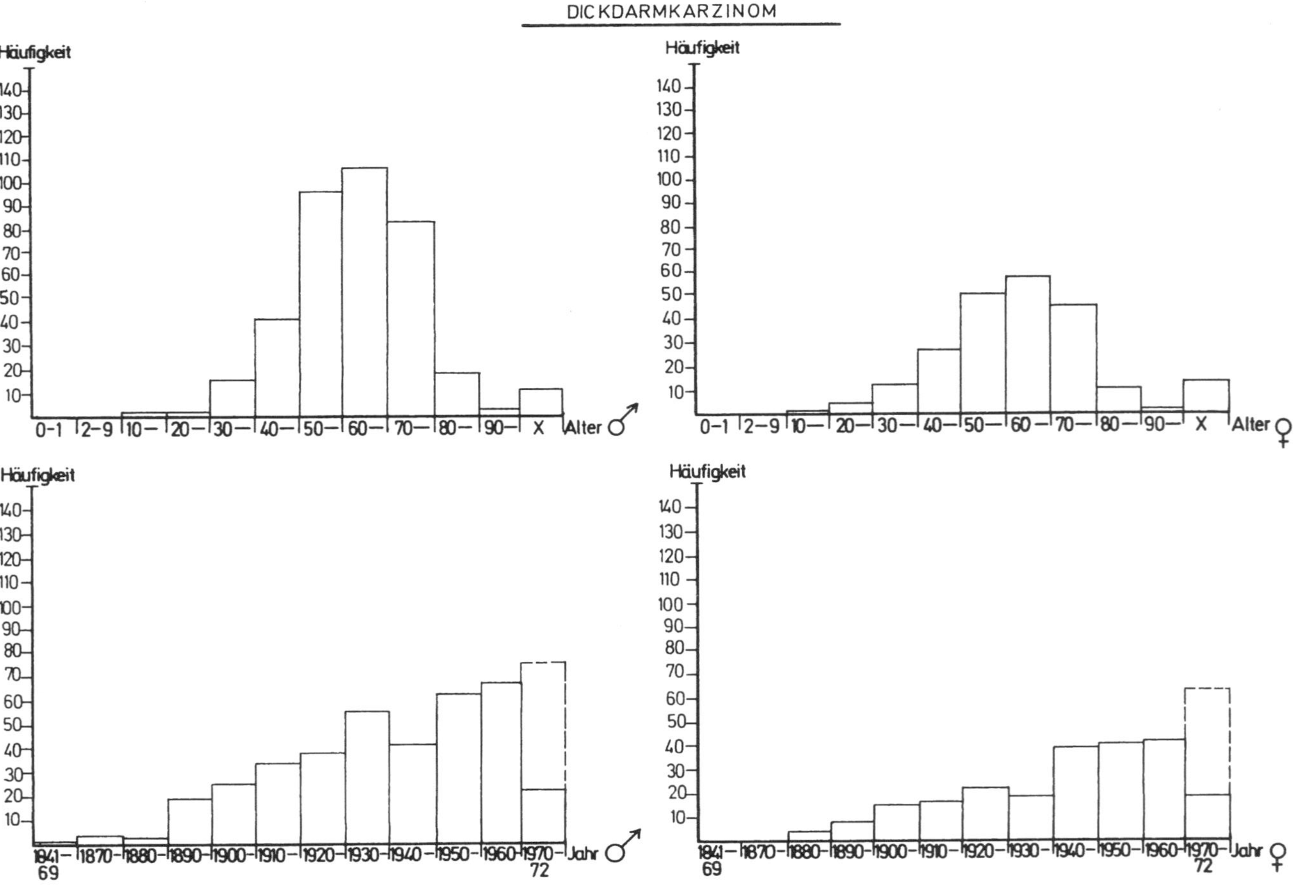

DICKDARMKARZINOM
Häufigkeit
140 130 120 110 100 90 80 70 60 50 40 30 20 10
0-1 2-9 10- 20- 30- 40- 50- 60- 70- 80- 90- X Alter ♂
Häufigkeit
140 130 120 110 100 90 80 70 60 50 40 30 20 10
0-1 2-9 10- 20- 30- 40- 50- 60- 70- 80- 90- X Alter ♀
Häufigkeit
140 130 120 110 100 90 80 70 60 50 40 30 20 10
1841-69 1870- 1880- 1890- 1900- 1910- 1920- 1930- 1940- 1950- 1960- 1970-72 Jahr ♂
Häufigkeit
140 130 120 110 100 90 80 70 60 50 40 30 20 10
1841-69 1870- 1880- 1890- 1900- 1910- 1920- 1930- 1940- 1950- 1960- 1970-72 Jahr ♀

DICKDARMKARZINOM (gewichtet)
Häufigkeit
490 455 420 385 350 315 280 245 210 175 140 105 70 35
0-1 2-9 10- 20- 30- 40- 50- 60- 70- 80- 90- X Alter ♂
Häufigkeit
490 455 420 385 350 315 280 245 210 175 140 105 70 35
0-1 2-9 10- 20- 30- 40- 50- 60- 70- 80- 90- X Alter ♀
Häufigkeit
490 455 420 385 350 315 280 245 210 175 140 105 70 35
1941- 1870- 1880- 1890- 1900- 1910- 1920- 1930- 1940- 1950- 1960- 1970- Jahr ♂
69 72
Häufigkeit
490 455 420 385 350 315 280 245 210 175 140 105 70 35
1941- 1870- 1880- 1890- 1900- 1910- 1920- 1930- 1940- 1950- 1960- 1970- Jahr ♀
69 72

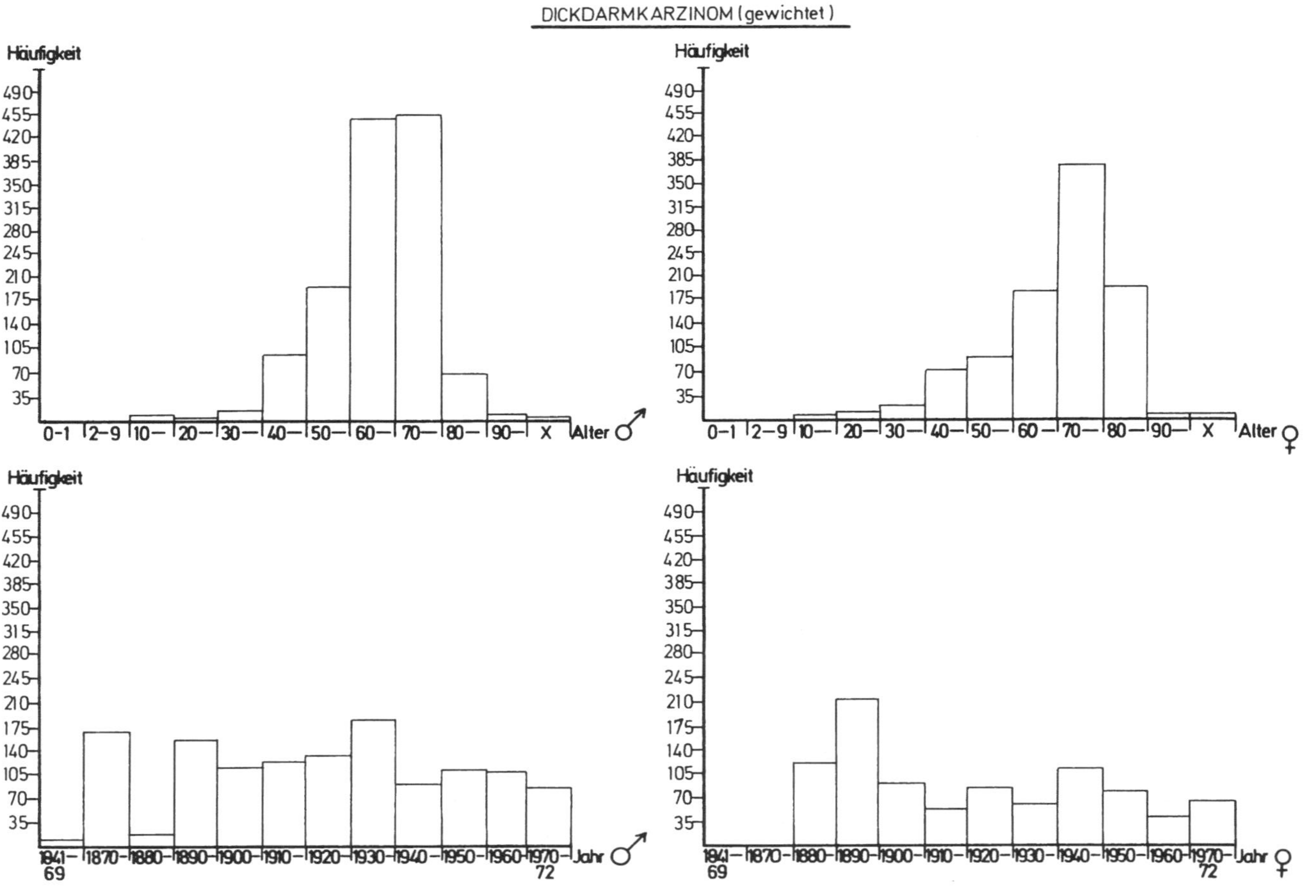

101

DICKDARMKARZINOM
männlich

Alter / Jahr	absolute Häufigkeit 0—1	2—9	10—	20—	30—	40—	50—	60—	70—	80—	90—	X	Σ Diagnose	Σ gesamt
1841—69			1										1	483
1870—						1	1	1	1				4	779
1880—					1	2							3	1095
1890—			1	1	1	6	5	4	2				20	1329
1900—					1	5	11	9					26	2229
1910—					3	6	10	7	6			2	34	4249
1920—					2	2	15	12	3	4		1	39	3974
1930—					2	6	12	20	13	1		2	56	4087
1940—				1	3	2	12	10	10			4	42	6761
1950—					2	5	14	12	24	4		3	64	6007
1960—					1	4	13	23	17	8	2		68	6145
1970—72						2	3	8	7	2	1		23	2250
Σ Diagn.		2	2	16	41	96	106	83	19	3	12		380	
Σ gesamt	6527	1688	1590	3823	3600	4611	5822	5942	3242	767	33	1743		39388

Alter / Jahr	relative Häufigkeit (bezogen auf Alter) 0—1	2—9	10—	20—	30—	40—	50—	60—	70—	80—	90—	X
1841—69			0,06									
1870—						0,02	0,02	0,02	0,03			
1880—					0,03	0,04						
1890—			0,06	0,03	0,03	0,13	0,09	0,07	0,06			
1900—					0,03	0,11	0,19	0,15				
1910—					0,08	0,13	0,17	0,12	0,19			0,11
1920—					0,06	0,04	0,26	0,20	0,09	0,52		0,06
1930—					0,06	0,13	0,21	0,34	0,40	0,13		0,11
1940—				0,03	0,08	0,04	0,21	0,17	0,31			0,23
1950—					0,06	0,11	0,24	0,20	0,74	0,52		0,17
1960—					0,03	0,09	0,22	0,39	0,52	1,04	6,06	
1970—72						0,04	0,05	0,13	0,22	0,26	3,03	

Alter / Jahr	relative Häufigkeit (bezogen auf Jahr) 0—1	2—9	10—	20—	30—	40—	50—	60—	70—	80—	90—	X
1841—69			0,21									
1870—						0,13	0,13	0,13	0,13			
1880—					0,09	0,18						
1890—			0,08	0,08	0,08	0,45	0,38	0,30	0,15			
1900—					0,04	0,22	0,49	0,40				
1910—					0,07	0,14	0,24	0,16	0,14			0,05
1920—					0,05	0,05	0,38	0,30	0,08	0,10		0,03
1930—					0,05	0,15	0,29	0,49	0,32	0,02		0,05
1940—				0,01	0,04	0,03	0,18	0,15	0,15			0,06
1950—					0,03	0,08	0,23	0,20	0,40	0,07		0,05
1960—					0,02	0,07	0,21	0,37	0,28	0,13	0,03	
1970—72						0,09	0,13	0,36	0,31	0,09	0,04	

DICKDARMKARZINOM
weiblich

absolute Häufigkeit

Jahr	0—1	2—9	10—	20—	30—	40—	50—	60—	70—	80—	90—	X	Σ Diagnose	Σ gesamt
1841 — 69														303
1870—														364
1880—					1		1	1	1				4	706
1890—						4	2		1	1			8	910
1900—					1	4	3	5	2			1	16	1746
1910—			1		1	3	2	6	2			2	17	2880
1920—				1	1	3	5	7	5	1			23	3002
1930—					2		5	4	3	1	1	3	19	2807
1940—				2		5	6	11	9			7	40	3998
1950—				1	2	3	13	10	10	2			41	4125
1960—				1	4	5	13	12	6	1			42	4011
1970—72					1	1	1	2	7	5	1	1	19	1654
Σ Diagn.		1	5	13	28	51	58	46	11	2	14		229	
Σ gesamt	5135	1361	1051	2241	2462	2954	3521	3570	2388	668	65	1090		26506

relative Häufigkeit (bezogen auf Alter)

Jahr	0—1	2—9	10—	20—	30—	40—	50—	60—	70—	80—	90—	X
1841 —69												
1870—												
1880—					0,04		0,03	0,03	0,04			
1890—						0,14	0,06		0,04	0,15		
1900—					0,04	0,14	0,09	0,14	0,08			0,09
1910—			0,10		0,04	0,10	0,06	0,17	0,08			0,18
1920—				0,04	0,04	0,10	0,14	0,20	0,21	0,15		
1930—					0,08		0,14	0,11	0,13	0,15	1,54	0,28
1940—				0,09		0,17	0,17	0,31	0,38			0,64
1950—				0,04	0,08	0,10	0,37	0,28	0,42	0,30		
1960—				0,04	0,16	0,17	0,37	0,34	0,25	0,15		
1970—72					0,04	0,03	0,03	0,06	0,29	0,75	1,54	0,09

relative Häufigkeit (bezogen auf Jahr)

Jahr	0—1	2—9	10—	20—	30—	40—	50—	60—	70—	80—	90—	X
1841 —69												
1870—												
1880—					0,14		0,14	0,14	0,14			
1890—						0,44	0,22		0,11	0,11		
1900—					0,06	0,23	0,17	0,29	0,11			0,06
1910—			0,03		0,03	0,10	0,07	0,21	0,07			0,07
1920—				0,03	0,03	0,10	0,17	0,23	0,17	0,03		
1930—					0,07		0,18	0,14	0,11	0,04	0,04	0,11
1940—				0,05		0,13	0,15	0,28	0,23			0,18
1950—				0,02	0,05	0,07	0,32	0,24	0,24	0,05		
1960—				0,02	0,10	0,12	0,32	0,30	0,15	0,02		
1970 —72					0,06	0,06	0,06	0,12	0,42	0,30	0,06	0,06

männlich

Jahr \ Alter	0—1	2—9	10—	20—	30—	40—	50—	60—	70—	80—	90—	X
			altersgewichtete Häufigkeit									
1841—69			4,50									
1870—						8,40	13,6	39,9	97,5			
1880—					2,10	7,20						
1890—			1,60	0,91	3,20	21,0	22,5	52,4	47,2			
1900—					1,40	12,5	30,8	66,6				
1910—					2,64	8,40	22,0	36,4	48,0			0,22
1920—					2,80	3,20	24,0	48,0	20,4	26,8		0,13
1930—					2,20	10,20	19,2	70,0	68,9	6,80		0,18
1940—				0,25	1,83	2,00	18,0	26,0	37,0			0,12
1950—					2,80	5,50	11,34	24,0	50,4	9,20		0,72
1960—					1,40	5,80	12,09	32,2	30,6	13,6	3,80	
1970—72						6,60	9,90	26,4	23,1	6,60	3,30	

weiblich

Jahr \ Alter	0—1	2—9	10—	20—	30—	40—	50—	60—	70—	80—	90—	X
			altersgewichtete Häufigkeit									
1841—69												
1870—												
1880—					2,00		8,40	21,8	82,3			
1890—						10,0	9,40		48,8	137,5		
1900—					0,94	7,20	8,70	29,5	38,2			0,33
1910—			0,46		0,65	3,90	4,00	26,4	19,4			0,36
1920—				0,37	0,85	3,60	8,00	25,2	36,0	10,0		
1930—					1,62		8,00	12,4	21,6	9,80	4,30	0,66
1940—				0,94		4,95	8,58	29,7	59,4			2,80
1950—				0,88	1,90	28,2	12,09	18,0	28,0	12,0		
1960—				0,91	5,60	6,00	15,6	9,00	1,90	2,60		
1970—72					3,30	3,30	3,30	6,60	23,1	16,5	3,30	3,30

REKTUMKARZINOM

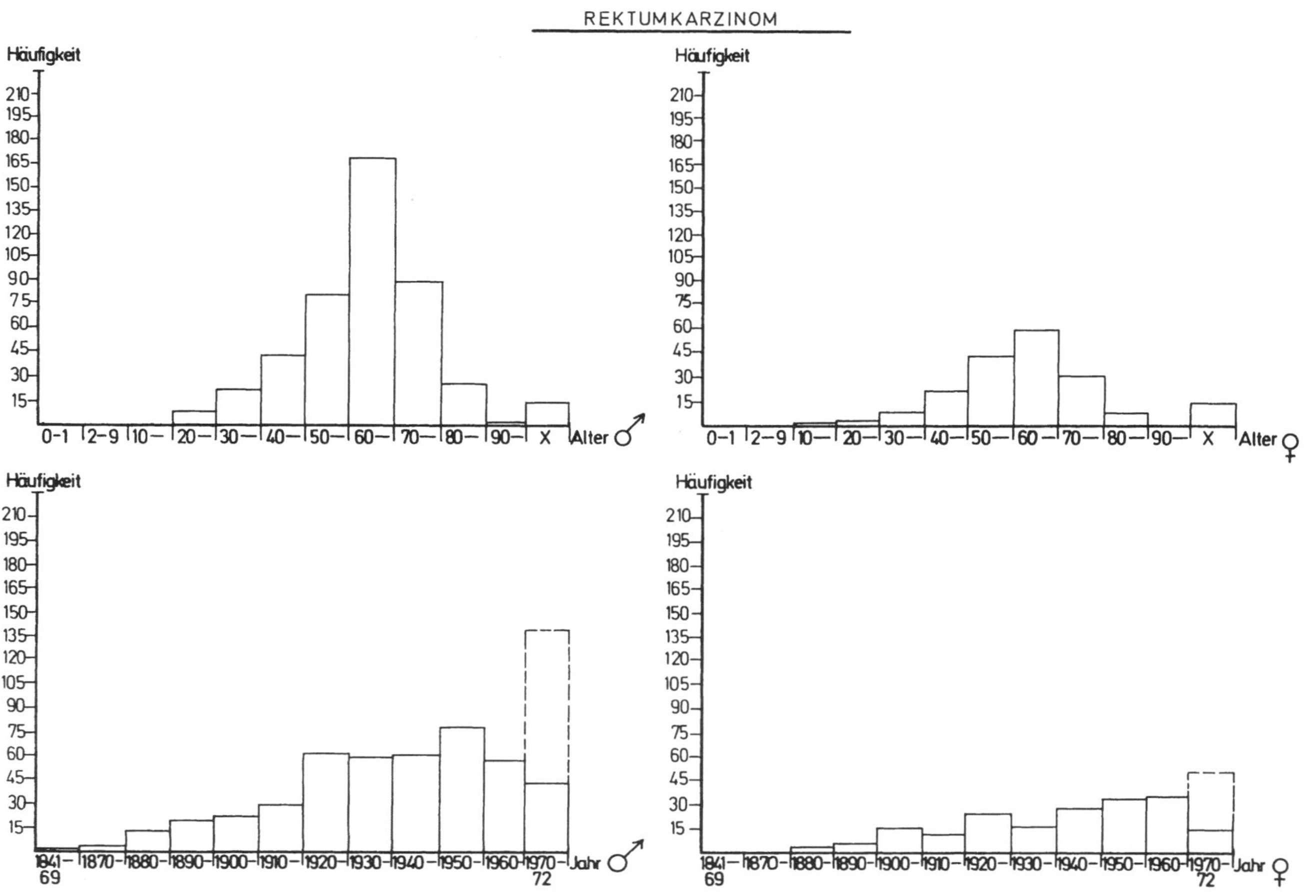

REKTUMKARZINOM (gewichtet)

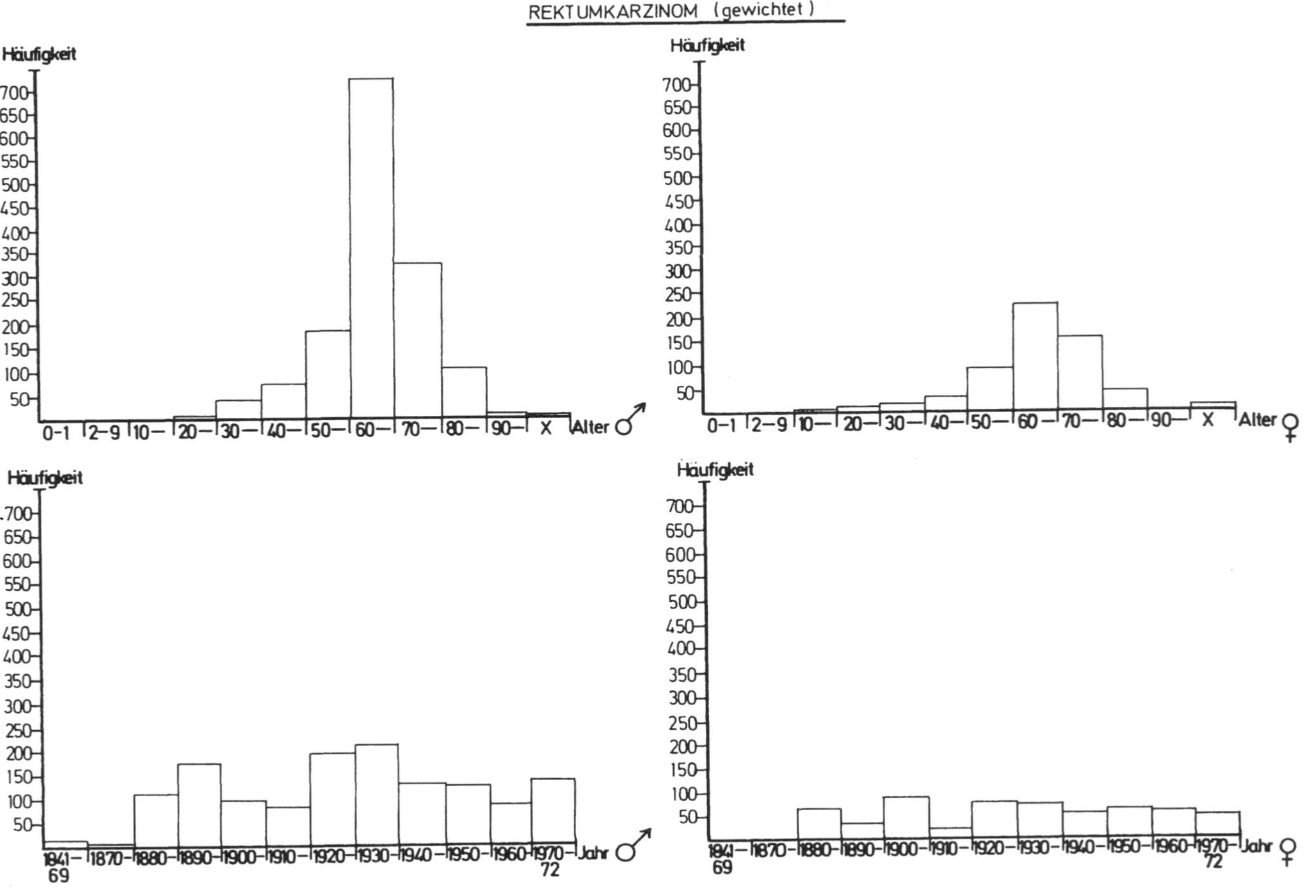

männlich

Alter / Jahr	absolute Häufigkeit												Σ Diagnose	Σ gesamt
	0—1	2—9	10—	20—	30—	40—	50—	60—	70—	80—	90—	X		
1841—69							1						1	483
1870—				1	1							1	3	779
1880—				1	1	5	3	3					13	1095
1890—				1	1	1	6	11				1	21	1329
1900—				2	2	3	7	9					23	2229
1910—					4	8	4	7	6	1			30	4249
1920—					3	8	15	27	3	4		3	63	3974
1930—				1	1	1	9	31	14	2		1	60	4087
1940—				2	3	6	9	19	16	1		5	61	6761
1950—				1	5	6	13	30	17	4		4	80	6007
1960—						4	11	18	19	7			59	6145
1970—72					1	1	4	14	15	7	1		43	2250
Σ Diagn.	−	−	−	9	22	43	82	169	90	26	1	15	457	
Σ gesamt	6527	1688	1590	3823	3600	4611	5822	5942	3242	767	33	1743		39388

Alter / Jahr	relative Häufigkeit (bezogen auf Alter)											
	0—1	2—9	10—	20—	30—	40—	50—	60—	70—	80—	90—	X
1841—69							0,02					
1870—				0,03	0,03							0,06
1880—				0,03	0,03	0,11	0,05	0,05				
1890—				0,03	0,03	0,02	0,10	0,19				0,06
1900—				0,05	0,06	0,07	0,12	0,15				
1910—					0,11	0,17	0,07	0,12	0,19	0,13		
1920—					0,08	0,17	0,26	0,45	0,09	0,52		0,17
1930—				0,03	0,03	0,02	0,15	0,52	0,43	0,26		0,06
1940—				0,05	0,08	0,13	0,15	0,32	0,49	0,13		0,29
1950—				0,03	0,14	0,13	0,22	0,50	0,52	0,52		0,23
1960—						0,09	0,19	0,30	0,59	0,91		
1970—72					0,03	0,02	0,07	0,24	0,46	0,91	3,03	

Alter / Jahr	relative Häufigkeit (bezogen auf Jahr)											
	0—1	2—9	10—	20—	30—	40—	50—	60—	70—	80—	90—	X
1841—69							0,21					
1870—				0,13	0,13							0,13
1880—				0,09	0,09	0,46	0,27	0,27				
1890—				0,08	0,08	0,08	0,45	0,83				0,08
1900—				0,09	0,09	0,13	0,31	0,40				
1910—					0,09	0,19	0,09	0,16	0,14	0,02		
1920—					0,08	0,20	0,38	0,68	0,08	0,10		0,08
1930—				0,02	0,02	0,02	0,22	0,76	0,34	0,05		0,02
1940—				0,03	0,04	0,09	0,13	0,28	0,24	0,01		0,07
1950—				0,02	0,08	0,10	0,22	0,50	0,28	0,07		0,07
1960—							0,07	0,18	0,29	0,39	0,11	
1970—72					0,04	0,04	0,18	0,62	0,67	0,31	0,04	

REKTUMKARZINOM
weiblich

Jahr \ Alter	absolute Häufigkeit												Σ Diagnose	Σ gesamt
	0—1	2—9	10—	20—	30—	40—	50—	60—	70—	80—	90—	X		
1841 — 69													—	303
1870—													—	364
1880—								3				1	4	706
1890—						1	4	1					6	910
1900—			1	2	2	3	5	2				1	16	1746
1910—				1	3	4	3	1					12	2880
1920—			1		3	2	6	8	3	1		2	26	3002
1930—						2	3	4	6	1		1	17	2807
1940—				1		5	5	6	3			8	28	3998
1950—						4	10	11	6	1		2	34	4125
1960—						2	7	17	8	1			35	4011
1970—72					1		3	4	3	4			15	1654
Σ Diagn.	—	—	1	3	9	22	44	60	31	8	—	15	193	
Σ gesamt	5135	1361	1051	2241	2462	2954	3521	3570	2388	668	65	1090		26506

Jahr \ Alter	relative Häufigkeit (bezogen auf Alter)											
	0—1	2—9	10—	20—	30—	40—	50—	60—	70—	80—	90—	X
1841 —69												
1870—												
1880—								0,08				0,09
1890—						0,03	0,11	0,03				
1900—			0,04	0,08	0,07	0,09	0,14	0,04				0,09
1910—				0,04	0,12	0,14	0,09	0,03				
1920—			0,10		0,12	0,07	0,17	0,22	0,13	0,15		0,18
1930—						0,07	0,09	0,11	0,25	0,15		0,09
1940—				0,04		0,17	0,14	0,17	0,13			0,73
1950—						0,14	0,28	0,31	0,25	0,15		0,18
1960—						0,07	0,20	0,48	0,34	0,15		
1970—72					0,04		0,09	0,11	0,13	0,60		

Jahr \ Alter	relative Häufigkeit (bezogen auf Jahr)											
	0—1	2—9	10—	20—	30—	40—	50—	60—	70—	80—	90—	X
1841 —69												
1870—												
1880—								0,42				0,14
1890—						0,11	0,44	0,11				
1900—			0,06	0,11	0,11	0,17	0,29	0,11				0,06
1910—				0,03	0,10	0,14	0,10	0,03				
1920—			0,03		0,10	0,07	0,20	0,27	0,10	0,03		0,07
1930—						0,07	0,11	0,14	0,21	0,04		0,04
1940—				0,03		0,13	0,13	0,15	0,08			0,20
1950—						0,10	0,24	0,27	0,15	0,02		0,05
1960—						0,05	0,17	0,42	0,20	0,02		
1970—72					0,06		0,18	0,24	0,18	0,24		

männlich

Alter / Jahr	0–1	2–9	10–	20–	30–	40–	50–	60–	70–	80–	90–	X
				altersgewichtete	Häufigkeit							
1841 –69							19,1					
1870 –				1,20	3,70							0,12
1880–				1,30	2,10	18,0	20,7	69,3				
1890–				0,91	3,20	3,50	27,0	144,1				0,59
1900–				1,48	2,80	7,50	19,6	66,6				
1910–					3,52	11,2	8,80	36,4	48,0	8,80		
1920–					4,20	12,8	24,0	108,0	20,4	26,8		0,39
1930–				0,60	1,10	1,70	14,4	108,5	74,2	13,6		0,09
1940–				0,50	1,83	6,00	13,5	49,5	59,2	7,10		0,15
1950–				0,91	7,00	6,60	10,53	60,0	35,7	9,20		0,96
1960–						5,80	10,23	25,2	34,2	11,9		
1970 –72					3,30	3,30	13,2	46,2	49,5	23,1	3,30	

weiblich

Alter / Jahr	0–1	2–9	10–	20–	30–	40–	50–	60–	70–	80–	90–	X
				altersgewichtete	Häufigkeit							
1841 –69												
1870 –												
1880–								65,4				1,10
1890–						2,50	18,8	11,1				
1900–				0,41	1,88	3,60	8,70	29,5	38,2			0,33
1910–				0,34	1,95	5,20	6,00	4,40				
1920–			0,53		2,55	2,40	9,60	28,8	21,6	10,0		0,34
1930–						2,60	4,80	12,4	43,2	9,80		0,22
1940–				0,47		4,90	7,15	16,5	19,8			3,20
1950–						3,76	9,30	19,8	16,8	6,00		0,60
1960–						2,40	8,40	25,5	15,2	2,60		
1970 –72					3,30		9,90	13,2	9,90	13,2		

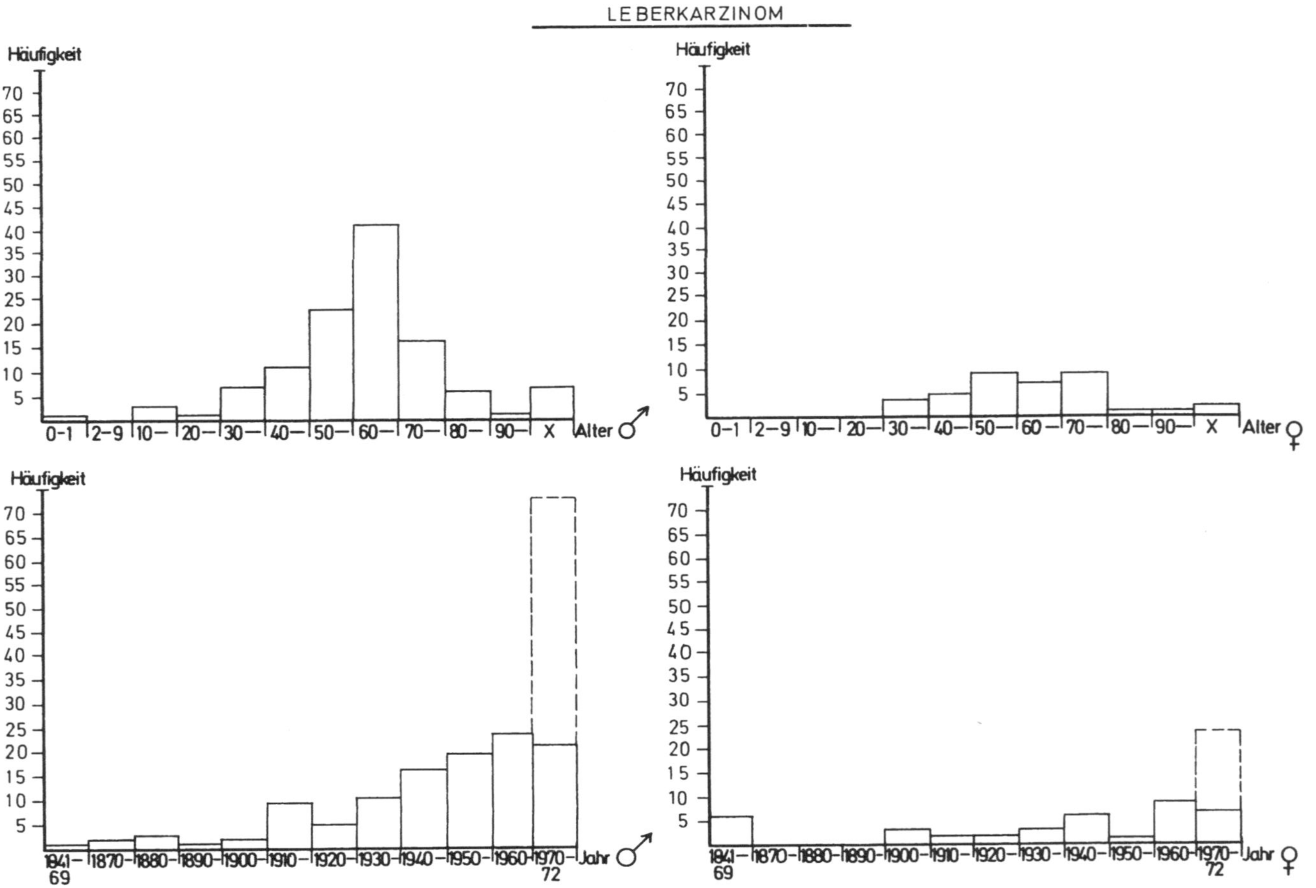

LEBERKARZINOM
Häufigkeit
70 65 60 55 50 45 40 35 30 25 20 15 10 5
0-1 2-9 10- 20- 30- 40- 50- 60- 70- 80- 90- X Alter ♂
Häufigkeit
70 65 60 55 50 45 40 35 30 25 20 15 10 5
0-1 2-9 10- 20- 30- 40- 50- 60- 70- 80- 90- X Alter ♀
Häufigkeit
70 65 60 55 50 45 40 35 30 25 20 15 10 5
1941- 1870- 1880- 1890- 1900- 1910- 1920- 1930- 1940- 1950- 1960- 1970- Jahr ♂
69 72
Häufigkeit
70 65 60 55 50 45 40 35 30 25 20 15 10 5
1941- 1870- 1880- 1890- 1900- 1910- 1920- 1930- 1940- 1950- 1960- 1970- Jahr ♀
69 72

LEBERKARZINOM (gewichtet)
Häufigkeit
210 195 180 165 150 135 120 105 90 75 60 45 30 15
0-1 2-9 10- 20- 30- 40- 50- 60- 70- 80- 90- X Alter ♂
Häufigkeit
210 195 180 165 150 135 120 105 90 75 60 45 30 15
0-1 2-9 10- 20- 30- 40- 50- 60- 70- 80- 90- X Alter ♀
Häufigkeit
210 195 180 165 150 135 120 105 90 75 60 45 30 15
1841-69 1870- 1880- 1890- 1900- 1910- 1920- 1930- 1940- 1950- 1960- 1970-72 Jahr ♂
Häufigkeit
210 195 180 165 150 135 120 105 90 75 60 45 30 15
1841-69 1870- 1880- 1890- 1900- 1910- 1920- 1930- 1940- 1950- 1960- 1970-72 Jahr ♀

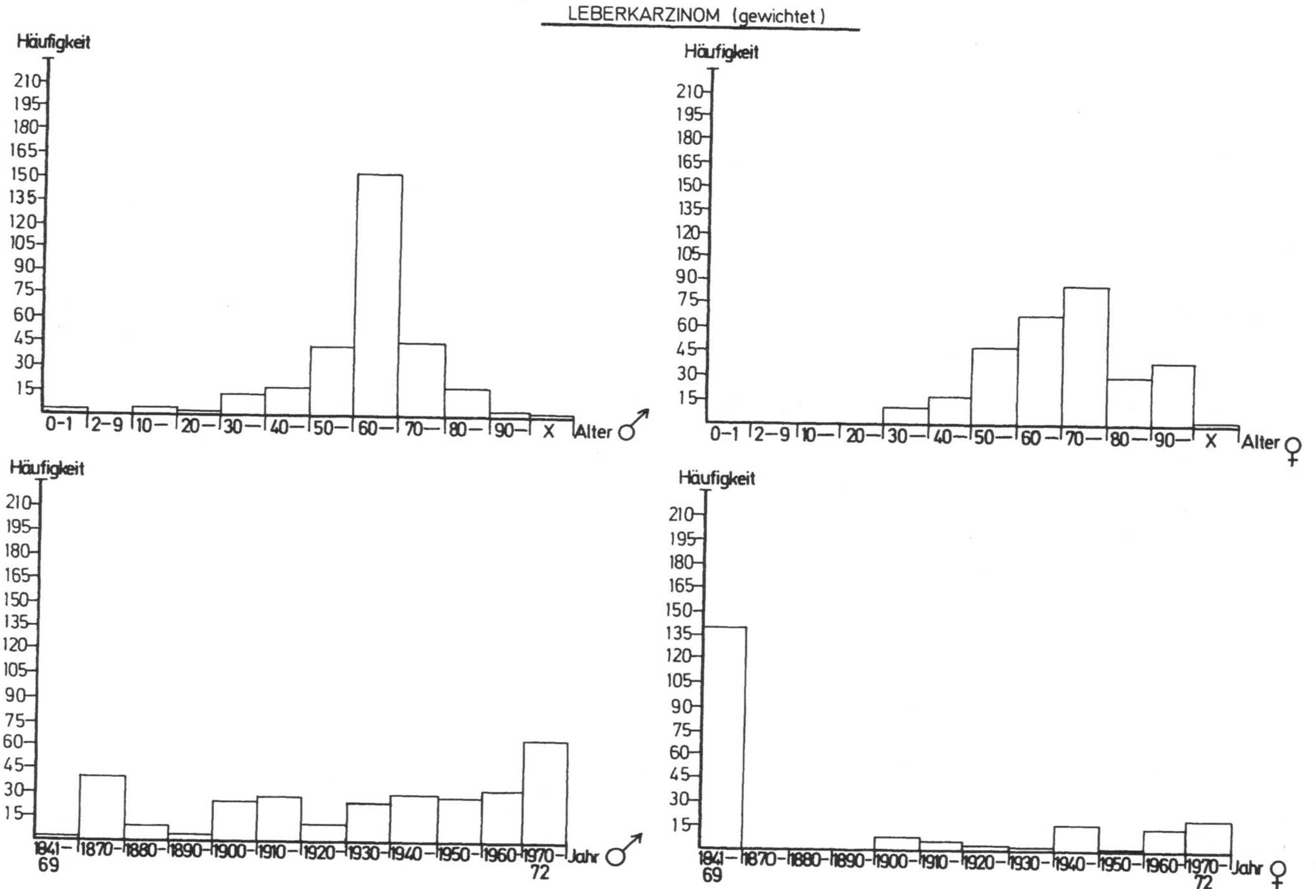

111

LEBERKARZINOM
männlich

Jahr \ Alter	absolute Häufigkeit												Σ Diagnose	Σ gesamt
	0—1	2—9	10—	20—	30—	40—	50—	60—	70—	80—	90—	X		
1841 —69												1	1	483
1870 —					1			1					2	779
1880 —						1	1					1	3	1095
1890—					1								1	1329
1900—							1	1					2	2229
1910—				1	1	1	3	3	1				10	4249
1920—							3	2					5	3974
1930—			1		1	3	2	3	1				11	4087
1940—					1	3	2	6	1	1		3	17	6761
1950—						4	6	6	2			2	20	6007
1960—			1		1	2	5	8	4	2	1		24	6145
1970—72	1		1		2		2	11	4	1			22	2250
Σ Diagn.	1	—	3	1	7	11	23	41	17	6	1	7	118	
Σ gesamt	6527	1688	1590	3823	3600	4611	5822	5942	3242	767	33	1743		39388

Jahr \ Alter	relative Häufigkeit (bezogen auf Alter)											
	0—1	2—9	10—	20—	30—	40—	50—	60—	70—	80—	90—	X
1841—69												0,06
1870—					0,03			0,03				
1880—						0,02	0,02					0,06
1890—						0,02						
1900—							0,02	0,03				
1910—				0,03	0,03	0,02	0,05	0,05	0,03			
1920—							0,05	0,03				
1930—			0,06		0,03	0,07	0,03	0,05	0,03			
1940—					0,03	0,07	0,03	0,10	0,03	0,13		0,17
1950—							0,07	0,10	0,19	0,26		0,11
1960—			0,06		0,03	0,04	0,09	0,13	0,12	0,26	3,03	
1970—72	0,02		0,06		0,06		0,03	0,19	0,12	0,13		

Jahr \ Alter	relative Häufigkeit (bezogen auf Jahr)											
	0—1	2—9	10—	20—	30—	40—	50—	60—	70—	80—	90—	X
1841—69												0,21
1870—					0,13			0,13				
1880—						0,09	0,09					0,09
1890—						0,08						
1900—							0,04	0,04				
1910—				0,02	0,02	0,02	0,07	0,07	0,02			
1920—							0,08	0,05				
1930—			0,02		0,02	0,07	0,05	0,07	0,02			
1940—					0,01	0,04	0,03	0,09	0,01	0,01		0,04
1950—							0,07	0,10	0,10	0,03		0,03
1960—			0,02		0,02	0,03	0,08	0,13	0,07	0,03	0,02	
1970—72	0,04		0,04		0,09		0,09	0,49	0,18	0,04		

Alter \ Jahr	absolute Häufigkeit												Σ Diagnose	Σ gesamt
	0−1	2−9	10−	20−	30−	40−	50−	60−	70−	80−	90−	X		
1841 — 69					2	1	1	1			1		6	303
1870—													−	364
1880—													−	706
1890—													−	910
1900—						1	2						3	1746
1910—						1		1					2	2880
1920—							2						2	3002
1930—					1	1						1	3	2807
1940—					1		1	3				1	6	3998
1950—							1						1	4125
1960—							2	1	6				9	4011
1970—72						1		2	3	1			7	1654
Σ Diagn.					4	5	9	8	9	1	1	2	39	
Σ gesamt	5135	1361	1051	2241	2462	2954	3521	3570	2388	668	65	1090		26506

Alter \ Jahr	relative Häufigkeit (bezogen auf Alter)											
	0−1	2−9	10−	20−	30−	40−	50−	60−	70−	80−	90−	X
1841 —69					0,08	0,03	0,03	0,03			1,54	
1870 —												
1880 —												
1890 —												
1900—						0,03	0,06					
1910—						0,03		0,03				
1920—							0,06					
1930—					0,04	0,03						0,09
1940—						0,04	0,03	0,08				0,09
1950—							0,03					
1960—							0,06	0,03	0,25			
1970—72						0,03		0,06	0,13	0,15		

Alter \ Jahr	relative Häufigkeit (bezogen auf Jahr)											
	0−1	2−9	10−	20−	30−	40−	50−	60−	70−	80−	90−	X
1841 —69					0,66	0,33	0,33	0,33			0,33	
1870—												
1880—												
1890—												
1900—						0,06	0,11					
1910—						0,03		0,03				
1920—							0,07					
1930—					0,04	0,04						0,04
1940—						0,03	0,03	0,08				0,03
1950—							0,02					
1960—							0,05	0,02	0,15			
1970 —72						0,06		0,12	0,18	0,06		

männlich

Alter / Jahr	altersgewichtete Häufigkeit											
	0—1	2—9	10—	20—	30—	40—	50—	60—	70—	80—	90—	X
1841 —69												0,28
1870 —					3,70			39,90				
1880 —						3,60	6,90					0,47
1890 —						3,50						
1900 —							7,40	19,00				
1910 —				0,30	0,88	1,40	6,60	15,60	8,00			
1920 —							4,80	8,00				
1930 —			0,90		1,10	5,10	3,20	10,50	5,30			
1940 —					0,61	3,00	3,00	15,60	3,70	7,10		0,09
1950 —							3,24	12,00	12,60	4,60		0,48
1960 —			1,40		1,40	2,90	4,65	11,20	7,20	3,70	1,90	
1970 —72	3,30		3,30		6,60		6,60	36,30	13,20	3,30		

weiblich

Alter / Jahr	altersgewichtete Häufigkeit											
	0—1	2—9	10—	20—	30—	40—	50—	60—	70—	80—	90—	X
1841 —69					10,80	9,50	38,20	54,90			43,00	
1870 —												
1880 —												
1890 —												
1900 —						1,80	5,80					
1910 —						1,30		4,40				
1920 —							3,20					
1930 —					0,81	1,30						0,22
1940 —					0,83		1,43	8,10				0,40
1950 —							0,93					
1960 —							2,40	1,50	11,40			
1970 —72						3,30		6,60	9,90	3,30		

GALLENBLASENKARZINOM

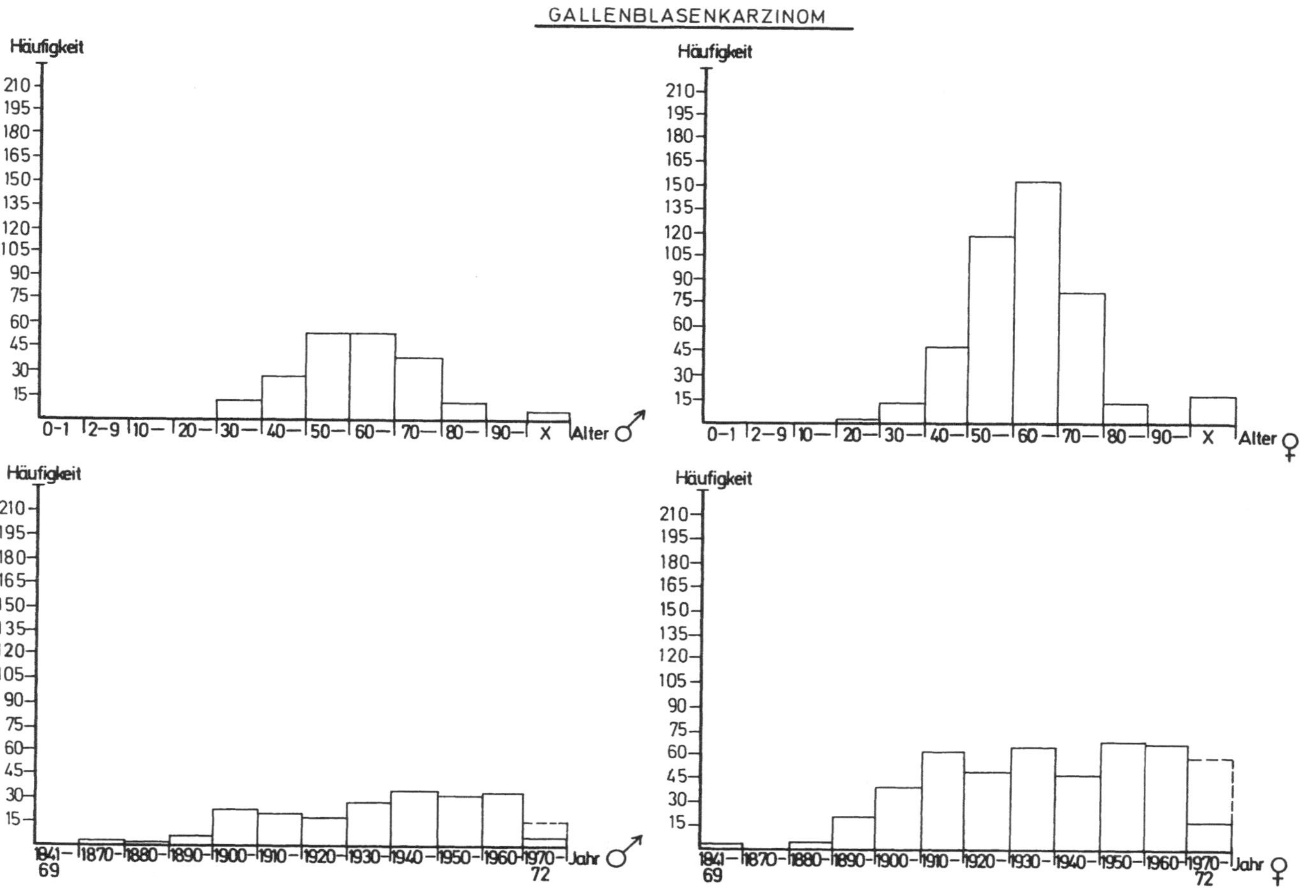

GALLENBLASENKARZINOM (gewichtet)

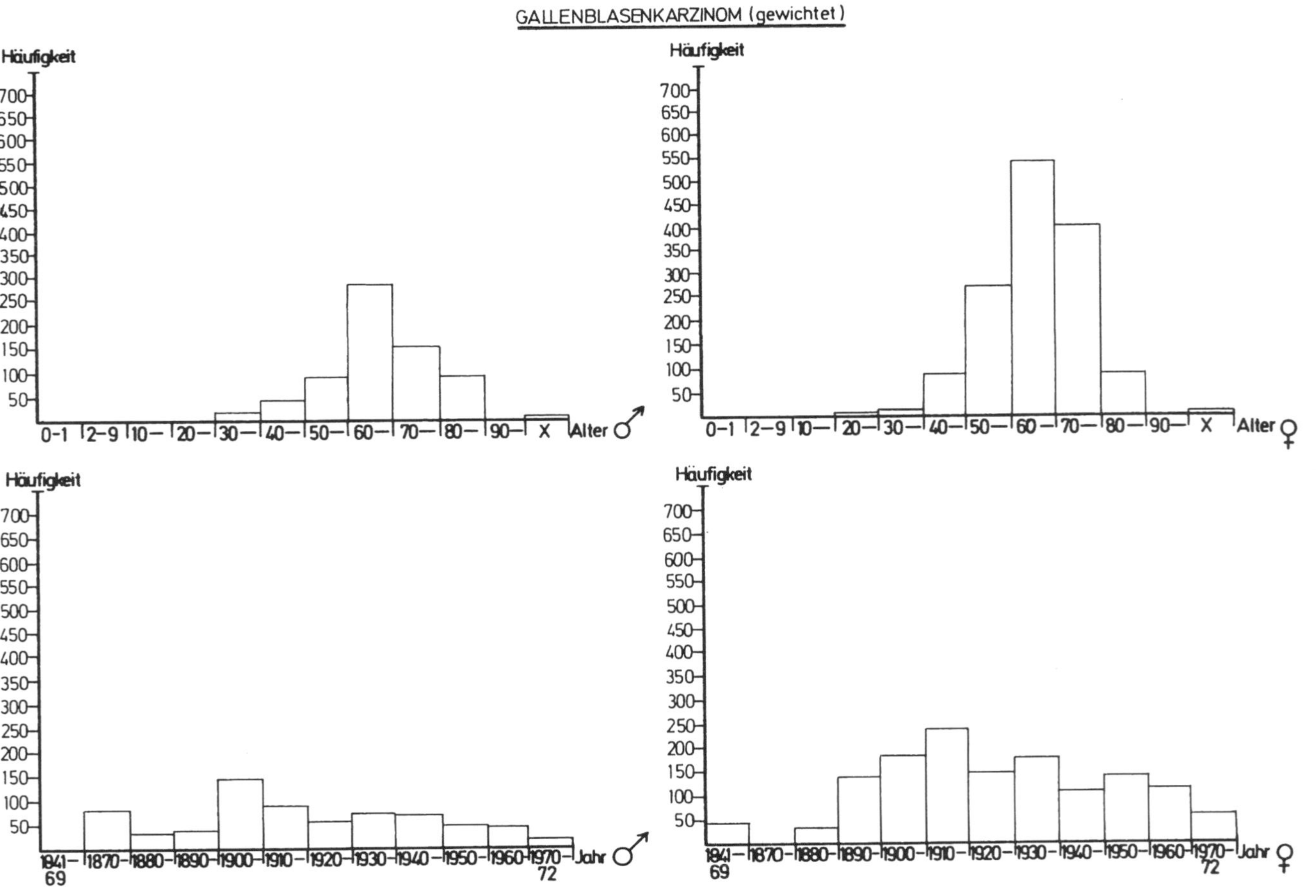

GALLENBLASENKARZINOM

männlich

absolute Häufigkeit

Alter \ Jahr	0—1	2—9	10—	20—	30—	40—	50—	60—	70—	80—	90—	X	Σ Diagnose	Σ gesamt
1841 —69													—	483
1870 —								2					2	779
1880 —								1					1	1095
1890 —					1	1	3	1					6	1329
1900 —					3	6	7	6	1	1			24	2229
1910 —					1	5	4	4	4	3			21	4249
1920 —					3	2	5	5	3				18	3974
1930 —					1	3	13	6	3	1			27	4087
1940 —					3	6	7	9	5	1		5	36	6761
1950 —						4	9	9	9				31	6007
1960 —						1	7	11	11	3			33	6145
1970 —72								1	2	2			5	2250
Σ Diagn.	—	—	—	—	12	28	55	55	38	11	—	5	204	
Σ gesamt	6527	1688	1590	3823	3600	4611	5822	5942	3242	767	33	1743		39388

relative Häufigkeit (bezogen auf Alter)

Alter \ Jahr	0—1	2—9	10—	20—	30—	40—	50—	60—	70—	80—	90—	X
1841 —69												
1870 —								0,03				
1880 —								0,02				
1890 —					0,03	0,02	0,05	0,02				
1900 —					0,08	0,13	0,12	0,10	0,03	0,13		
1910 —					0,03	0,11	0,07	0,07	0,12	0,39		
1920 —					0,08	0,04	0,09	0,08	0,09			
1930 —					0,03	0,07	0,22	0,10	0,09	0,13		
1940 —					0,08	0,13	0,12	0,15	0,15	0,13		0,28
1950 —						0,09	0,15	0,15	0,28			
1960 —						0,02	0,12	0,19	0,34	0,39		
1970 —72								0,02	0,06	0,26		

relative Häufigkeit (bezogen auf Jahr)

Alter \ Jahr	0—1	2—9	10—	20—	30—	40—	50—	60—	70—	80—	90—	X
1841 —69												
1870 —								0,26				
1880 —								0,09				
1890 —					0,08	0,08	0,23	0,08				
1900 —					0,13	0,27	0,31	0,27	0,04	0,04		
1910 —					0,02	0,12	0,09	0,09	0,09	0,07		
1920 —					0,08	0,05	0,13	0,13	0,08			
1930 —					0,02	0,07	0,32	0,15	0,07	0,02		
1940 —					0,04	0,09	0,10	0,13	0,07	0,01		0,07
1950 —						0,07	0,15	0,15	0,15			
1960 —						0,02	0,11	0,18	0,18	0,05		
1970 —72								0,04	0,09	0,09		

117

GALLENBLASENKARZINOM
weiblich

Jahr \ Alter	absolute Häufigkeit												Σ Diagnose	Σ gesamt
	0—1	2—9	10—	20—	30—	40—	50—	60—	70—	80—	90—	X		
1841 — 69						1	1						2	303
1870—													—	364
1880—						1	1	1					3	706
1890—						5	8	8					21	910
1900—				1	2	11	8	13	3				38	1746
1910—				1	5	4	20	20	7	2		4	63	2880
1920—						7	18	16	6	1		4	52	3002
1930—					4	8	23	16	9	1		3	64	2807
1940—					1	4	13	15	6			7	46	3998
1950—						3	16	30	19	1			69	4125
1960—						1	7	27	26	6			67	4011
1970—72						3	2	6	5	2			18	1654
Σ Diagn.	—	—	—	2	12	48	117	152	81	13	—	18	443	
Σ gesamt	5135	1361	1051	2241	2462	2954	3521	3570	2388	668	65	1090		26506

Jahr \ Alter	relative Häufigkeit (bezogen auf Alter)											
	0—1	2—9	10—	20—	30—	40—	50—	60—	70—	80—	90—	X
1841 —69						0,03	0,03					
1870—												
1880—						0,03	0,03	0,03				
1890—						0,17	0,23	0,22				
1900—				0,04	0,08	0,37	0,23	0,36	0,13			
1910—				0,04	0,20	0,14	0,57	0,56	0,29	0,30		0,37
1920—						0,24	0,51	0,45	0,25	0,15		0,37
1930—					0,16	0,27	0,65	0,45	0,38	0,15		0,28
1940—					0,04	0,14	0,37	0,42	0,25			0,64
1950—						0,10	0,45	0,84	0,80	0,15		
1960—						0,03	0,20	0,76	1,09	0,90		
1970—72						0,10	0,06	0,17	0,21	0,30		

Jahr \ Alter	relative Häufigkeit (bezogen auf Jahr)											
	0—1	2—9	10—	20—	30—	40—	50—	60—	70—	80—	90—	X
1841 —69						0,33	0,33					
1870—												
1880—						0,14	0,14	0,14				
1890—						0,55	0,88	0,88				
1900—				0,06	0,11	0,63	0,46	0,74	0,17			
1910—				0,03	0,17	0,14	0,69	0,69	0,24	0,07		0,14
1920—						0,23	0,60	0,53	0,20	0,03		0,13
1930—					0,14	0,29	0,82	0,57	0,32	0,04		0,11
1940—					0,03	0,10	0,33	0,38	0,15			0,18
1950—						0,07	0,39	0,73	0,46	0,02		
1960—						0,02	0,17	0,67	0,65	0,15		
1970 —72						0,18	0,12	0,36	0,30	0,12		

männlich

Jahr \ Alter	altersgewichtete Häufigkeit											
	0—1	2—9	10—	20—	30—	40—	50—	60—	70—	80—	90—	X
1841 —69												
1870 —								79,8				
1880—								23,1				
1890—					3,20	3,50	13,5	13,1				
1900—					4,20	15,0	19,6	44,4	19,0	44,1		
1910—					0,88	7,00	8,80	20,8	32,0	26,4		
1920—					4,20	3,20	8,00	20,0	20,4			
1930—					1,10	5,10	20,8	21,0	15,9	6,80		
1940—					1,83	6,00	10,5	23,4	18,5	7,10		0,15
1950—						4,40	7,29	18,0	18,9			
1960—						1,45	6,51	15,4	19,8	5,10		
1970 —72								3,30	6,60	6,60		

weiblich

Jahr \ Alter	altersgewichtete Häufigkeit											
	0—1	2—9	10—	20—	30—	40—	50—	60—	70—	80—	90—	X
1841 —69						9,50	38,2					
1870 —												
1880—						3,10	8,40	21,8				
1890—						12,5	37,6	88,8				
1900—				0,41	1,88	19,8	23,2	76,7	57,3			
1910—				0,34	3,25	5,20	40,0	88,0	67,9	36,6		0,72
1920—						8,40	28,8	57,6	43,2	10,0		0,68
1930—					3,24	10,4	36,8	49,6	64,8	9,80		0,66
1940—					0,83	3,96	18,59	40,5	39,6			2,80
1950—						2,82	14,88	54,0	53,2	6,00		
1960—						1,20	8,40	40,5	49,4	15,6		
1970 —72						9,90	6,60	19,8	16,5	6,60		

PANKREASKARZINOM

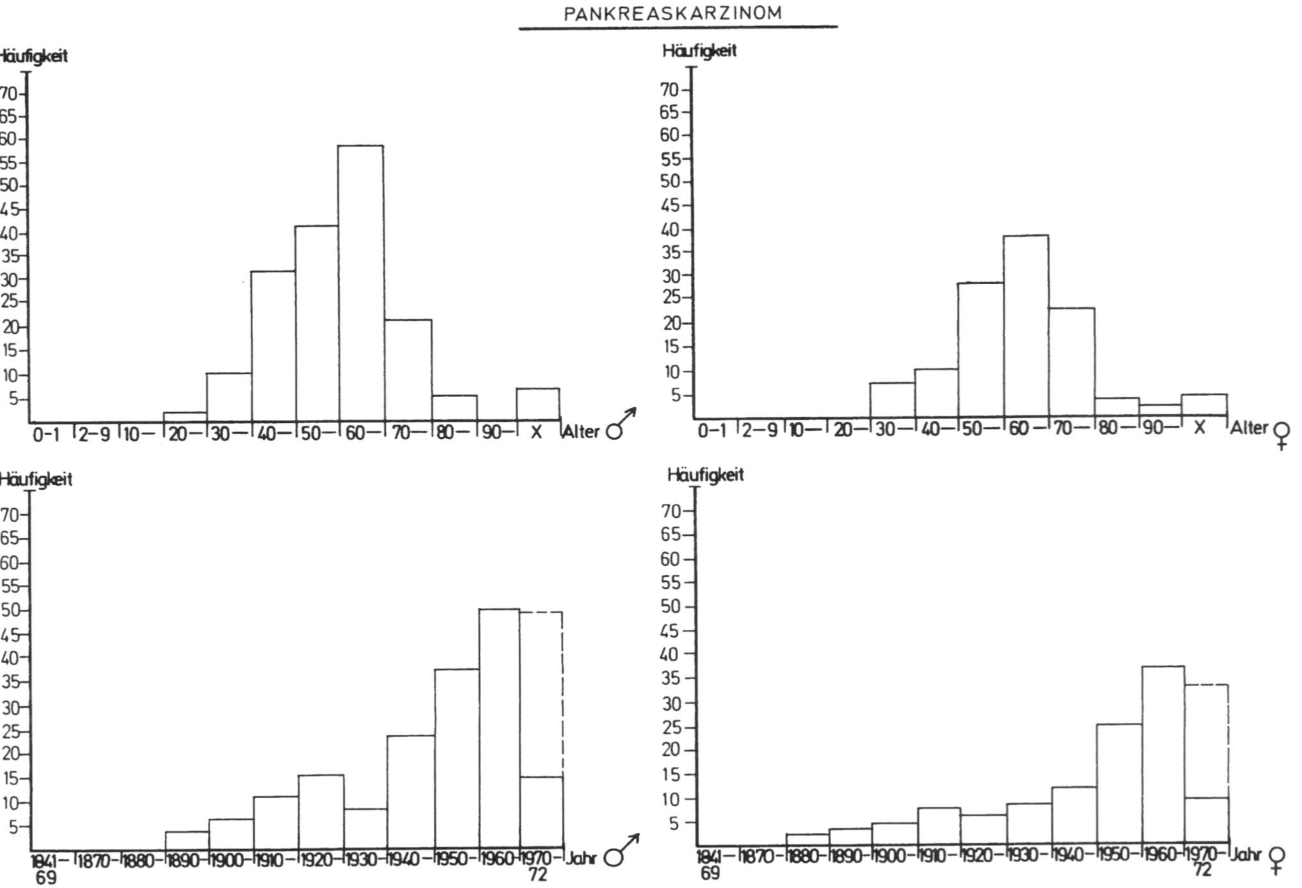

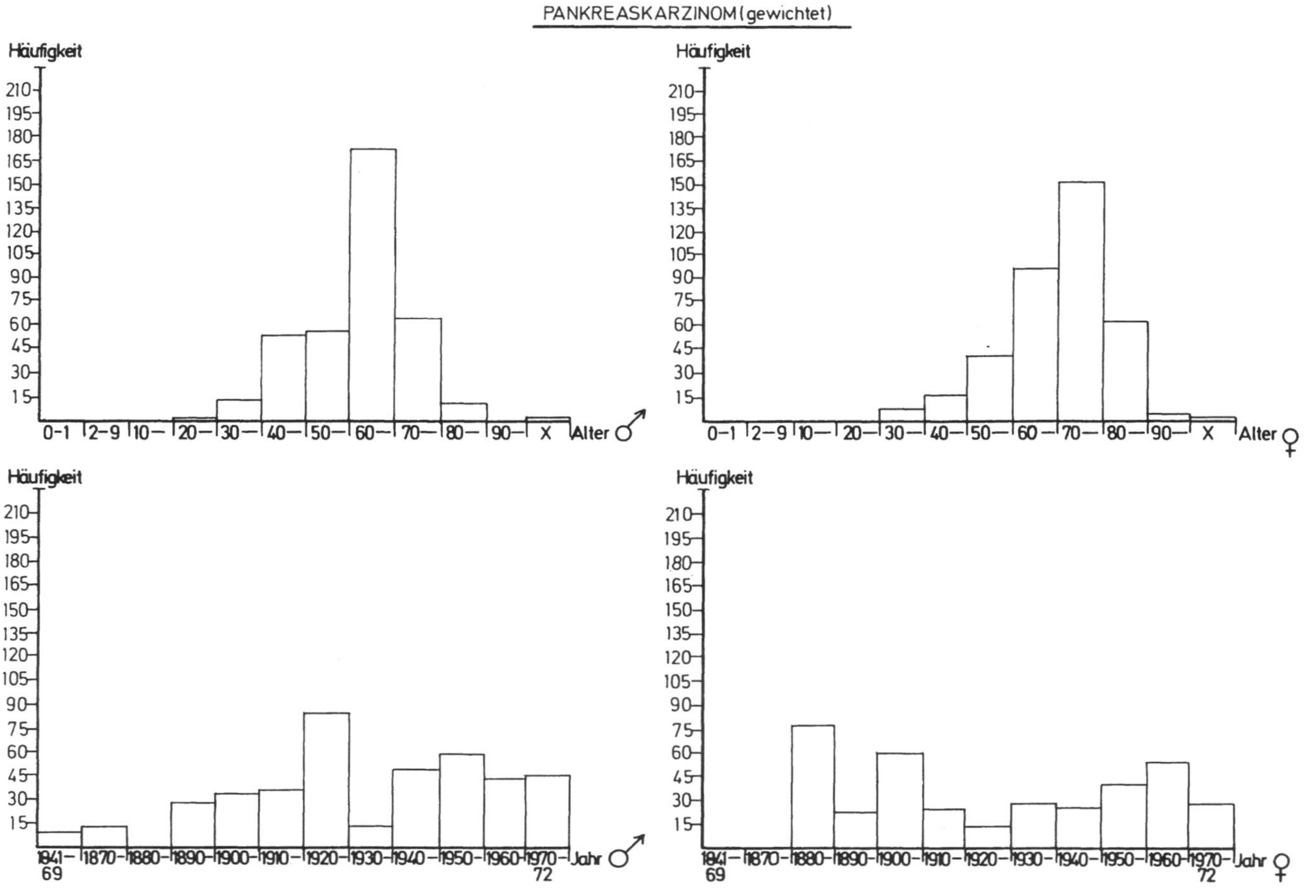

PANKREASKARZINOM (gewichtet)
Häufigkeit
0-1 | 2-9 | 10— | 20— | 30— | 40— | 50— | 60— | 70— | 80— | 90— | X | Alter ♂
Häufigkeit
0-1 | 2-9 | 10— | 20— | 30— | 40— | 50— | 60— | 70— | 80— | 90— | X | Alter ♀
Häufigkeit
1941— | 1870— | 1880— | 1890— | 1900— | 1910— | 1920— | 1930— | 1940— | 1950— | 1960— | 1970— | Jahr ♂
69 | 72
Häufigkeit
1941— | 1870— | 1880— | 1890— | 1900— | 1910— | 1920— | 1930— | 1940— | 1950— | 1960— | 1970— | Jahr ♀
69 | 72

PANKREASKARZINOM
männlich

Jahr \ Alter	absolute Häufigkeit 0—1	2—9	10—	20—	30—	40—	50—	60—	70—	80—	90—	X	Σ Diagnose	Σ gesamt
1841 —69						1							1	483
1870 —							1						1	779
1880 —													—	1095
1890—						2		2					4	1329
1900—						2		4					6	2229
1910—				1	1	3	1	3	2				11	4249
1920—					1	3	2	6	3			1	16	3974
1930—					1	1	3	2				1	8	4087
1940—					2	5	4	7	2			4	24	6761
1950—					2	8	11	11	6				38	6007
1960—				1	2	5	17	15	6	4			50	6145
1970—72					1	1	2	8	2	1			15	2250
Σ Diagn.	—	—	—	2	10	31	41	58	21	5	—	6	174	
Σ gesamt	6527	1688	1590	3823	3600	4611	5822	5942	3242	767	33	1743		39388

Jahr \ Alter	relative Häufigkeit (bezogen auf Alter) 0—1	2—9	10—	20—	30—	40—	50—	60—	70—	80—	90—	X
1841 —69						0,02						
1870—							0,02					
1880—												
1890—						0,04		0,03				
1900—						0,04		0,07				
1910—				0,03	0,03	0,07	0,02	0,05	0,06			
1920—					0,03	0,07	0,03	0,10	0,09			0,06
1930—					0,03	0,02	0,05	0,03				0,06
1940—					0,06	0,11	0,07	0,12	0,06			0,23
1950—					0,06	0,17	0,19	0,19	0,19			
1960—				0,03	0,06	0,11	0,29	0,25	0,19	0,52		
1970—72					0,03	0,02	0,03	0,13	0,06	0,13		

Jahr \ Alter	relative Häufigkeit (bezogen auf Jahr) 0—1	2—9	10—	20—	30—	40—	50—	60—	70—	80—	90—	X
1841 —69						0,21						
1870 —							0,13					
1880—												
1890—						0,15		0,15				
1900—						0,09		0,18				
1910—				0,02	0,02	0,07	0,02	0,07	0,05			
1920—					0,03	0,08	0,05	0,15	0,08			0,03
1930—					0,02	0,02	0,07	0,05				0,02
1940—					0,03	0,07	0,06	0,10	0,03			0,06
1950—					0,03	0,13	0,18	0,18	0,10			
1960—				0,02	0,03	0,08	0,28	0,24	0,10	0 13		
1970—72					0,04	0,04	0,09	0,36	0,09	0 04		

PANKREASKARZINOM
weiblich

Alter / Jahr	absolute Häufigkeit												Σ Diagnose	Σ gesamt
	0—1	2—9	10—	20—	30—	40—	50—	60—	70—	80—	90—	X		
1841—69													–	303
1870—													–	364
1880—						1			1				2	706
1890—						1		2					3	910
1900—							3					1	4	1746
1910—					1	1	4		2				8	2880
1920—							3	3					6	3002
1930—					1			5	2				8	2807
1940—						2	2	3	2			3	12	3998
1950—					1	1	7	9	7				25	4125
1960—					3	3	7	12	8	3	1		37	4011
1970—72					1	1	2	4	1		1		10	1654
Σ Diagn.	–	–	–	–	7	10	28	38	23	3	2	4	115	
Σ gesamt	5135	1361	1051	2241	2462	2954	3521	3570	2388	668	65	1090		26506

Alter / Jahr	relative Häufigkeit (bezogen auf Alter)											
	0—1	2—9	10—	20—	30—	40—	50—	60—	70—	80—	90—	X
1841—69												
1870—												
1880—						0,03			0,04			
1890—						0,03		0,06				
1900—							0,09					0,09
1910—					0,04	0,03	0,11		0,08			
1920—							0,09	0,08				
1930—					0,04			0,14	0,08			
1940—						0,07	0,06	0,08	0,08			0,28
1950—					0,04	0,03	0,20	0,20	0,29			
1960—					0,12	0,10	0,20	0,30	0,34	0,45	1,54	
1970—72					0,04	0,03	0,06	0,06	0,04		1,54	

Alter / Jahr	relative Häufigkeit (bezogen auf Jahr)											
	0—1	2—9	10—	20—	30—	40—	50—	60—	70—	80—	90—	X
1841—69												
1870—												
1880—						0,14			0,14			
1890—						0,11		0,22				
1900—							0,17					0,06
1910—					0,03	0,03	0,14		0,07			
1920—							0,10	0,10				
1930—					0,04			0,18	0,07			
1940—						0,05	0,05	0,08	0,05			0,08
1950—					0,02	0,02	0,17	0,22	0,17			
1960—					0,07	0,07	0,17	0,30	0,20	0,07	0,02	
1970—72					0,06	0,06	0,12	0,24	0,06		0,06	

männlich

Jahr	0—1	2—9	10—	20—	30—	40—	50—	60—	70—	80—	90—	X
1841 —69						11,2						
1870 —							13,6					
1880—												
1890—						7,00		26,2				
1900—						5,00		29,6				
1910—				0,30	0,88	4,20	2,20	15,6	16,0			
1920—					1,40	4,80	3,20	24,0	20,4			0,13
1930—					1,10	1,70	4,80	7,00				0,09
1940—					1,22	5,00	6,00	18,2	7,40			0,12
1950—					2,80	8,80	8,91	22,0	12,6			
1960—				0,89	2,80	7,25	15,81	21,0	10,8	6,80		
1970—72					3,30	3,30	6,60	26,4	6,60	3,30		

weiblich

Jahr	0—1	2—9	10—	20—	30—	40—	50—	60—	70—	80—	90—	X
1841 —69												
1870 —												
1880—						3,10			82,3			
1890—						2,50		22,2				
1900—							8,70					0,33
1910—					0,65	1,30	8,00		19,4			
1920—							4,80	10,80				
1930—					0,81			15,50	14,4			
1940—						1,96	2,86	8,10	13,2			1,20
1950—					0,95	0,94	6,51	16,2	19,6			
1960—					4,20	3,60	8,40	18,0	15,2	7,80	2,90	
1970—72					3,30	3,30	6,60	13,2	3,30		3,30	

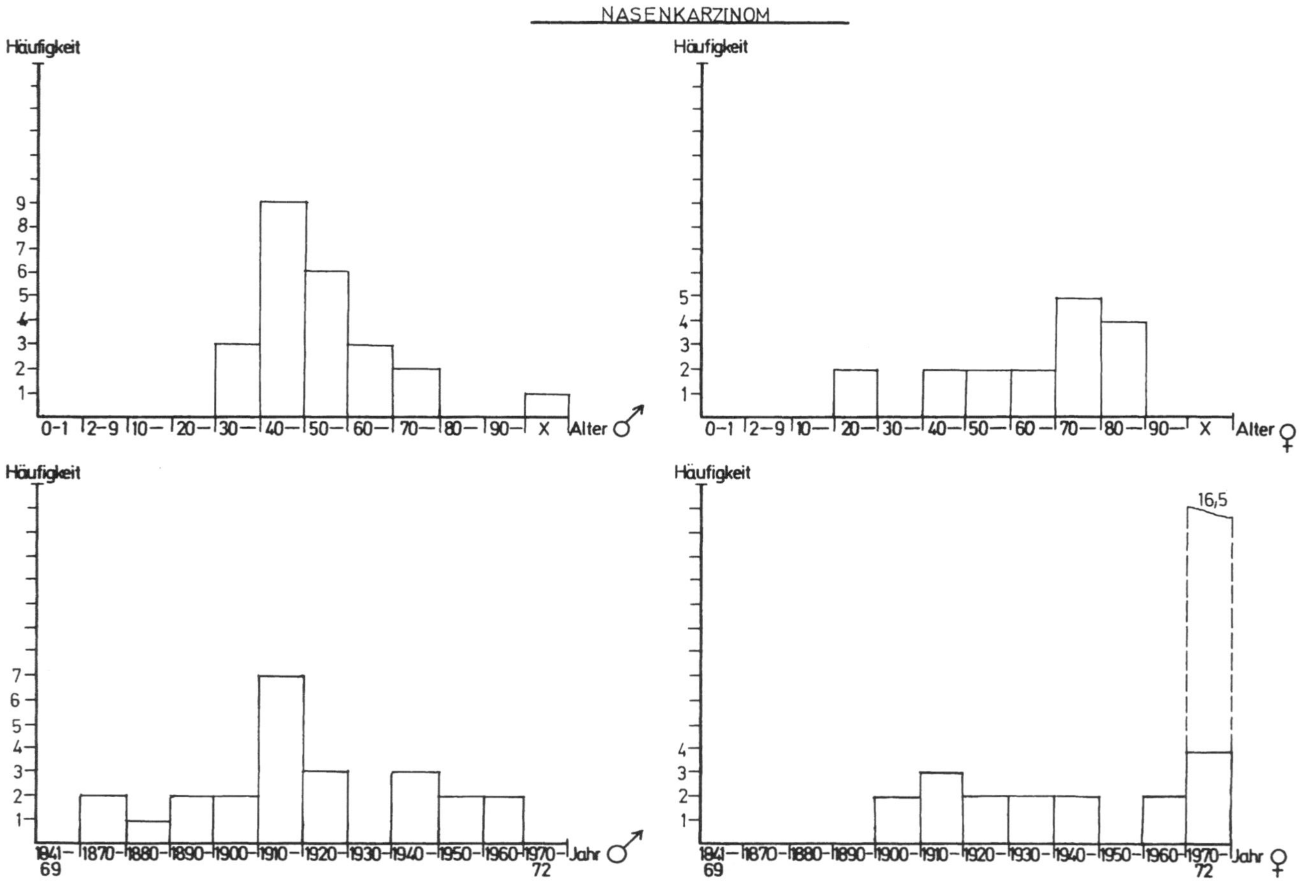

NASENKARZINOM
Häufigkeit
9
8
7
6
5
4
3
2
1
0-1 2-9 10— 20— 30— 40— 50— 60— 70— 80— 90— X Alter ♂
Häufigkeit
5
4
3
2
1
0-1 2-9 10— 20— 30— 40— 50— 60— 70— 80— 90— X Alter ♀
Häufigkeit
7
6
5
4
3
2
1
1941— 1870— 1880— 1890— 1900— 1910— 1920— 1930— 1940— 1950— 1960— 1970— Jahr ♂
69 72
Häufigkeit
16,5
4
3
2
1
1941— 1870— 1880— 1890— 1900— 1910— 1920— 1930— 1940— 1950— 1960— 1970— Jahr ♀
69 72

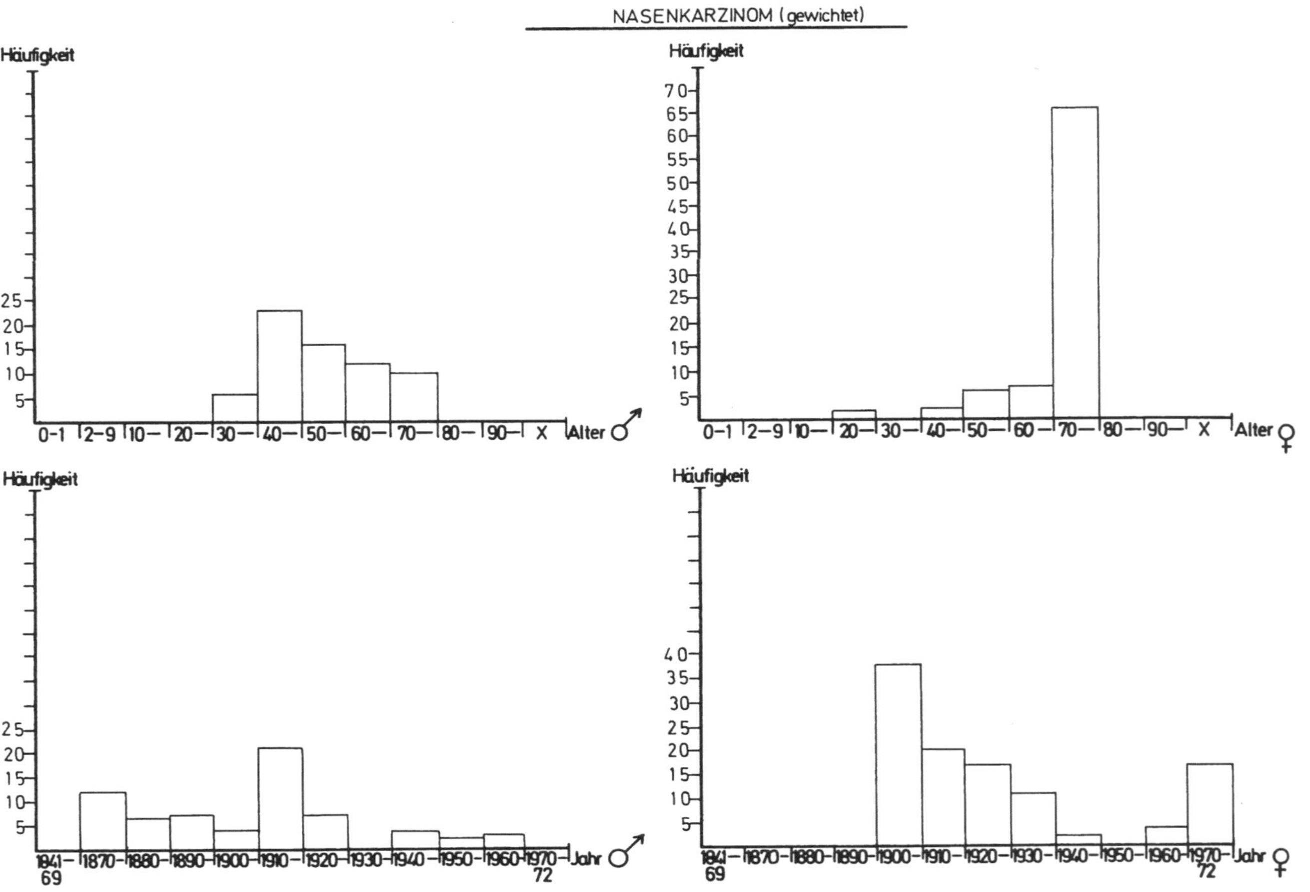

NASENKARZINOM (gewichtet)
Häufigkeit
25 20 15 10 5
0-1 2-9 10- 20- 30- 40- 50- 60- 70- 80- 90- X Alter ♂
Häufigkeit
70 65 60 55 50 45 40 35 30 25 20 15 10 5
0-1 2-9 10- 20- 30- 40- 50- 60- 70- 80- 90- X Alter ♀
Häufigkeit
25 20 15 10 5
1941- 1870- 1880- 1890- 1900- 1910- 1920- 1930- 1940- 1950- 1960- 1970- Jahr ♂
69 72
Häufigkeit
40 35 30 25 20 15 10 5
1941- 1870- 1880- 1890- 1900- 1910- 1920- 1930- 1940- 1950- 1960- 1970- Jahr ♀
69 72

NASENKARZINOM
männlich

Alter \ Jahr	absolute Häufigkeit												Σ Diagnose	Σ gesamt
	0—1	2—9	10—	20—	30—	40—	50—	60—	70—	80—	90—	X		
1841—69														483
1870—					1	1							2	779
1880—							1						1	1095
1890—						2							2	1329
1900—					1		1						2	2229
1910—					1	2	2	1	1				7	4249
1920—						2		1					3	3974
1930—														4087
1940—						1		1				1	3	6761
1950—						1	1						2	6007
1960—							1		1				2	6145
1970—72														2250
Σ Diagn.					3	9	6	3	2			1	24	
Σ gesamt	6527	1688	1590	3823	3600	4611	5822	5942	3242	767	33	1743		39388

Alter \ Jahr	relative Häufigkeit (bezogen auf Alter)											
	0—1	2—9	10—	20—	30—	40—	50—	60—	70—	80—	90—	X
1841—69												
1870—					0,03	0,02						
1880—							0,02					
1890—						0,04						
1900—					0,03		0,02					
1910—					0,03	0,04	0,03	0,02	0,03			
1920—						0,04		0,02				
1930—												
1940—						0,02		0,02				0,03
1950—						0,02	0,02					
1960—							0,02		0,03			
1970—72												

Alter \ Jahr	relative Häufigkeit (bezogen auf Jahr)											
	0—1	2—9	10—	20—	30—	40—	50—	60—	70—	80—	90—	X
1841—69												
1870—					0,13	0,13						
1880—							0,11					
1890—						0,18						
1900—					0,04		0,04					
1910—					0,02	0,05	0,05	0,02	0,02			
1920—						0,05		0,03				
1930—												
1940—						0,01		0,01				
1950—						0,02	0,02					0,01
1960—							0,02		0,02			
1970—72												

NASENKARZINOM
weiblich

Jahr	absolute Häufigkeit												Σ Diagnose	Σ gesamt
Alter	0—1	2—9	10—	20—	30—	40—	50—	60—	70—	80—	90—	X		
1841—69														303
1870—														364
1880—														706
1890—														910
1900—									2				2	1746
1910—				1					2				3	2880
1920—									1	1			2	3002
1930—							1			1			2	2807
1940—						2							2	3998
1950—														4125
1960—				1						1			2	4011
1970—72							1	2		1			4	1654
Σ Diagn.				2		2	2	2	5	4			17	
Σ gesamt	5135	1361	1051	2241	2462	2954	3521	3570	2388	668	65	1090		26506

Jahr	relative Häufigkeit (bezogen auf Alter)											
Alter	0—1	2—9	10—	20—	30—	40—	50—	60—	70—	80—	90—	X
1841—69												
1870—												
1880—												
1890—												
1900—									0,08			
1910—				0,04					0,08			
1920—									0,04	0,15		
1930—							0,03			0,15		
1940—						0,07						
1950—												
1960—				0,04						0,15		
1970—72							0,03	0,06		0,15		

Jahr	relative Häufigkeit (bezogen auf Jahr)											
Alter	0—1	2—9	10—	20—	30—	40—	50—	60—	70—	80—	90—	X
1841—69												
1870—												
1880—												
1890—												
1900—									0,06			
1910—				0,03					0,07			
1920—									0,03	0,03		
1930—							0,04			0,04		
1940—						0,05						
1950—												
1960—				0,02						0,02		
1970—72							0,06	0.12		0,06		

männlich

Alter / Jahr	altersgewichtete Häufigkeit											
	0—1	2—9	10—	20—	30—	40—	50—	60—	70—	80—	90—	X
1841—69												
1870—					3,70	8,40						
1880—							6,90					
1890—						7,00						
1900—					1,40		2,80					
1910—					0,88	2,80	4,40	5,20	8,00			
1920—						3,20		4,00				
1930—												
1940—						1,00		2,60				0,03
1950—						1,10		0,81				
1960—								0,93		1,80		
1970—72												

weiblich

Alter / Jahr	altersgewichtete Häufigkeit											
	0—1	2—9	10—	20—	30—	40—	50—	60—	70—	80—	90—	X
1841—69												
1870—												
1880—												
1890—												
1900—									38,2			
1910—				0,34					19,4			
1920—									7,20	10,0		
1930—							1,60			9,80		
1940—						1,96						
1950—												
1960—				0,91						2,60		
1970—72							3,30	6,60		3,30		

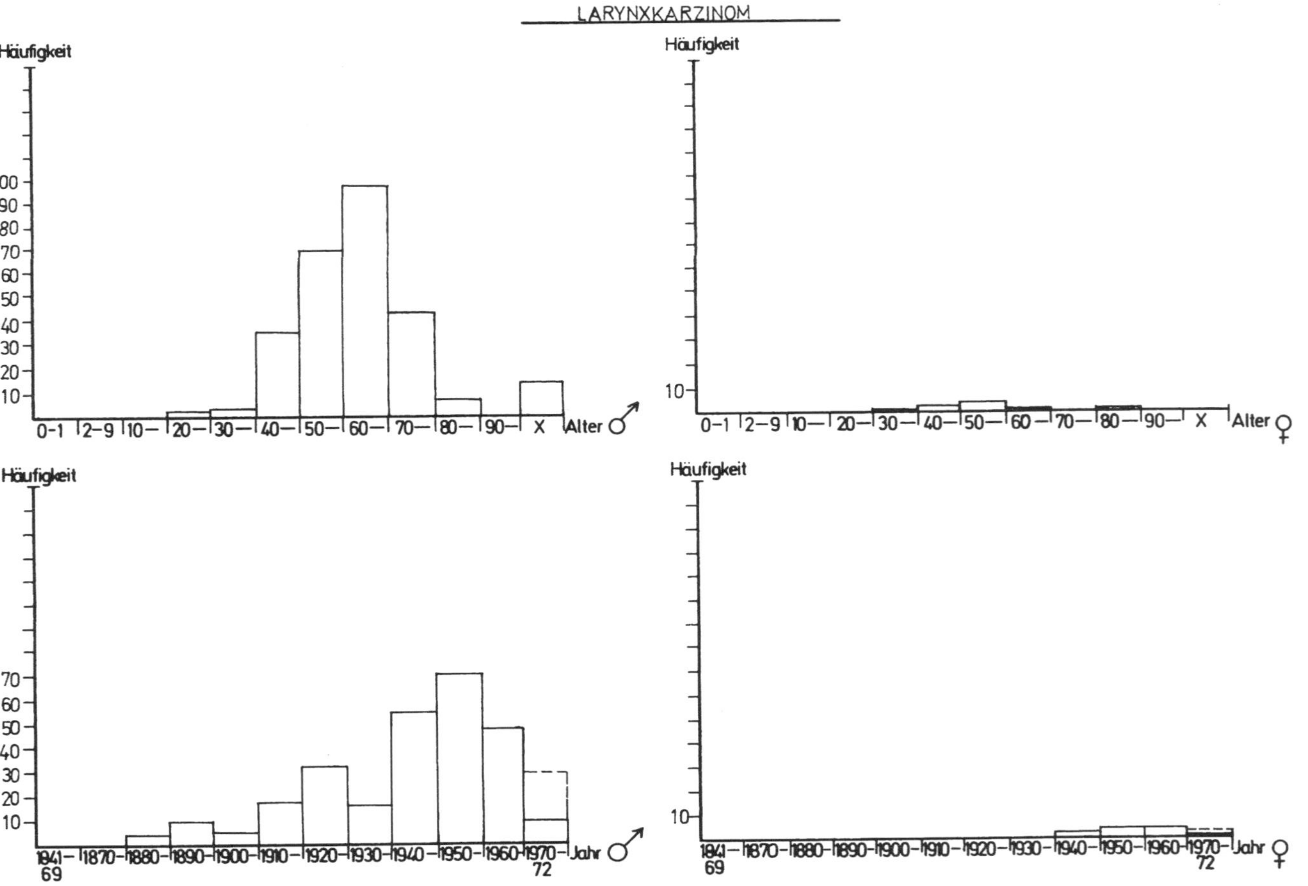
LARYNXKARZINOM
Häufigkeit
100 90 80 70 60 50 40 30 20 10
0-1 2-9 10— 20— 30— 40— 50— 60— 70— 80— 90— X Alter ♂
Häufigkeit
10
0-1 2-9 10— 20— 30— 40— 50— 60— 70— 80— 90— X Alter ♀
Häufigkeit
70 60 50 40 30 20 10
1941-69 1870— 1880— 1890— 1900— 1910— 1920— 1930— 1940— 1950— 1960— 1970-72 Jahr ♂
Häufigkeit
10
1941-69 1870— 1880— 1890— 1900— 1910— 1920— 1930— 1940— 1950— 1960— 1970-72 Jahr ♀

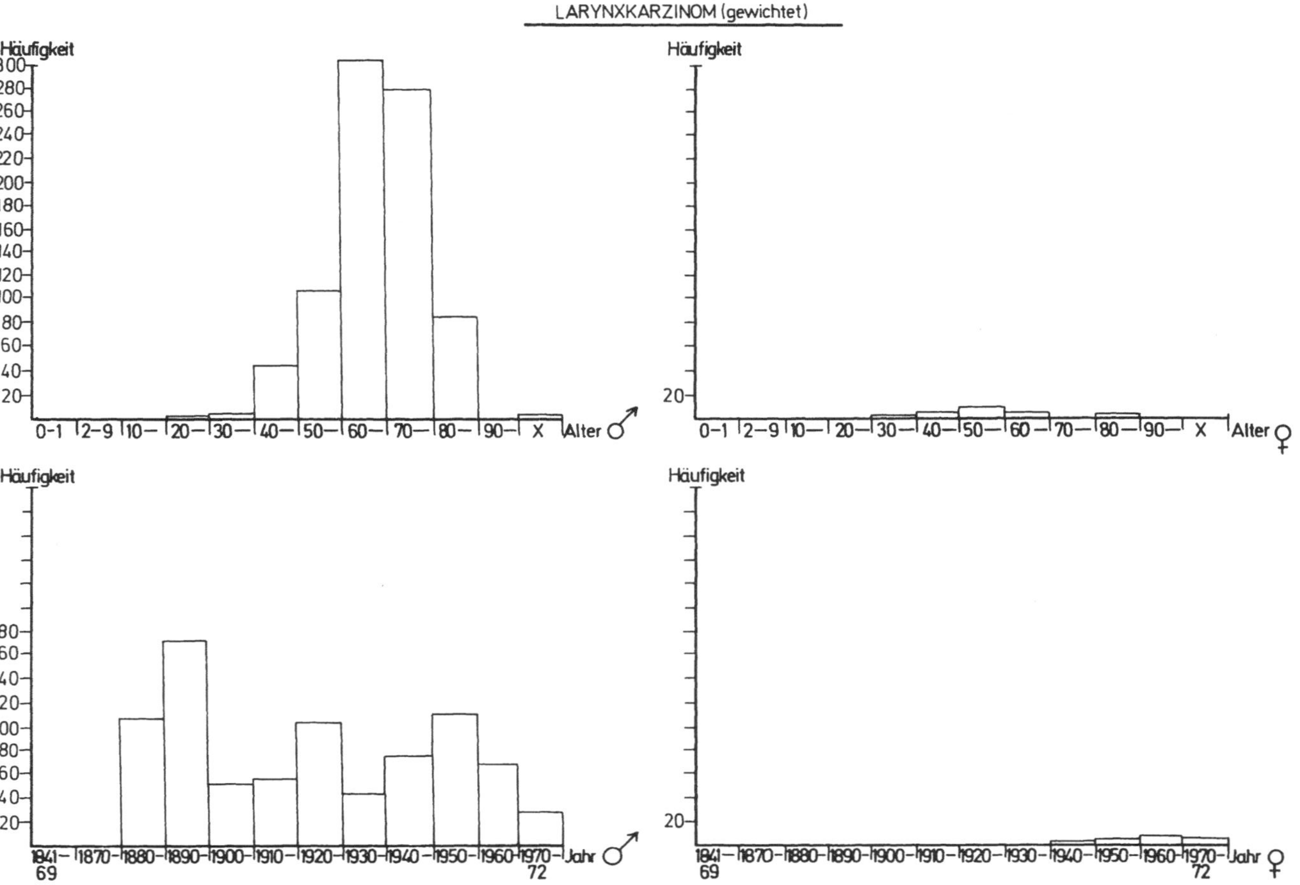

LARYNXKARZINOM (gewichtet)
Häufigkeit
Alter ♂
Häufigkeit
Alter ♀
Häufigkeit
Jahr ♂
Häufigkeit
Jahr ♀

LARYNXKARZINOM
männlich

Alter / Jahr	absolute Häufigkeit												Σ Diagnose	Σ gesamt
	0—1	2—9	10—	20—	30—	40—	50—	60—	70—	80—	90—	X		
1841—69														483
1870—														779
1880—						1	1	2	1				5	1095
1890—						1	3	1	3	2			10	1329
1900—							3	1	2				6	2229
1910—						6	4	4	2			2	18	4249
1920—					1	4	10	12	5				32	3974
1930—						1	5	9	1				16	4087
1940—				2	2	14	10	14	1	1		11	55	6761
1950—						6	20	28	13	2		2	71	6007
1960—						1	11	22	12	2			48	6145
1970—72							2	4	3				9	2250
Σ Diagn.				2	3	34	69	97	43	7		15	270	
Σ gesamt	6527	1688	1590	3823	3600	4611	5822	5942	3242	767	33	1743		39388

Alter / Jahr	relative Häufigkeit (bezogen auf Alter)											
	0—1	2—9	10—	20—	30—	40—	50—	60—	70—	80—	90—	X
1841—69												
1870—												
1880—						0,02	0,02	0,03	0,03			
1890—						0,02	0,05	0,02	0,09	0,26		
1900—							0,05	0,02	0,06			
1910—						0,13	0,07	0,07	0,06			0,11
1920—					0,03	0,09	0,17	0,20	0,15			
1930—						0,02	0,09	0,15	0,03			
1940—				0,07	0,06	0,30	0,17	0,24	0,03	0,13		0,63
1950—						0,13	0,34	0,47	0,40	0,26		0,11
1960—						0,02	0,19	0,37	0,37	0,26		
1970—72							0,03	0,07	0,09			

Alter / Jahr	relative Häufigkeit (bezogen auf Jahr)											
	0—1	2—9	10—	20—	30—	40—	50—	60—	70—	80—	90—	X
1841—69												
1870—												
1880—						0,11	0,11	0,22	0,11			
1890—						0,04	0,13	0,04	0,13	0,09		
1900—							0,07	0,02	0,05			
1910—						0,15	0,10	0,10	0,05			0,05
1920—					0,02	0,10	0,24	0,29	0,12			
1930—						0,01	0,07	0,13	0,01			
1940—				0,03	0,03	0,23	0,15	0,23	0,02	0,02		0,18
1950—						0,10	0,33	0,47	0,22	0,03		
1960—						0,02	0,18	0,36	0,20	0,03		0,03
1970—72							0,09	0,18	0,13			

LARYNXKARZINOM

weiblich

absolute Häufigkeit

Jahr \ Alter	0—1	2—9	10—	20—	30—	40—	50—	60—	70—	80—	90—	X	Σ Diagnose	Σ gesamt
1841 — 69														303
1870—														364
1880—														706
1890—														910
1900—														1746
1910—														2880
1920—														3002
1930—														2807
1940—					1	1							2	3998
1950—							3						3	4125
1960—						1		1		1			3	4011
1970—72							1						1	1654
Σ Diagn.					1	2	4	1		1			9	
Σ gesamt	5135	1361	1051	2241	2462	2954	3521	3570	2388	668	65	1090		26506

relative Häufigkeit (bezogen auf Alter)

Jahr \ Alter	0—1	2—9	10—	20—	30—	40—	50—	60—	70—	80—	90—	X
1841 — 69												
1870—												
1880—												
1890—												
1900—												
1910—												
1920—												
1930—												
1940—					0,04	0,03						
1950—							0,09					
1960—						0,03		0,03		0,15		
1970—72							0,03					

relative Häufigkeit (bezogen auf Jahr)

Jahr \ Alter	0—1	2—9	10—	20—	30—	40—	50—	60—	70—	80—	90—	X
1841 — 69												
1870—												
1880—												
1890—												
1900—												
1910—												
1920—												
1930—												
1940—					0,03	0,03						
1950—							0,07					
1960—						0,02		0,02		0,02		
1970—72							0,06					

133

männlich

Jahr \ Alter	altersgewichtete Häufigkeit											
	0—1	2—9	10—	20—	30—	40—	50—	60—	70—	80—	90—	X
1841—69												
1870—												
1880—						3,60	6,90	46,2	52,3				
1890—						3,50	13,5	13,1	70,8	72,2			
1900—							8,40	7,40	38,0				
1910—						8,40	8,80	20,8	16,0				0,22
1920—					1,40	6,40	16,0	48,0	34,0				
1930—						1,70	8,00	31,5	5,30				
1940—			0,50	1,22	14,0	15,0	36,4	3,70	7,10			0,33
1950—						6,60	16,2	56,0	27,3	4,60			0,48
1960—						1,45	10,23	30,8	21,6	3,70			
1970—72							6,60	13,2	9,90				

weiblich

Jahr \ Alter	altersgewichtete Häufigkeit											
	0—1	2—9	10—	20—	30—	40—	50—	60—	70—	80—	90—	X
1841—69												
1870—												
1880—												
1890—												
1900—												
1910—												
1920—												
1930—												
1940—					0,83	0,98						
1950—							2,79					
1960—						1,20		1,50		2,60		
1970—72							3,30					

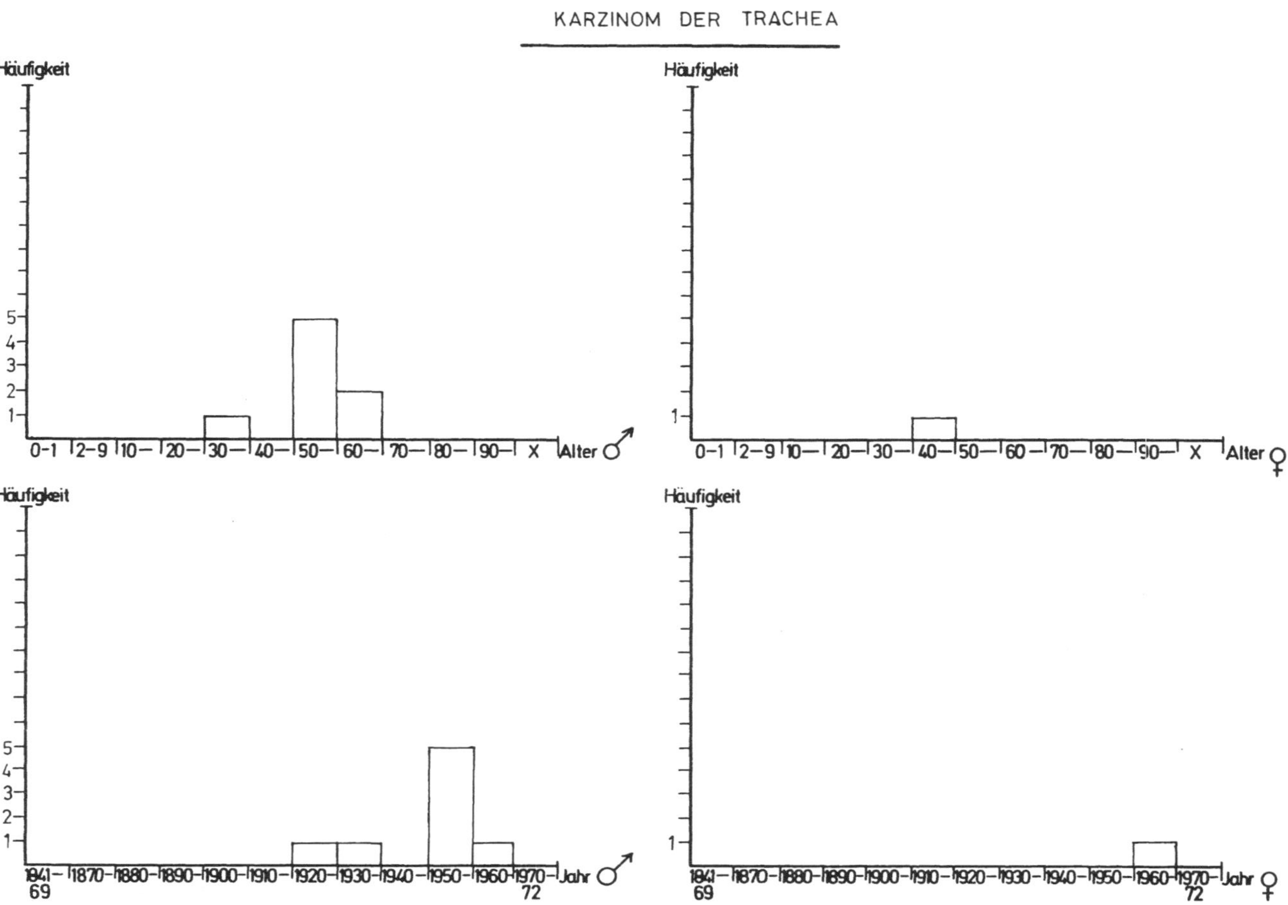

KARZINOM DER TRACHEA
Häufigkeit
Alter ♂
Häufigkeit
Alter ♀
Häufigkeit
Jahr ♂
Häufigkeit
Jahr ♀

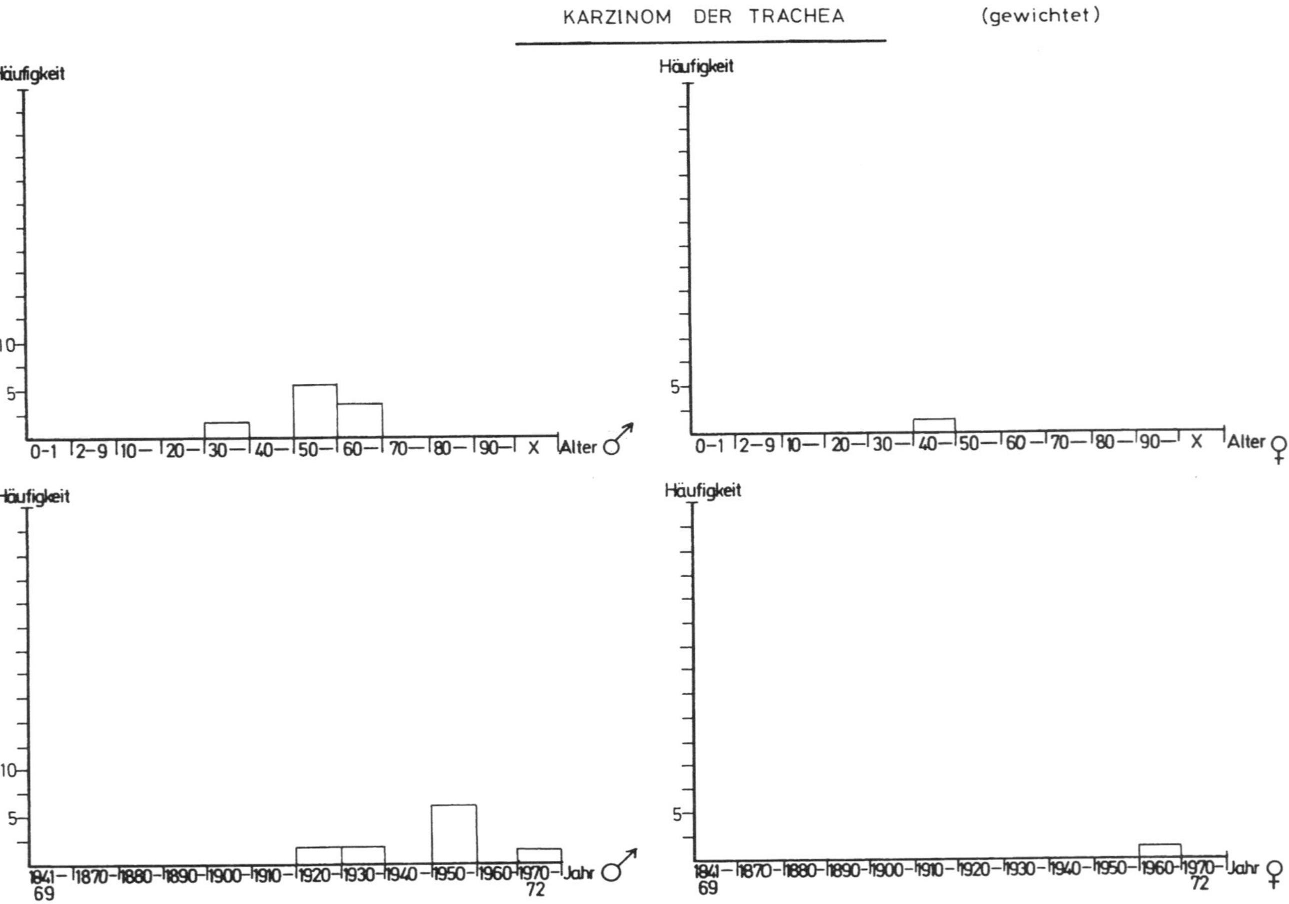

KARZINOM DER TRACHEA   (gewichtet)
Häufigkeit
10
5
0-1 2-9 10- 20- 30- 40- 50- 60- 70- 80- 90- X Alter ♂
Häufigkeit
5
0-1 2-9 10- 20- 30- 40- 50- 60- 70- 80- 90- X Alter ♀
Häufigkeit
10
5
1841- 1870- 1880- 1890- 1900- 1910- 1920- 1930- 1940- 1950- 1960- 1970- Jahr ♂
69   72
Häufigkeit
5
1841- 1870- 1880- 1890- 1900- 1910- 1920- 1930- 1940- 1950- 1960- 1970- Jahr ♀
69   72

KARZINOM DER TRACHEA
männlich

Jahr \ Alter	absolute Häufigkeit												Σ Diagnose	Σ gesamt
	0—1	2—9	10—	20—	30—	40—	50—	60—	70—	80—	90—	X		
1841—69														483
1870—														779
1880—														1095
1890—														1329
1900—														2229
1910—														4249
1920—							1						1	3974
1930—							1						1	4087
1940—														6761
1950—					1		3		1				5	6007
1960—									1				1	6145
1970—72														2250
Σ Diagn.					1		5		2				8	
Σ gesamt	6527	1688	1590	3823	3600	4611	5822	5942	3242	767	33	1743		39388

Jahr \ Alter	relative Häufigkeit (bezogen auf Alter)											
	0—1	2—9	10—	20—	30—	40—	50—	60—	70—	80—	90—	X
1841—69												
1870—												
1880—												
1890—												
1900—												
1910—												
1920—							0,02					
1930—							0,02					
1940—												
1950—					0,08		0,05	0,02				
1960—								0,02				
1970—72												

Jahr \ Alter	relative Häufigkeit (bezogen auf Jahr)											
	0—1	2—9	10—	20—	30—	40—	50—	60—	70—	80—	90—	X
1841—69												
1870—												
1880—												
1890—												
1900—												
1910—												
1920—							0,03					
1930—							0,02					
1940—												
1950—					0,02		0,05	0,02				
1960—								0,02				
1970—72												

KARZINOM DER TRACHEA
weiblich

Jahr \ Alter	absolute Häufigkeit												Σ Diagnose	Σ gesamt
	0—1	2—9	10—	20—	30—	40—	50—	60—	70—	80—	90—	X		
1841—69														303
1870—														364
1880—														706
1890—														910
1900—														1746
1910—														2880
1920—														3002
1930—														2807
1940—														3998
1950—														4125
1960—						1							1	4011
1970—72														1654
Σ Diagn.						1							1	
Σ gesamt	5135	1361	1051	2241	2462	2954	3521	3570	2388	668	65	1090		26506

Jahr \ Alter	relative Häufigkeit (bezogen auf Alter)												
	0—1	2—9	10—	20—	30—	40—	50—	60—	70—	80—	90—	X	
1841—69													
1870—													
1880—													
1890—													
1900—													
1910—													
1920—													
1930—													
1940—													
1950—													
1960—						0,03							
1970—72													

Jahr \ Alter	relative Häufigkeit (bezogen auf Jahr)												
	0—1	2—9	10—	20—	30—	40—	50—	60—	70—	80—	90—	X	
1841—69													
1870—													
1880—													
1890—													
1900—													
1910—													
1920—													
1930—													
1940—													
1950—													
1960—						0,02							
1970—72													

männlich

Alter / Jahr	altersgewichtete Häufigkeit											
	0—1	2—9	10—	20—	30—	40—	50—	60—	70—	80—	90—	X
1841—69												
1870—												
1880—												
1890—												
1900—												
1910—												
1920—							1,60					
1930—							1,60					
1940—												
1950—					1,40		2,40	2,00				
1960—								1,40				
1970—72												

weiblich

Alter / Jahr	altersgewichtete Häufigkeit											
	0—1	2—9	10—	20—	30—	40—	50—	60—	70—	80—	90—	X
1841—69												
1870—												
1880—												
1890—												
1900—												
1910—												
1920—												
1930—												
1940—												
1950—												
1960—						1,20						
1970—72												

LUNGENKARZINOM

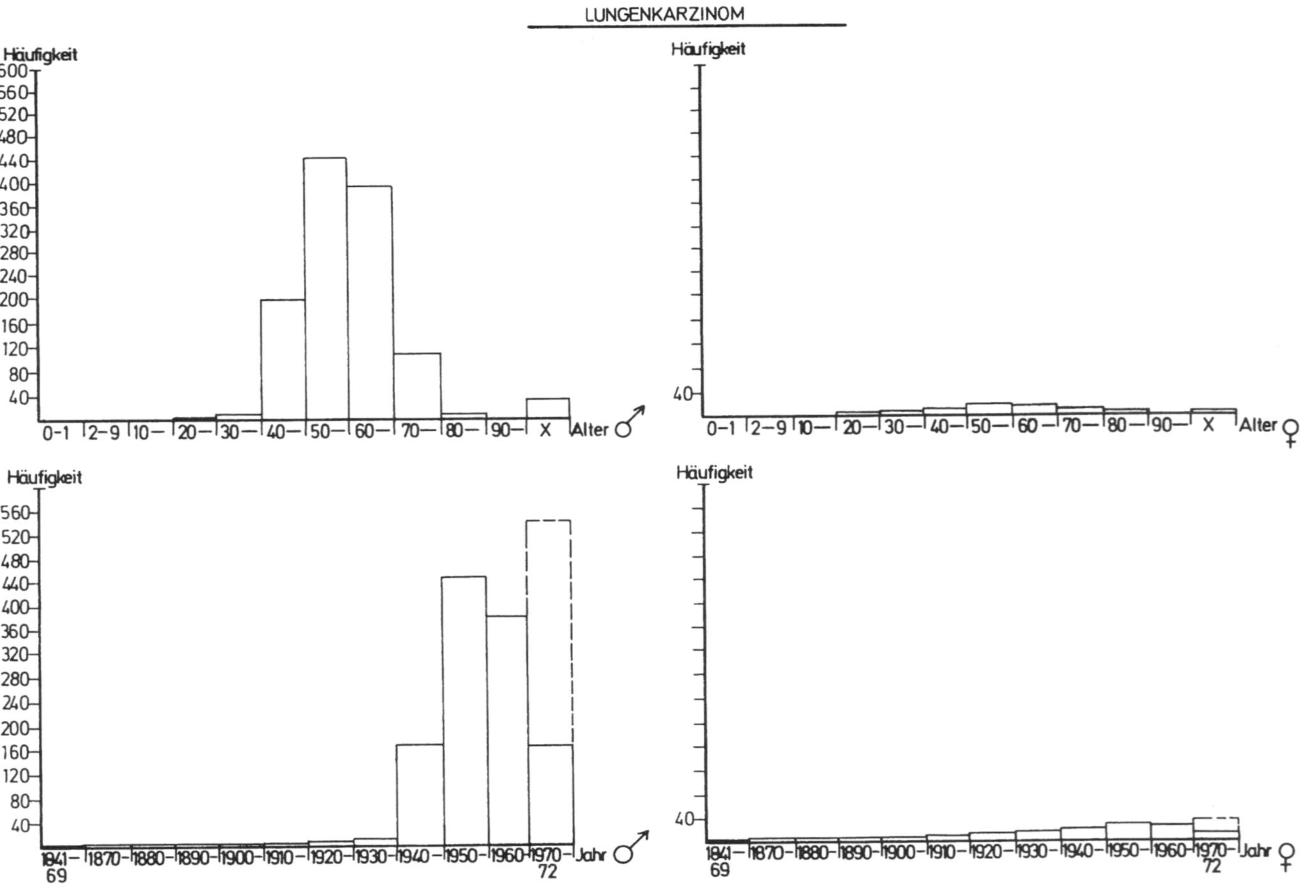

LUNGENKARZINOM (gewichtet)
Häufigkeit
750 700 650 600 550 500 450 400 350 300 250 200 150 100 50
0-1 2-9 10- 20- 30- 40- 50- 60- 70- 80- 90- X Alter
Häufigkeit
150 100 50
0-1 2-9 10- 20- 30- 40- 50- 60- 70- 80- 90- X Alter
Häufigkeit
600 550 500 450 400 350 300 250 200 150 100 50
1941-69 1870- 1880- 1890- 1900- 1910- 1920- 1930- 1940- 1950- 1960- 1970-72 Jahr
Häufigkeit
100 50
1941-69 1870- 1880- 1890- 1900- 1910- 1920- 1930- 1940- 1950- 1960- 1970-72 Jahr

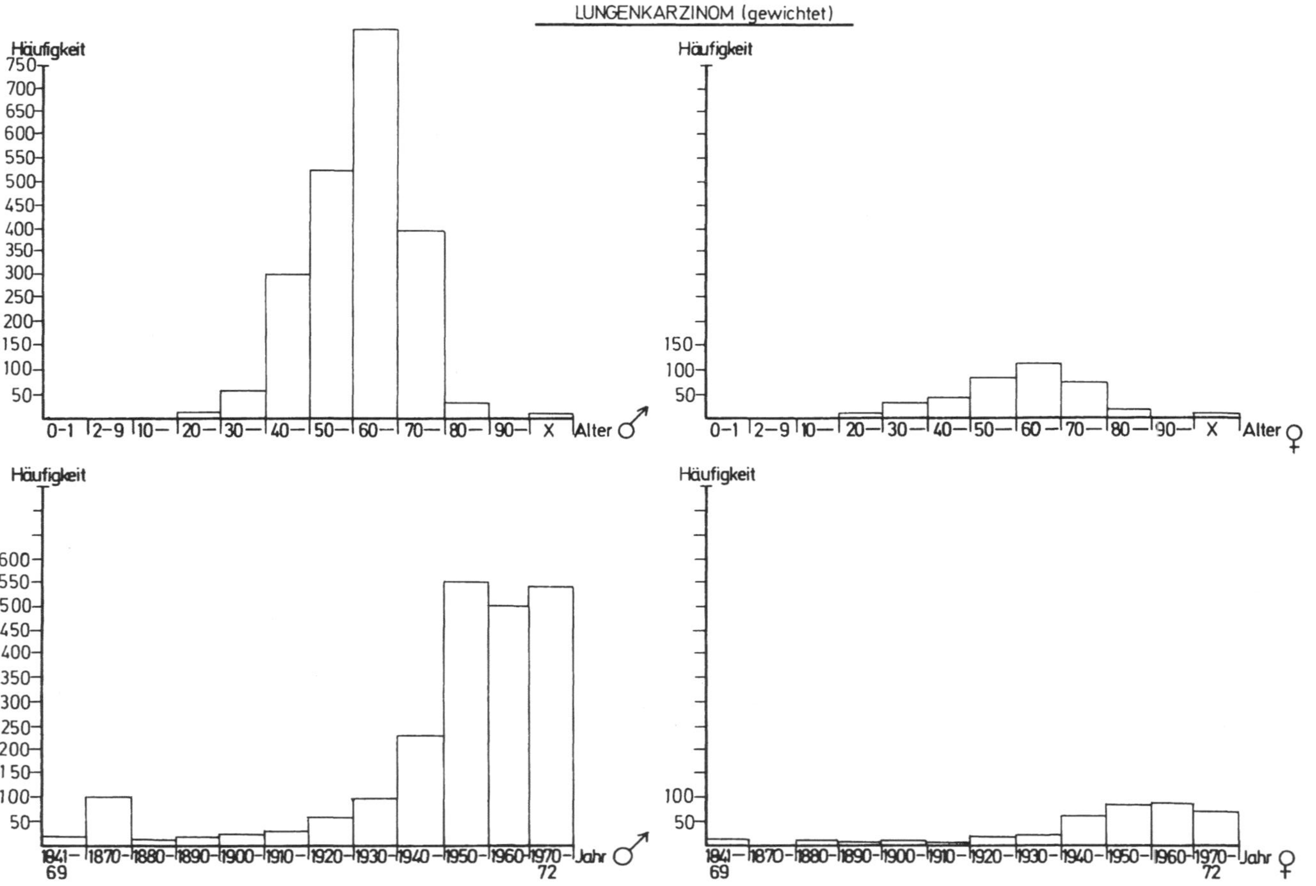

141

LUNGENKARZINOM

männlich

Alter / Jahr	absolute Häufigkeit												Σ Diagnose	Σ gesamt
	0—1	2—9	10—	20—	30—	40—	50—	60—	70—	80—	90—	X		
1841 —69							1						1	483
1870 —					1				1				2	779
1880 —					2								2	1095
1890—							2						2	1329
1900—						2	1	1					4	2229
1910—					3	4	5						12	4249
1920—					4	5	4	8	1				22	3974
1930—				1	8	17	9	10	2	1		3	51	4087
1940—				1	13	49	41	29	12			21	166	6761
1950—				4	10	54	229	112	26	5		6	446	6007
1960—				1	5	43	117	171	42	3			382	6145
1970—72					3	27	32	64	33	4		1	164	2250
Σ Diagn.				7	49	201	441	395	117	13		31	1254	
Σ gesamt	6527	1688	1590	3823	3600	4611	5822	5942	3242	767	33	1743		39388

Alter / Jahr	relative Häufigkeit (bezogen auf Alter)											
	0—1	2—9	10—	20—	30—	40—	50—	60—	70—	80—	90—	X
1841 —69							0,02					
1870—					0,03				0,03			
1880—					0,06							
1890—							0,03					
1900—						0,04	0,02	0,02				
1910—					0,08	0,09	0,09					
1920—					0,11	0,11	0,07	0,13	0,03			
1930—				0,03	0,22	0,37	0,15	0,17	0,06	0,13		0,17
1940—				0,03	0,36	1,06	0,70	0,49	0,37			1,20
1950—				0,10	0,28	1,17	3,93	1,88	0,80	0,65		0,34
1960—				0,03	0,14	0,93	2,01	2,88	1,30	0,39		
1970—72					0,08	0,59	0,55	1,08	1,02	0,52		0,06

Alter / Jahr	relative Häufigkeit (bezogen auf Jahr)											
	0—1	2—9	10—	20—	30—	40—	50—	60—	70—	80—	90—	X
1841 —69							0,21					
1870 —					0,13				0,13			
1880—					0,22							
1890—							0,18					
1900—						0,09	0,04	0,04				
1910—					0,07	0,09	0,12					
1920—					0,10	0,13	0,10	0,20	0,03			
1930—				0,02	0,20	0,42	0,22	0,24	0,05	0 02		0 07
1940—				0,01	0,19	0,72	0,61	0,43	0,18			0 31
1950—				0,07	0,17	0,90	3,81	1,86	0,43	0 08		0 10
1960—				0,02	0,08	0,70	1,90	2,78	0,68	0 05		
1970—72					0,13	1,20	1,42	2,84	1,47	0 18		0 04

142

LUNGENKARZINOM
weiblich

Alter / Jahr	absolute Häufigkeit												Σ Diagnose	Σ gesamt
	0—1	2—9	10—	20—	30—	40—	50—	60—	70—	80—	90—	X		
1841—69						1							1	303
1870—												1	1	364
1880—							1						1	706
1890—					1								1	910
1900—								1					1	1746
1910—						1	1						2	2880
1920—							5	2	1			1	9	3002
1930—					1	1	4	4					10	2807
1940—				2	3	12	6	4	1			4	32	3998
1950—				1	2	9	23	19	4			1	59	4125
1960—					1	5	15	18	15				54	4011
1970—72						2	3	6	6	4			21	1654
Σ Diagn.				3	8	31	58	54	27	4		7	192	
Σ gesamt	5135	1361	1051	2241	2462	2954	3521	3570	2388	668	65	1090		26506

Alter / Jahr	relative Häufigkeit (bezogen auf Alter)											
	0—1	2—9	10—	20—	30—	40—	50—	60—	70—	80—	90—	X
1841—69					0,03							
1870—												0,09
1880—						0,03						
1890—				0,04								
1900—							0,03					
1910—					0,03	0,03						
1920—							0,14	0,06	0,04			0,09
1930—					0,04	0,03	0,11	0,11				
1940—				0,09	0,12	0,41	0,17	0,11	0,04			0,37
1950—				0,04	0,08	0,30	0,65	0,53	0,17			0,09
1960—					0,04	0,17	0,43	0,50	0,63			
1970—72						0,17	0,09	0,17	0,25	0,60		

Alter / Jahr	relative Häufigkeit (bezogen auf Jahr)											
	0—1	2—9	10—	20—	30—	40—	50—	60—	70—	80—	90—	X
1841—69						0,33						
1870—												0,27
1880—							0,15					
1890—					0,11							
1900—								0,06				
1910—						0,03	0,03					
1920—							0,17	0,07	0,03			0,03
1930—					0,04	0,04	0,14	0,14				
1940—				0,05	0,08	0,30	0,15	0,10	0,03			0,10
1950—				0,02	0,05	0,22	0,56	0,47	0,10			0,02
1960—					0,02	0,12	0,37	0,45	0,37			
1970—72						0,12	0,18	0,36	0,36	0,24		

männlich

Jahr \ Alter	0—1	2—9	10—	20—	30—	40—	50—	60—	70—	80—	90—	X
1841—69							19,1					
1870—					3,70				97,5			
1880—					4,20							
1890—							9,00					
1900—						5,00	2,80	7,40				
1910—					2,64	5,60	11,1					
1920—					5,60	8,00	6,40	32,0	6,80			
1930—				0,60	8,80	28,9	14,4	35,0	10,6	6,80		0,27
1940—				0,25	7,93	49,0	61,5	75,4	44,4			0,36
1950—				3,64	14,0	59,4	185,4	224,0	54,6	11,5		1,44
1960—				0,89	7,00	62,35	108,8	239,4	75,6	5,10		
1970—72					9,90	89,1	105,6	211,2	108,9	13,2		3,30

weiblich

Jahr \ Alter	0—1	2—9	10—	20—	30—	40—	50—	60—	70—	80—	90—	X
1841—69						9,50						
1870—												
1880—							8,40					
1890—					2,00							
1900—								5,90				
1910—						1,30	2,00					
1920—							8,00	3,20	3,60			0,17
1930—					0,81	1,30	6,40	12,4				
1940—				0,94	24,9	11,76	8,58	10,8	6,60			1,60
1950—				0,88	1,90	8,46	21,39	24,2	11,2			0,30
1960—					1,40	6,00	18,0	27,0	28,5			
1970—72						6,60	9,90	19,8	19,8	13,2		

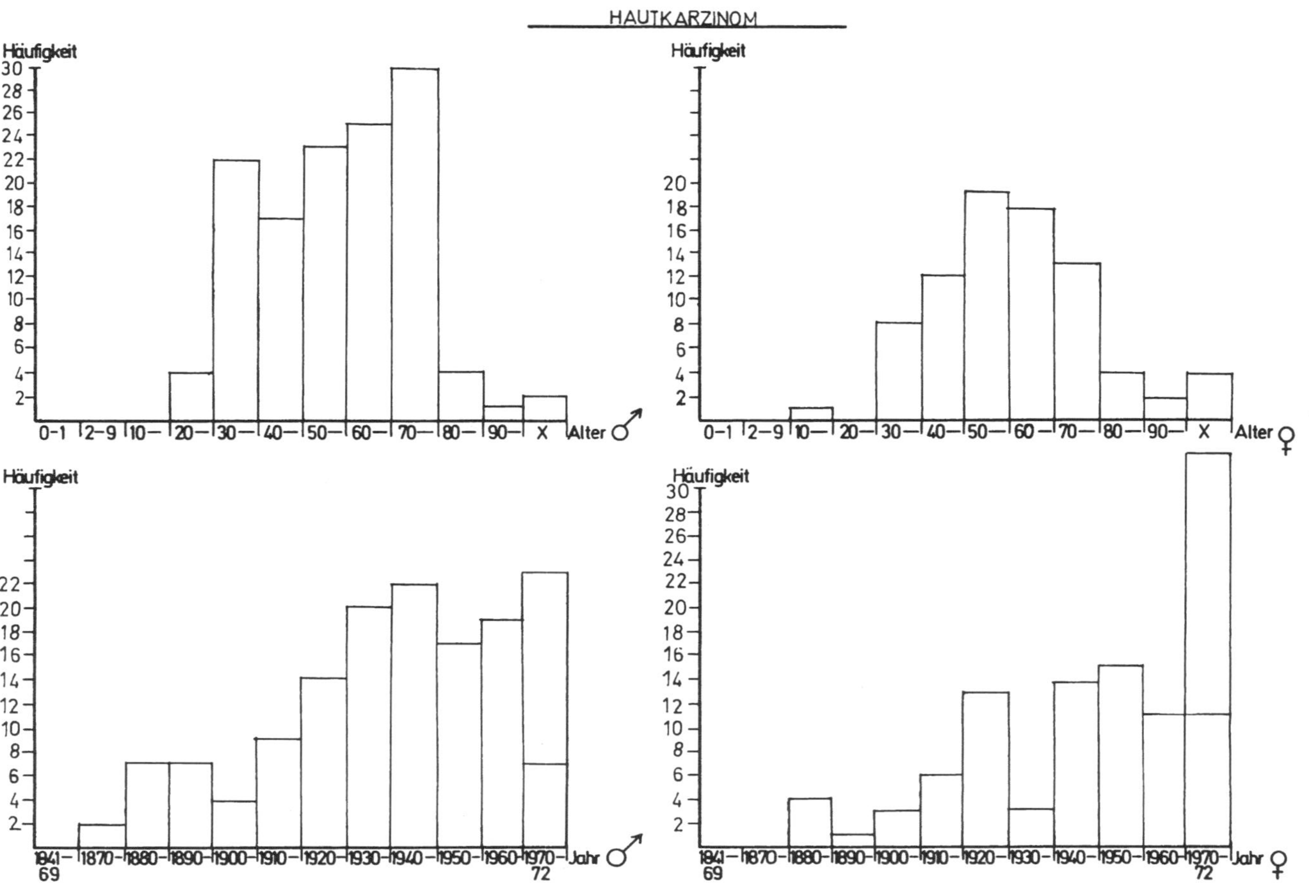

HAUTKARZINOM
Häufigkeit
Alter ♂
Häufigkeit
Alter ♀
Häufigkeit
1841-69
1870-
1880-
1890-
1900-
1910-
1920-
1930-
1940-
1950-
1960-
1970-72
Jahr ♂
Häufigkeit
1841-69
1870-
1880-
1890-
1900-
1910-
1920-
1930-
1940-
1950-
1960-
1970-72
Jahr ♀

HAUTKARZINOM (gewichtet)

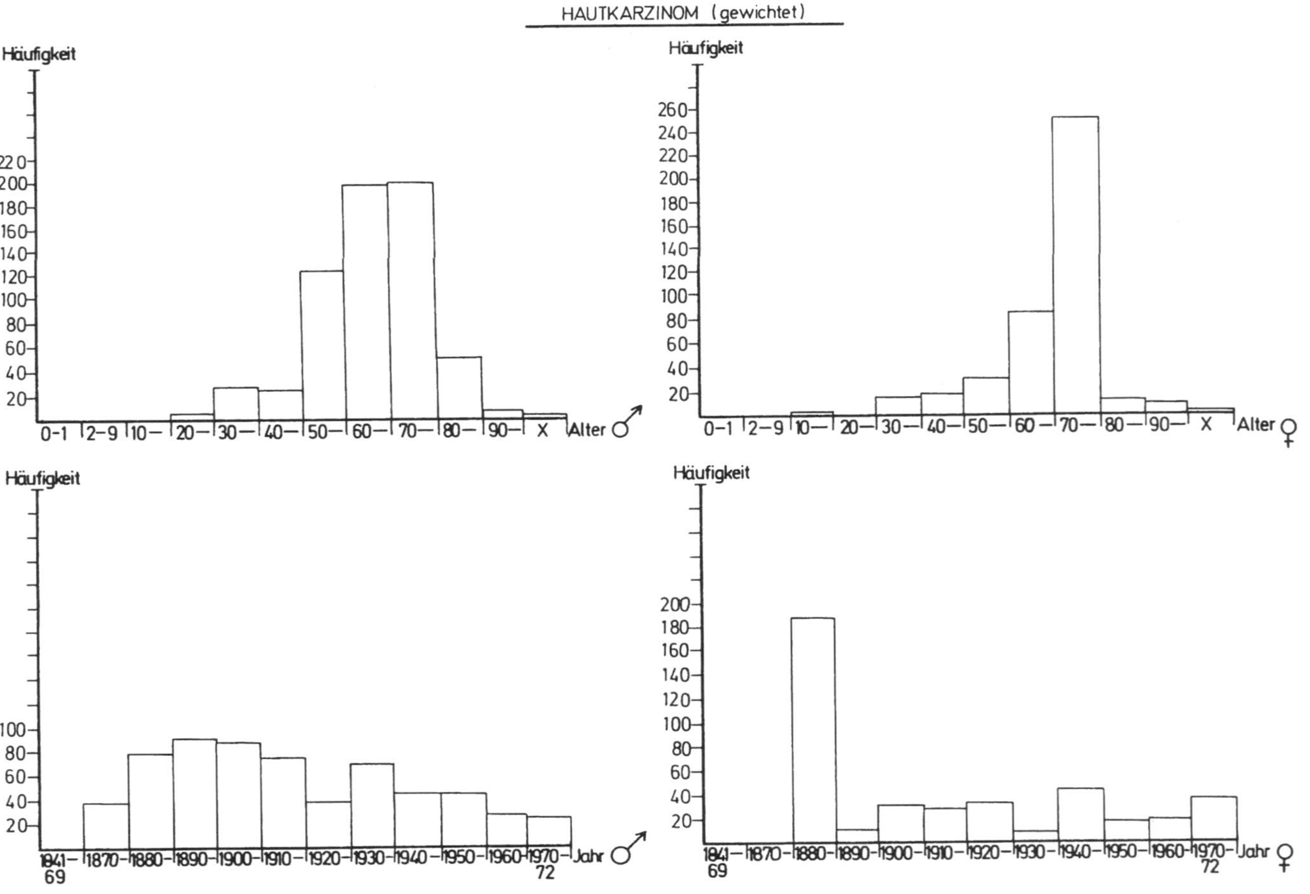

HAUTKARZINOM
männlich

absolute Häufigkeit

Jahr \ Alter	0—1	2—9	10—	20—	30—	40—	50—	60—	70—	80—	90—	X	Σ Diagnose	Σ gesamt
1841 —69														483
1870 —								1				1	2	779
1880 —							5	2					7	1 095
1890 —					1	1		3	2				7	1 329
1900 —								1	2	1			4	2 229
1910 —					2	1	2	1	3				9	4 249
1920 —					2	1	5	5	1				14	3 974
1930 —					2	2	3	6	6	1			20	4 087
1940 —				1	6	4		2	9				22	6 761
1950 —				1	4	2	3	1	4	1		1	17	6 007
1960 —				2	4	6	4		1	1	1		19	6 145
1970 —72					1		1	3	2				7	2 250
Σ Diagn.				4	22	17	23	25	30	4	1	2	128	
Σ gesamt	6527	1688	1590	3823	3600	4611	5822	5942	3242	767	33	1743		39388

relative Häufigkeit (bezogen auf Alter)

Jahr \ Alter	0—1	2—9	10—	20—	30—	40—	50—	60—	70—	80—	90—	X
1841 —69												
1870 —								0,02				0,06
1880 —							0,09	0,03				
1890 —					0,03	0,02		0,05	0,06			
1900 —								0,02	0,06	0,13		
1910 —					0,06	0,02	0,03	0,05	0,09			
1920 —					0,06	0,02	0,09	0,08	0,03			
1930 —					0,06	0,04	0,05	0,10	0,19	0,13		
1940 —				0,03	0,17	0,09		0,03	0,28			
1950 —				0,03	0,11	0,04	0,05	0,02	0,12	0,13		0,06
1960 —				0,05	0,11	0,13	0,07		0,03	0,13	3,03	
1970 —72					0,03		0,02	0,05	0,06			

relative Häufigkeit (bezogen auf Jahr)

Jahr \ Alter	0—1	2—9	10—	20—	30—	40—	50—	60—	70—	80—	90—	X
1841 —69												
1870 —								0,13				0,13
1880 —							0,56	0,22				
1890 —					0,09	0,09		0,27	0,18			
1900 —								0,04	0,09	0,04		
1910 —					0,05	0,02	0,05	0,02	0,07			
1920 —					0,05	0,03	0,13	0,13	0,03			
1930 —					0,05	0,05	0,07	0,15	0,15	0,02		
1940 —				0,01	0,09	0,06		0,03	0,13			
1950 —				0,02	0,07	0,03	0,05	0,02	0,07	0,02		0,02
1960 —				0,03	0,07	0,10	0,07		0,02	0,02	0,02	
1970 —72					0,04		0,04	0,13	0,09			

HAUTKARZINOM
weiblich

absolute Häufigkeit

Jahr	0—1	2—9	10—	20—	30—	40—	50—	60—	70—	80—	90—	X	Σ Diagnose	Σ gesamt
1841—69														303
1870—														364
1880—						1		1	2				4	706
1890—								1					1	910
1900—								2	1				3	1746
1910—						1	2	1	2				6	2880
1920—					1	3	3	1	3			2	13	3002
1930—						1		1			1		3	2807
1940—			1			2	1	4	4			2	14	3998
1950—					2	2	7	3	1				15	4125
1960—					2	1	3	2		2	1		11	4011
1970—72					3	1	3	2		2			11	1654
Σ Diagn.			1		8	12	19	18	13	4	2	4	81	
Σ gesamt	5135	1361	1051	2241	2462	2954	3521	3570	2388	668	65	1090		26506

relative Häufigkeit (bezogen auf Alter)

Jahr	0—1	2—9	10—	20—	30—	40—	50—	60—	70—	80—	90—	X
1841—69												
1870—												
1880—						0,03		0,03	0,08			
1890—								0,03				
1900—								0,06	0,04			
1910—						0,03	0,06	0,03	0,08			
1920—					0,04	0,10	0,09	0,03	0,13			0,18
1930—						0,03		0,03			1,54	
1940—			0,10			0,07	0,03	0,11	0,17			0,18
1950—					0,08	0,07	0,20	0,08	0,04			
1960—					0,08	0,03	0,09	0,06		0,30	1,54	
1970—72					0,12	0,03	0,09	0,06		0,30		

relative Häufigkeit (bezogen auf Jahr)

Jahr	0—1	2—9	10—	20—	30—	40—	50—	60—	70—	80—	90—	X
1841—69												
1870—												
1880—							0,15	0,15	0,30			
1890—								0,11				
1900—								0,11	0,06			
1910—						0,03	0,07	0,03	0,07			
1920—					0,03	0,10	0,10	0,03	0,10			0,07
1930—						0,04		0,04			0,04	
1940—				0,03		0,05	0,03	0,10	0,10			0,05
1950—						0,05	0,05	0,17	0,07	0,02		
1960—						0,05	0,02	0,07	0,05		0,05	0,02
1970—72						0,18	0,06	0,18	0,12		0,12	

männlich

Alter / Jahr	altersgewichtete Häufigkeit											
	0—1	2—9	10—	20—	30—	40—	50—	60—	70—	80—	90—	X
1841 —69												
1870 —								39,9				0,12
1880—							34,5	46,2				
1890—					3,20	3,50		39,3	47,2			
1900—								7,40	38,0	44,1		
1910—					1,76	1,40	44,0	5,20	24,0			
1920—					2,80	1,60	8,00	20,0	6,80			
1930—					2,20	3,40	4,80	21,0	31,8	6,80		
1940—				0,25	3,66	4,00		5,20	33,3			
1950—				0,91	5,60	2,20	24,3	2,00	8,40	2,30		0,24
1960—				1,78	5,60	8,70	3,72		1,80	1,70	1,90	
1970 —72					3,30		3,30	9,90	6,60			

weiblich

Alter / Jahr	altersgewichtete Häufigkeit											
	0—1	2—9	10—	20—	30—	40—	50—	60—	70—	80—	90—	X
1841 —69												
1870 —												
1880—						3,10		21,8	164,6			
1890—								11,1				
1900—								11,8	19,1			
1910—						1,30	4,00	4,40	19,4			
1920—					0,85	3,60	4,80	3,60	21,6			0,34
1930—						1,30		3,10			4,30	
1940—			0,50			1,96	1,43	10,8	26,4			0,80
1950—					1,90	1,88	6,51	4,40	2,80			
1960—					2,80	1,20	3,60	3,00		5,20	2,90	
1970 —72					9,90	3,30	9,90	6,60		6,60		

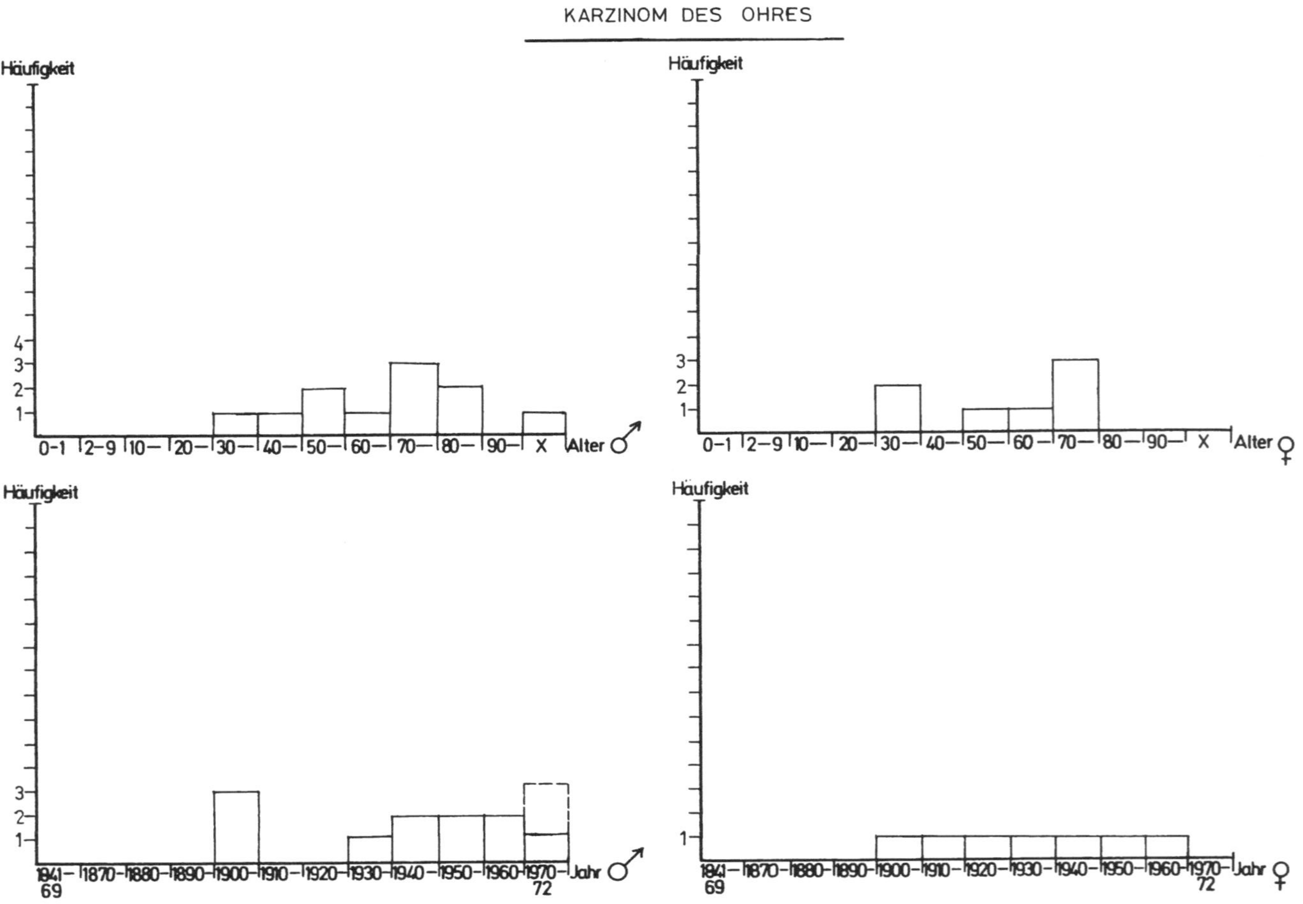

150

KARZINOM DES OHRES   (gewichtet)
Häufigkeit
0-1 2-9 10— 20— 30— 40— 50— 60— 70— 80— 90— X Alter ♂
Häufigkeit
0-1 2-9 10— 20— 30— 40— 50— 60— 70— 80— 90— X Alter ♀
Häufigkeit
1841— 1870— 1880— 1890— 1900— 1910— 1920— 1930— 1940— 1950— 1960— 1970— Jahr ♂
69   72
Häufigkeit
1841— 1870— 1880— 1890— 1900— 1910— 1920— 1930— 1940— 1950— 1960— 1970— Jahr ♀
69   72

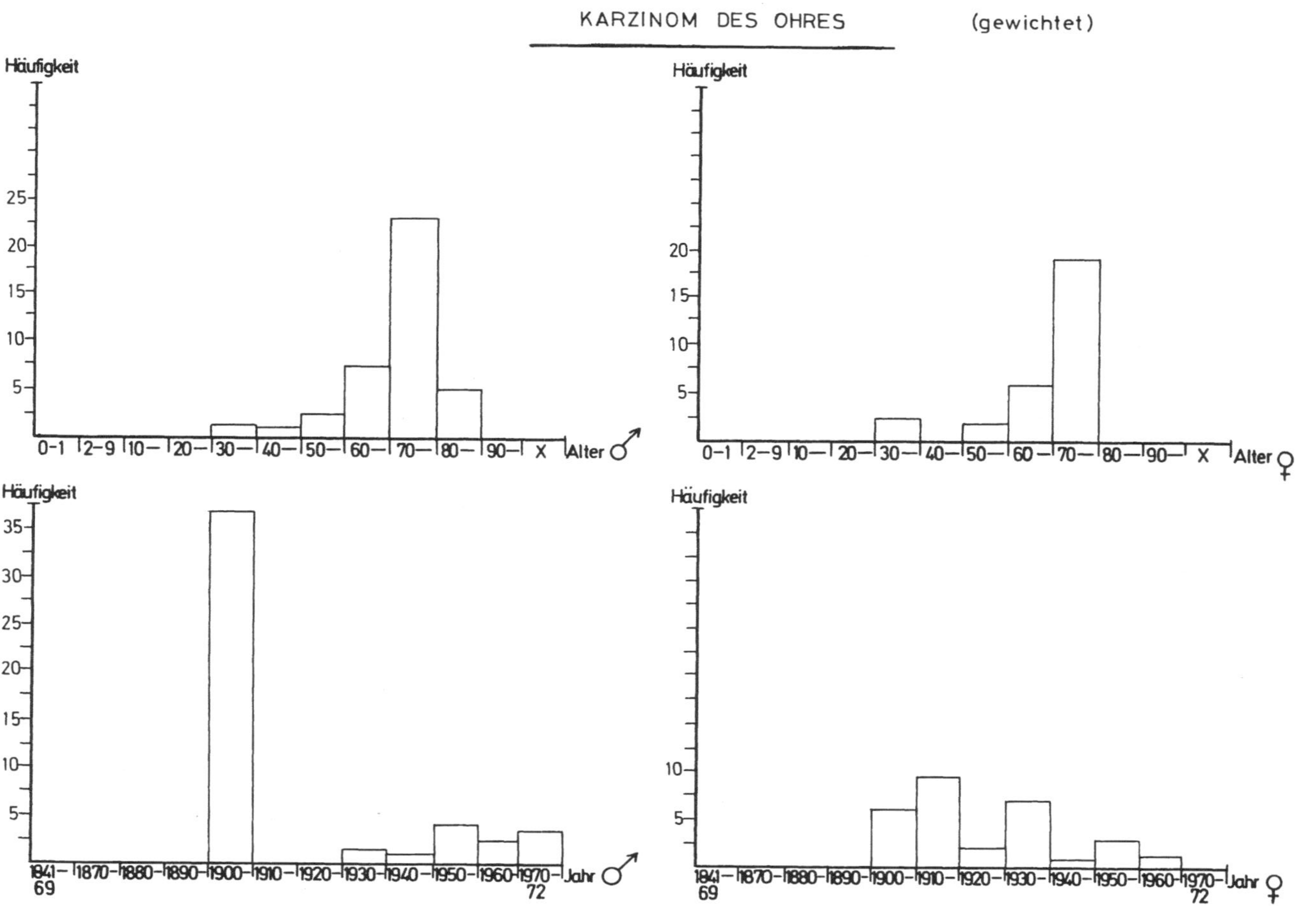

151

KARZINOM DES OHRES
männlich

Jahr \ Alter	absolute Häufigkeit												Σ Diagnose	Σ gesamt
	0—1	2—9	10—	20—	30—	40—	50—	60—	70—	80—	90—	X		
1841—69														483
1870—														779
1880—														1095
1890—														1329
1900—					1			1	1				3	2229
1910—														4249
1920—														3974
1930—							1						1	4087
1940—						1						1	2	6761
1950—									2				2	6007
1960—							1			1			2	6145
1970—72										1			1	2250
Σ Diagn.					1	1	2	1	3	2		1	11	
Σ gesamt	6527	1688	1590	3823	3600	4611	5822	5942	3242	767	33	1743		39388

Jahr \ Alter	relative Häufigkeit (bezogen auf Alter)											
	0—1	2—9	10—	20—	30—	40—	50—	60—	70—	80—	90—	X
1841—69												
1870—												
1880—												
1890—												
1900—					0,03			0,02	0,03			
1910—												
1920—												
1930—							0,02					
1940—						0,02						0,06
1950—									0,06			
1960—							0,02			0,13		
1970—72										0,13		

Jahr \ Alter	relative Häufigkeit (bezogen auf Jahr)											
	0—1	2—9	10—	20—	30—	40—	50—	60—	70—	80—	90—	X
1841—69												
1870—												
1880—												
1890—												
1900—					0,04			0,04	0,04			
1910—												
1920—												
1930—							0,02					
1940—						0,01						0,01
1950—									0,03			
1960—							0,02			0,02		
1970—72										0,04		

Alter / Jahr	absolute Häufigkeit												Σ Diagnose	Σ gesamt
	0—1	2—9	10—	20—	30—	40—	50—	60—	70—	80—	90—	X		
1841 — 69														303
1870—														364
1880—														706
1890—														910
1900—								1					1	1746
1910—									1				1	2880
1920—							1						1	3002
1930—									1				1	2807
1940—					1								1	3998
1950—									1				1	4125
1960—					1								1	4011
1970—72														1654
Σ Diagn.					2		1	1	3				7	
Σ gesamt	5135	1361	1051	2241	2462	2954	3521	3570	2388	668	65	1090		26506

Alter / Jahr	relative Häufigkeit (bezogen auf Alter)											
	0—1	2—9	10—	20—	30—	40—	50—	60—	70—	80—	90—	X
1841 —69												
1870—												
1880—												
1890—												
1900—								0,03				
1910—									0,04			
1920—							0,03					
1930—									0,04			
1940—					0,04							
1950—									0,04			
1960—					0,04							
1970—72												

Alter / Jahr	relative Häufigkeit (bezogen auf Jahr)											
	0—1	2—9	10—	20—	30—	40—	50—	60—	70—	80—	90—	X
1841 — 69												
1870—												
1880—												
1890—												
1900—								0,06				
1910—									0,03			
1920—							0,03					
1930—									0,04			
1940—					0,03							
1950—									0,02			
1960—					0,02							
1970 — 72												

männlich

Alter \ Jahr	altersgewichtete Häufigkeit											
	0—1	2—9	10—	20—	30—	40—	50—	60—	70—	80—	90—	X
1841—69												
1870—												
1880—												
1890—												
1900—					1,40			7,40	19,0			
1910—												
1920—												
1930—							1,60					
1940—						1,00						0,03
1950—									4,20			
1960—							0,90			1,70		
1970—72										3,30		

weiblich

Alter \ Jahr	altersgewichtete Häufigkeit											
	0—1	2—9	10—	20—	30—	40—	50—	60—	70—	80—	90—	X
1841—69												
1870—												
1880—												
1890—												
1900—								5,90				
1910—									9,70			
1920—							1,60					
1930—									7,20			
1940—					0,80							
1950—									2,80			
1960—					1,40							
1970—72												

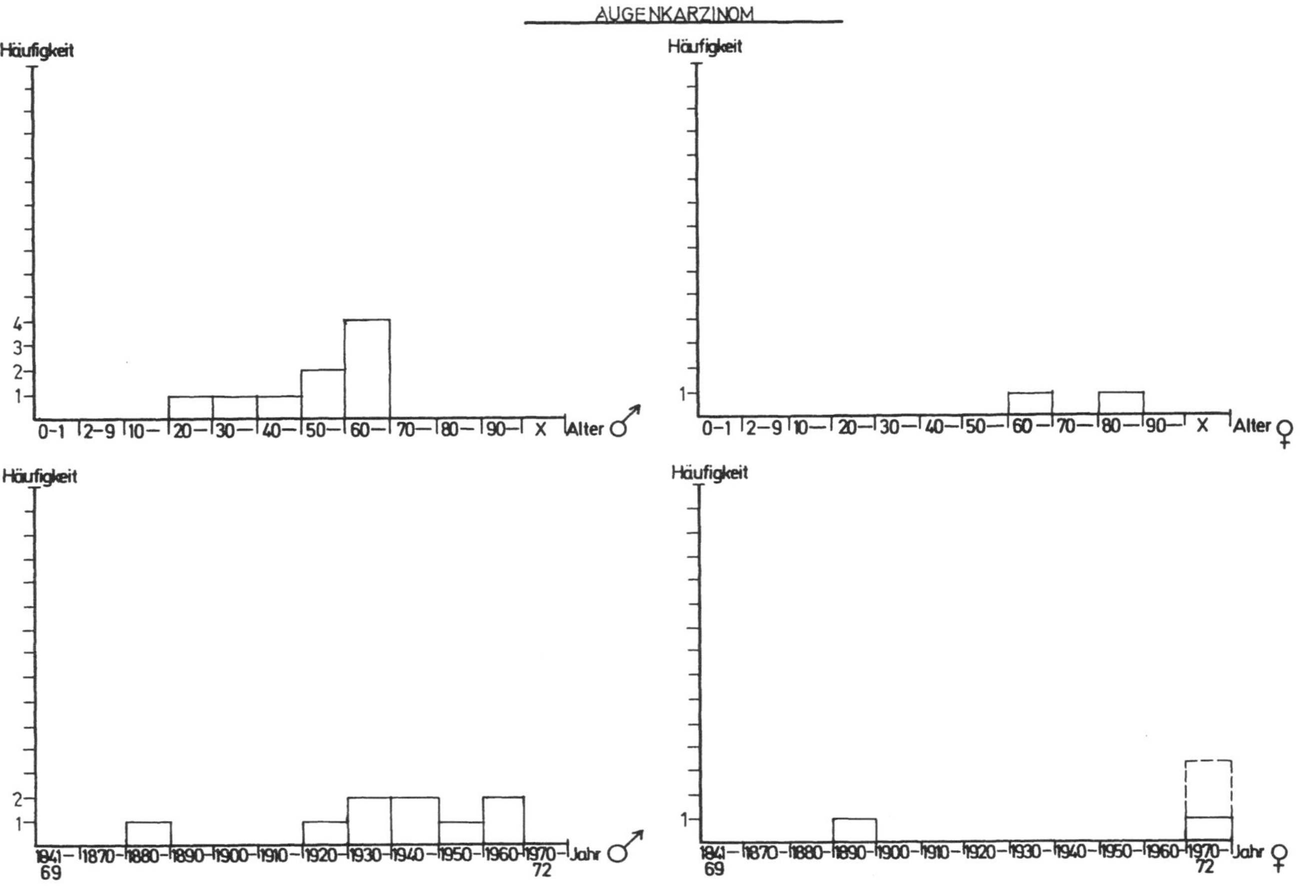

AUGENKARZINOM
Häufigkeit
Alter ♂
Häufigkeit
Alter ♀
Häufigkeit
Jahr ♂
Häufigkeit
Jahr ♀

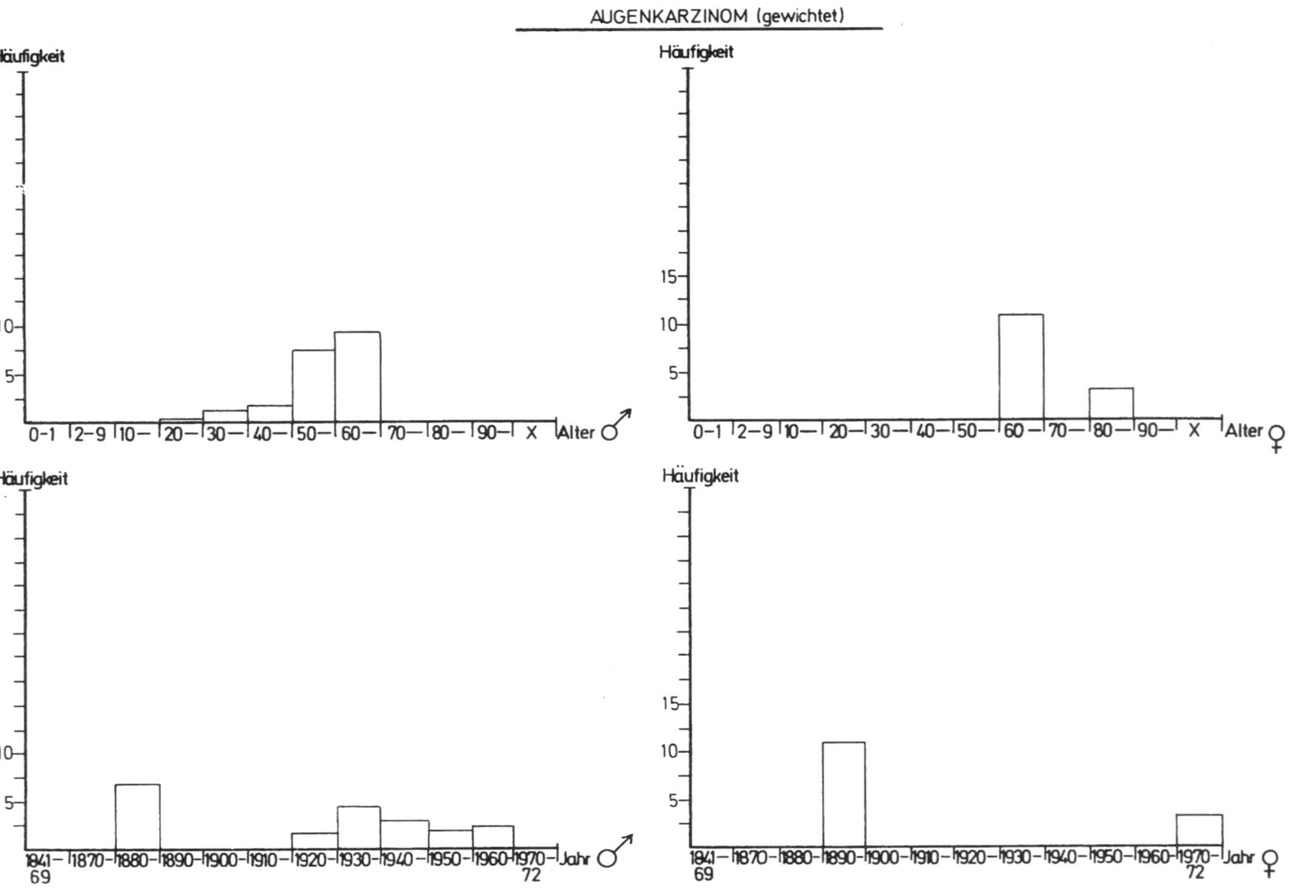
AUGENKARZINOM (gewichtet)
156
Häufigkeit
0-1 2-9 10— 20— 30— 40— 50— 60— 70— 80— 90— X Alter ♂
Häufigkeit
0-1 2-9 10— 20— 30— 40— 50— 60— 70— 80— 90— X Alter ♀
Häufigkeit
1841—69 1870— 1880— 1890— 1900— 1910— 1920— 1930— 1940— 1950— 1960— 1970—72 Jahr ♂
Häufigkeit
1841—69 1870— 1880— 1890— 1900— 1910— 1920— 1930— 1940— 1950— 1960— 1970—72 Jahr ♀

AUGENKARZINOM

männlich

Jahr \ Alter	absolute Häufigkeit 0–1	2–9	10–	20–	30–	40–	50–	60–	70–	80–	90–	X	Σ Diagnose	Σ gesamt
1841 –69														483
1870 –														779
1880 –							1						1	1095
1890 –														1329
1900 –														2229
1910 –														4249
1920 –						1							1	3974
1930 –					1			1					2	4087
1940 –				1				1					2	6761
1950 –								1					1	6007
1960 –							1	1					2	6145
1970 –72														2250
Σ Diagn.				1	1	1	2	4					9	
Σ gesamt	6527	1688	1590	3823	3600	4611	5822	5942	3242	767	33	1743		39388

Jahr \ Alter	relative Häufigkeit (bezogen auf Alter) 0–1	2–9	10–	20–	30–	40–	50–	60–	70–	80–	90–	X
1841 –69												
1870 –												
1880 –							0,02					
1890 –												
1900 –												
1910 –												
1920 –						0,02						
1930 –					0,03			0,02				
1940 –				0,03				0,02				
1950 –								0,02				
1960 –							0,02	0,02				
1970 –72												

Jahr \ Alter	relative Häufigkeit (bezogen auf Jahr) 0–1	2–9	10–	20–	30–	40–	50–	60–	70–	80–	90–	X
1841 –69												
1870 –												
1880 –							0,11					
1890 –												
1900 –												
1910 –												
1920 –						0,03						
1930 –					0,02			0,02				
1940 –				0,01				0,01				
1950 –								0,02				
1960 –							0,02	0,02				
1970 –72												

AUGENKARZINOM
weiblich

Alter / Jahr	absolute Häufigkeit												Σ Diagnose	Σ gesamt
	0—1	2—9	10—	20—	30—	40—	50—	60—	70—	80—	90—	X		
1841—69														303
1870—														364
1880—														706
1890—								1					1	910
1900—														1746
1910—														2880
1920—														3002
1930—														2807
1940—														3998
1950—														4125
1960—														4011
1970—72										1			1	1654
Σ Diagn.								1		1			2	
Σ gesamt	5135	1361	1051	2241	2462	2954	3521	3570	2388	668	65	1090		26506

Alter / Jahr	relative Häufigkeit (bezogen auf Alter)											
	0—1	2—9	10—	20—	30—	40—	50—	60—	70—	80—	90—	X
1841—69												
1870—												
1880—												
1890—								0,03				
1900—												
1910—												
1920—												
1930—												
1940—												
1950—												
1960—												
1970—72										0,15		

Alter / Jahr	relative Häufigkeit (bezogen auf Jahr)											
	0—1	2—9	10—	20—	30—	40—	50—	60—	70—	80—	90—	X
1841—69												
1870—												
1880—												
1890—								0,11				
1900—												
1910—												
1920—												
1930—												
1940—												
1950—												
1960—												
1970—72										0,06		

männlich

Alter / Jahr	altersgewichtete Häufigkeit											
	0—1	2—9	10—	20—	30—	40—	50—	60—	70—	80—	90—	X
1841—69												
1870—												
1880—						6,90						
1890—												
1900—												
1910—												
1920—					1,60							
1930—				1,10			3,50					
1940—			0,25				2,60					
1950—							2,00					
1960—						0,93	1,40					
1970—72												

weiblich

Alter / Jahr	altersgewichtete Häufigkeit											
	0—1	2—9	10—	20—	30—	40—	50—	60—	70—	80—	90—	X
1841—69												
1870—												
1880—												
1890—								11,1				
1900—												
1910—												
1920—												
1930—												
1940—												
1950—												
1960—												
1970—72										3,30		

GEHIRNTUMOREN

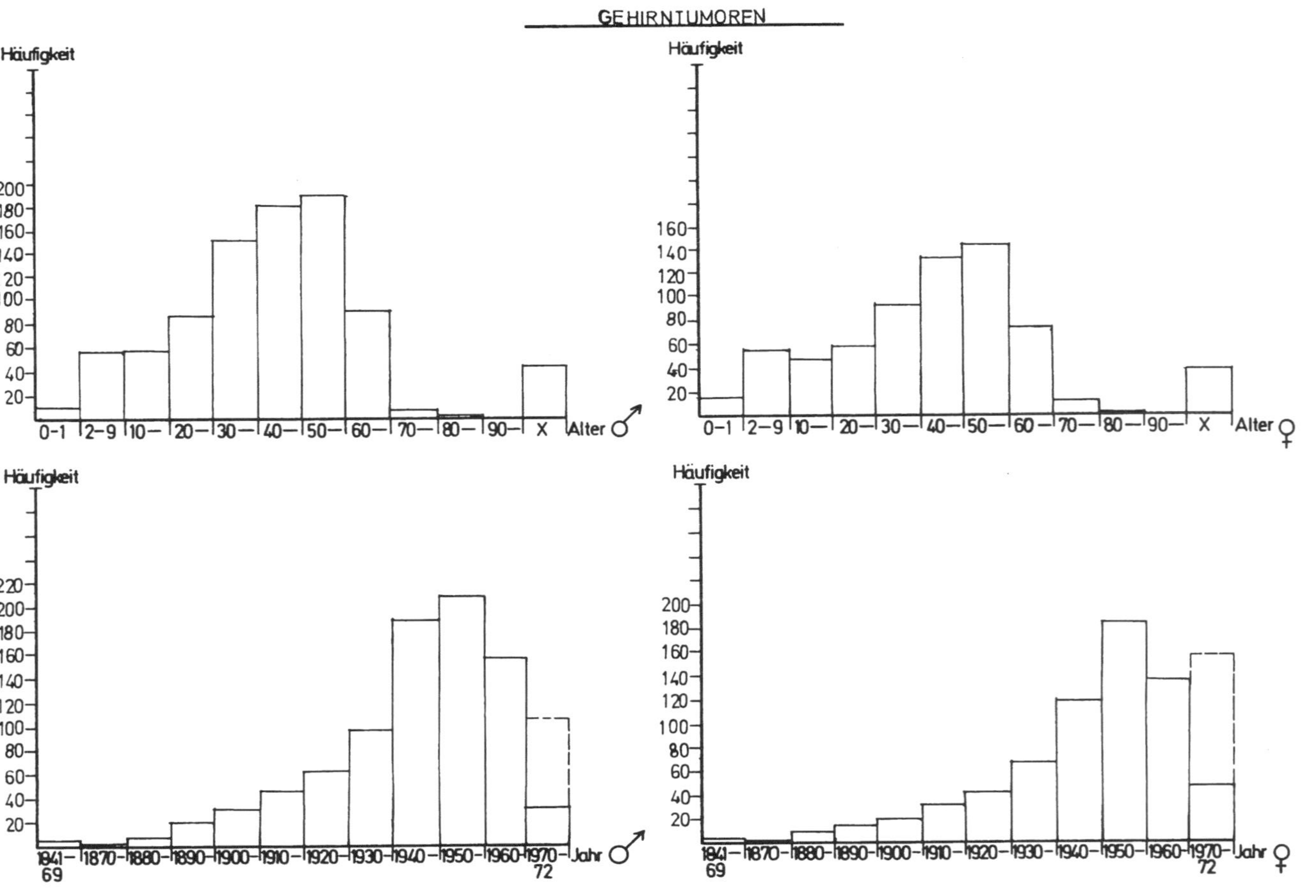

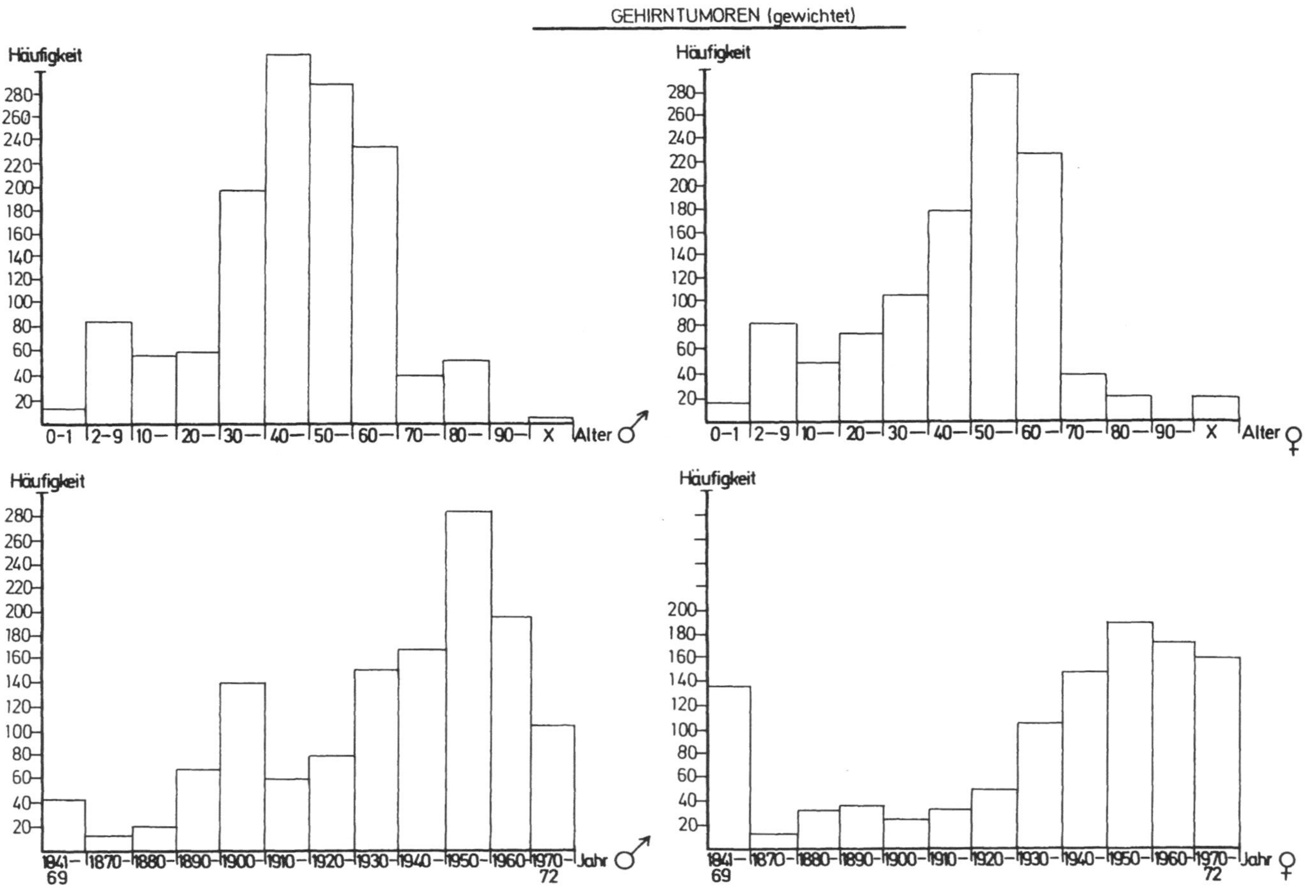

GEHIRNTUMOREN (gewichtet)

GEHIRNTUMOREN
männlich

Alter / Jahr	absolute Häufigkeit 0—1	2—9	10—	20—	30—	40—	50—	60—	70—	80—	90—	X	Σ Diagnose	Σ gesamt
1841—69					1		2					2	5	483
1870—				1	1	1							3	779
1880—			2	1	2	1	1						7	1095
1890—		3	2	5	3	3		2				2	20	1329
1900—		1	1	2	7	8	9	2	1	1			32	2229
1910—	1	1	7	4	10	11	6	3				5	48	4249
1920—	2	4	5	11	6	20	12	2					62	3974
1930—	1	6	9	8	22	28	12	9	2			5	102	4087
1940—	1	14	12	21	39	31	35	11	1	1		24	190	6761
1950—	2	8	14	17	27	46	61	32	2			3	212	6007
1960—	3	16	7	13	23	22	47	27	2				160	6145
1970—72	1	5		2	8	9	5	2					32	2250
Σ Diagn.	11	58	59	85	149	180	190	90	8	2		41	873	
Σ gesamt	6527	1688	1590	3823	3600	4611	5822	5942	3242	767	33	1743		39388

Alter / Jahr	relative Häufigkeit (bezogen auf Alter) 0—1	2—9	10—	20—	30—	40—	50—	60—	70—	80—	90—	X
1841—69					0,03		0,03					0,11
1870—				0,03	0,03	0,02						
1880—			0,13	0,03	0,06	0,02	0,02					
1890—		0,13	0,13	0,08	0,07		0,03					0,11
1900—		0,06	0,06	0,05	0,19	0,17	0,15	0,03	0,03	0,13		
1910—	0,02	0,06	0,44	0,10	0,28	0,24	0,10	0,05				0,29
1920—	0,03	0,24	0,31	0,29	0,17	0,43	0,21	0,03				
1930—	0,02	0,36	0,57	0,21	0,61	0,61	0,21	0,15	0,06			0,29
1940—	0,02	0,83	0,75	0,55	1,08	0,67	0,60	0,19	0,03	0,13		0,38
1950—	0,03	0,47	0,88	0,44	0,75	1,00	1,05	0,54	0,06			0,17
1960—	0,05	0,95	0,44	0,34	0,64	0,48	0,81	0,45	0,06			
1970—72	0,02	0,30		0,05	0,22	0,20	0,09	0,03				

Alter / Jahr	relative Häufigkeit (bezogen auf Jahr) 0—1	2—9	10—	20—	30—	40—	50—	60—	70—	80—	90—	X
1841—69					0,21		0,41					0,41
1870—				0,13	0,13	0,13						
1880—			0,22	0,11	0,22	0,11	0,11					
1890—		0,27	0,18	0,44	0,27	0,27		0,18				0,18
1900—		0,04	0,04	0,09	0,31	0,36	0,40	0,09	0,04	0,04		
1910—	0,02	0,02	0,16	0,09	0,24	0,26	0,14	0,07				0,12
1920—	0,05	0,10	0,13	0,28	0,15	0,50	0,30	0,05				
1930—	0,02	0,15	0,22	0,20	0,54	0,69	0,29	0,22	0,05			0,12
1940—	0,01	0,21	0,18	0,31	0,58	0,46	0,52	0,16	0,01			0,35
1950—	0,03	0,13	0,23	0,28	0,45	0,77	1,02	0,53	0,03			0,05
1960—	0,05	0,26	0,11	0,21	0,37	0,36	0,76	0,44	0,03			
1970—72	0,04	0,22		0,09	0,36	0,40	0,22	0,09				

GEHIRNTUMOREN
weiblich

Alter / Jahr	absolute Häufigkeit												Σ Diagnose	Σ gesamt
	0—1	2—9	10—	20—	30—	40—	50—	60—	70—	80—	90—	X		
1841 — 69							2	1				1	4	303
1870—					1	1							2	364
1880—					3	3	2						8	706
1890—		1	1	2	4	2	1	1					12	910
1900—		1	4	3	4	3	1	1				2	19	1746
1910—		2	4	6	1	11	4	1				2	31	2880
1920—			3	11	8	12	5	2	1			1	43	3002
1930—	1	9	4	7	14	13	13	4	1	2		3	71	2807
1940—	1	5	10	8	20	21	25	7				23	120	3998
1950—	3	14	16	12	27	41	51	14	1			5	184	4125
1960—	9	20	3	8	9	20	31	31	4				135	4011
1970—72	2	5	3	2	3	6	10	12	4			1	48	1654
Σ Diagn.	16	57	48	59	94	133	145	74	11	2		38	677	
Σ gesamt	5135	1361	1051	2241	2462	2954	3521	3570	2388	668	65	1090		26506

Alter / Jahr	relative Häufigkeit (bezogen auf Alter)											
	0—1	2—9	10—	20—	30—	40—	50—	60—	70—	80—	90—	X
1841 —69							0,06	0,03				0,09
1870—					0,04	0,03						
1880—					0,12	0,10	0,06					
1890—		0,07	0,10	0,09	0,16	0,07	0,03	0,03				
1900—		0,07	0,38	0,13	0,16	0,10	0,03	0,03				0,18
1910—		0,15	0,38	0,26	0,04	0,37	0,11	0,03				0,18
1920—			0,29	0,49	0,32	0,41	0,14	0,06	0,04			0,09
1930—	0,02	0,66	0,38	0,31	0,57	0,44	0,37	0,11	0,04	0,30		0,28
1940—	0,02	0,37	0,95	0,35	0,81	0,71	0,71	0,20				2,11
1950—	0,06	1,03	1,52	0,53	1,10	1,39	1,54	0,39	0,04			0,46
1960—	0,18	1,47	0,29	0,35	0,37	0,68	0,88	0,87	0,17			
1970—72	0,04	0,37	0,29	0,09	0,12	0,20	0,28	0,34	0,17			0,09

Alter / Jahr	relative Häufigkeit (bezogen auf Jahr)											
	0—1	2—9	10—	20—	30—	40—	50—	60—	70—	80—	90—	X
1841 — 69							0,66	0,33				0,33
1870—					0,27	0,27						
1880—					0,46	0,46	0,30					
1890—		0,11	0,11	0,22	0,44	0,22	0,11	0,11				
1900—		0,06	0,23	0,17	0,23	0,17	0,06	0,06				0,11
1910—		0,07	0,14	0,21	0,03	0,38	0,14	0,03				0,07
1920—			0,10	0,37	0,27	0,40	0,17	0,07	0,03			0,03
1930—	0,04	0,32	0,14	0,25	0,50	0,46	0,46	0,14	0,04	0 07		0,11
1940—	0,03	0,13	0,25	0,20	0,50	0,53	0,63	0,18				0,58
1950—	0,07	0,34	0,39	0,29	0,66	1,00	1,25	0,34	0,02			0,12
1960—	0,22	0,50	0,07	0,20	0,22	0,50	0,77	0,10				
1970 — 72	0,12	0,30	0,18	0,12	0,18	0,36	0,60	0,73	0,24			0,06

männlich

Alter / Jahr	altersgewichtete Häufigkeit											
	0—1	2—9	10—	20—	30—	40—	50—	60—	70—	80—	90—	X
1841—69					6,30		38,2					
1870—				1,20	3,70	8,40						
1880—			4,80	1,30	4,20	3,60	6,90					
1890—		12,3	3,20	4,55	9,60	10,6		26,2				1,18
1900—		1,90	0,93	1,48	10,8	20,0	25,2	14,8	19,0	44,1		
1910—	1,20	0,74	3,36	1,20	8,80	15,4	13,2	15,6				0,55
1920—	2,00	3,84	3,15	5,94	8,40	32,0	19,2	8,00				
1930—	1,10	5,10	8,10	4,80	24,2	47,6	19,2	31,5	10,6			0,45
1940—	0,65	7,70	5,40	5,25	23,8	31,0	52,5	28,6	3,70	7,10		0,72
1950—	1,18	11,2	18,2	15,47	37,8	82,8	49,4	64,0	4,20			0,72
1960—	1,98	24,0	9,80	11,57	32,2	31,9	43,7	37,8	3,60			
1970—72	3,30	16,5		6,60	26,4	29,7	16,5	6,60				

weiblich

Alter / Jahr	altersgewichtete Häufigkeit											
	0—1	2—9	10—	20—	30—	40—	50—	60—	70—	80—	90—	X
1841—69							76,4	54,9				3,80
1870—					4,00	7,70						
1880—					6,00	9,30	16,8					
1890—		3,20	1,10	1,44	8,00	5,00	4,70	11,1				
1900—		1,70	3,60	1,23	3,76	4,40	2,90	5,90				0,66
1910—		1,22	1,84	2,04	0,65	14,3	8,00	4,40				0,36
1920—			1,59	4,07	6,80	14,4	8,00	7,20	7,20			0,17
1930—	1,50	8,73	3,16	3,01	11,34	16,9	20,8	12,4	7,20	19,6		0,66
1940—	0,81	2,65	5,00	37,6	16,6	20,58	35,75	18,9				9,20
1950—	2,07	18,2	16,0	10,56	25,65	38,54	47,43	25,2	2,80			1,50
1960—	7,38	26,0	4,40	7,28	12,6	24,0	37,2	46,5	7,60			
1970—72	6,60	16,5	9,90	6,60	9,90	19,8	3,30	39,6	13,2			3,30

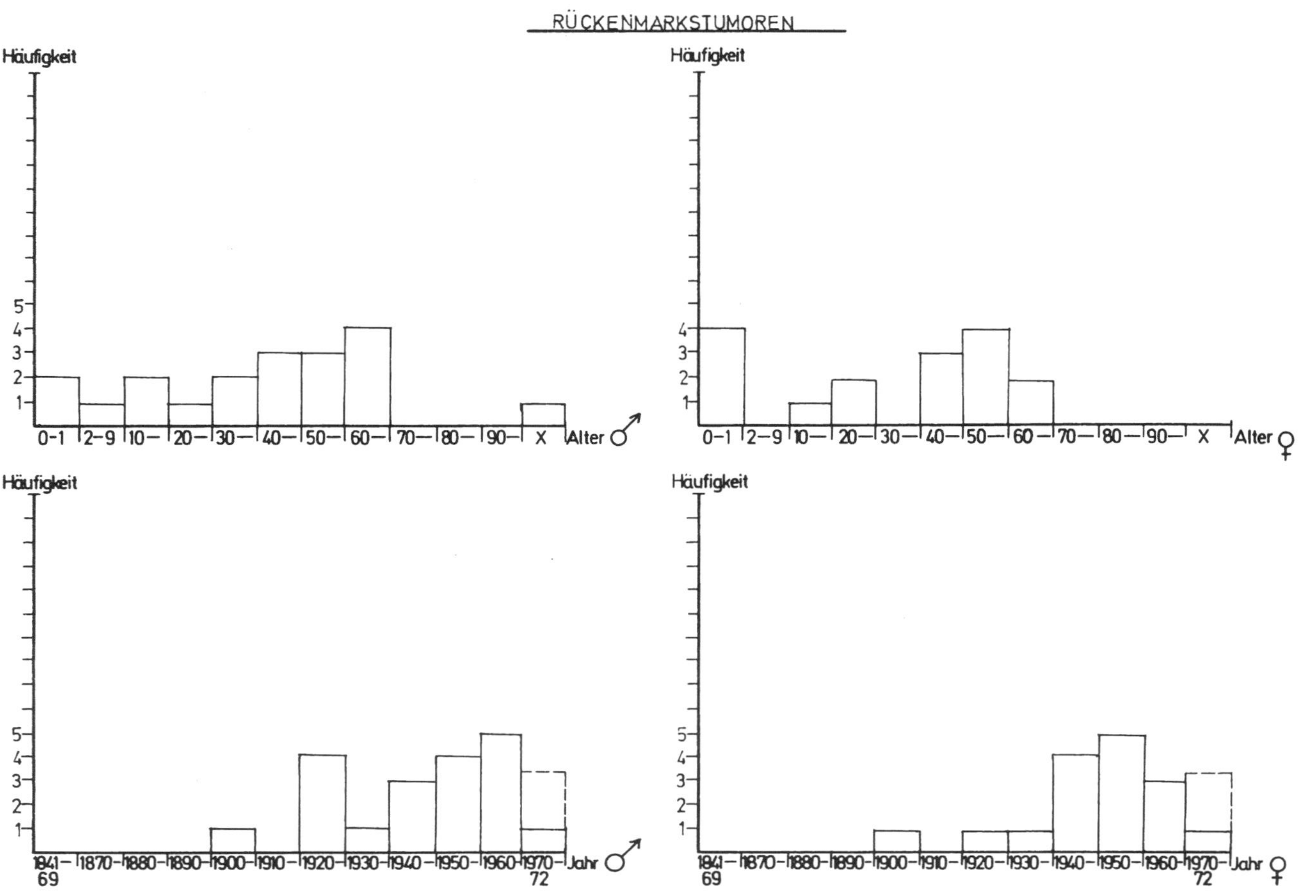
RÜCKENMARKSTUMOREN
Häufigkeit
0-1 2-9 10— 20— 30— 40— 50— 60— 70— 80— 90— X Alter ♂
Häufigkeit
0-1 2-9 10— 20— 30— 40— 50— 60— 70— 80— 90— X Alter ♀
Häufigkeit
1941–69 1870— 1880— 1890— 1900— 1910— 1920— 1930— 1940— 1950— 1960— 1970–72 Jahr ♂
Häufigkeit
1941–69 1870— 1880— 1890— 1900— 1910— 1920— 1930— 1940— 1950— 1960— 1970–72 Jahr ♀

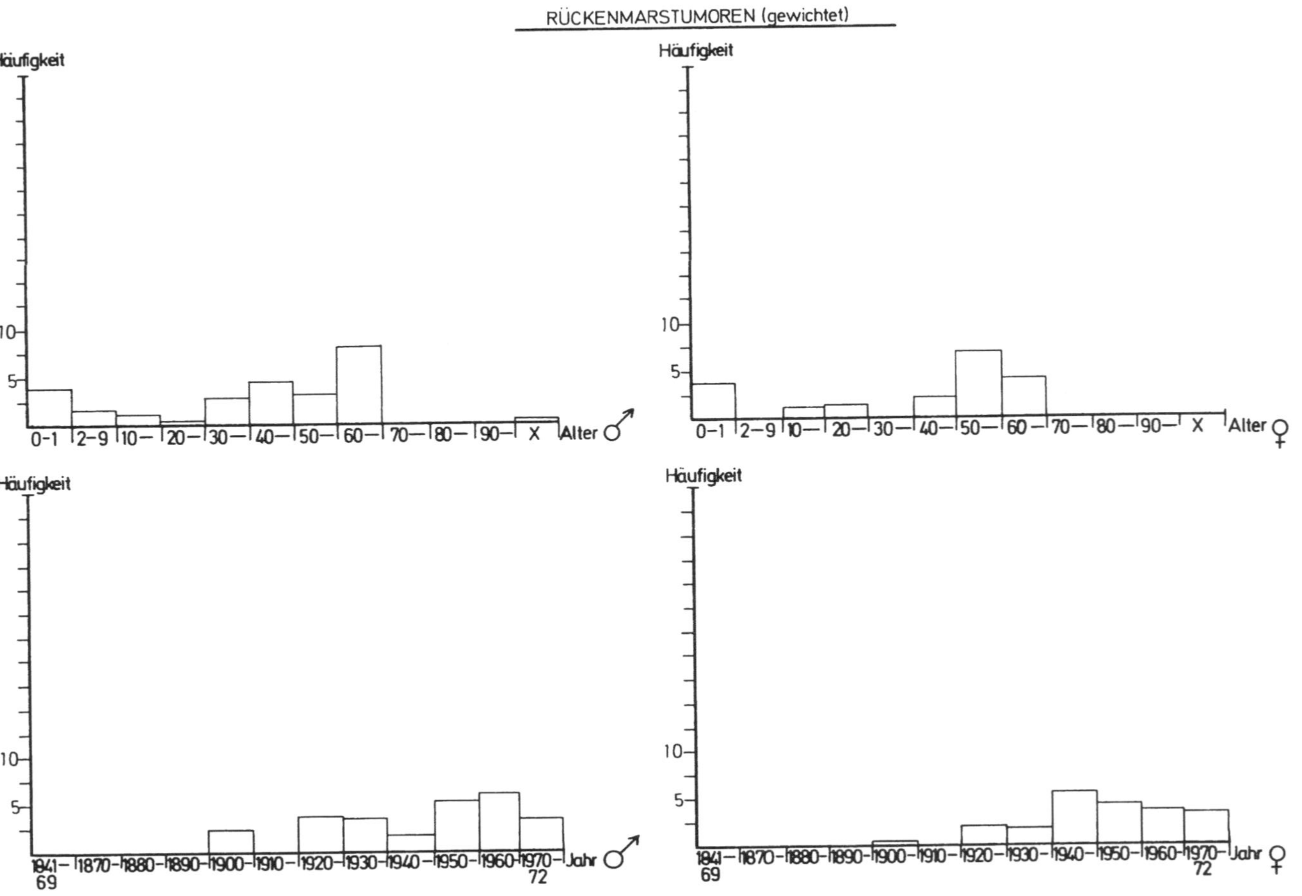

RÜCKENMARSTUMOREN (gewichtet)
Häufigkeit
0-1 2-9 10- 20- 30- 40- 50- 60- 70- 80- 90- X Alter ♂
Häufigkeit
0-1 2-9 10- 20- 30- 40- 50- 60- 70- 80- 90- X Alter ♀
Häufigkeit
1941-69 1870- 1880- 1890- 1900- 1910- 1920- 1930- 1940- 1950- 1960- 1970-72 Jahr ♂
Häufigkeit
1941-69 1870- 1880- 1890- 1900- 1910- 1920- 1930- 1940- 1950- 1960- 1970-72 Jahr ♀

RÜCKENMARKSTUMOREN

männlich

Jahr \ Alter	absolute Häufigkeit												Σ Diagnose	Σ gesamt
	0—1	2—9	10—	20—	30—	40—	50—	60—	70—	80—	90—	X		
1841 —69														483
1870 —														779
1880 —														1095
1890—														1329
1900—						1							1	2229
1910—														4249
1920—			1		1		1					1	4	3974
1930—								1					1	4087
1940—			1	1		1							3	6761
1950—					1	1	1	1					4	6007
1960—	1	1					1	2					5	6145
1970—72	1												1	2250
Σ Diagn.	2	1	2	1	2	3	3	4				1	19	
Σ gesamt	6527	1688	1590	3823	3600	4611	5822	5942	3242	767	33	1743		39388

Jahr \ Alter	relative Häufigkeit (bezogen auf Alter)											
	0—1	2—9	10—	20—	30—	40—	50—	60—	70—	80—	90—	X
1841 —69												
1870—												
1880—												
1890—												
1900—						0,02						
1910—												
1920—			0,06		0,03		0,02					0,06
1930—								0,02				
1940—			0,06	0,03		0,02						
1950—					0,03	0,02	0,02	0,02				
1960—	0,02	0,06					0,02	0,03				
1970—72	0,02											

Jahr \ Alter	relative Häufigkeit (bezogen auf Jahr)											
	0—1	2—9	10—	20—	30—	40—	50—	60—	70—	80—	90—	X
1841 —69												
1870—												
1880—												
1890—												
1900—						0,04						
1910—												
1920—			0,03		0,03		0,03					0,03
1930—								0,02				
1940—			0,01	0,01		0,01						
1950—					0,02	0,02	0,02	0,02				
1960—	0,02	0,02					0,02	0,03				
1970—72	0,04											

RÜCKENMARKSTUMOREN
weiblich

absolute Häufigkeit

Jahr \ Alter	0–1	2–9	10–	20–	30–	40–	50–	60–	70–	80–	90–	X	Σ Diagnose	Σ gesamt
1841 — 69														303
1870—														364
1880—														706
1890—														910
1900—				1									1	1746
1910—														2880
1920—							1						1	3002
1930—	1												1	2807
1940—	1					2		1					4	3998
1950—	1		1	1		1	1						5	4125
1960—	1						1	1					3	4011
1970—72							1						1	1654
Σ Diagn.	4		1	2		3	4	2					16	
Σ gesamt	5135	1361	1051	2241	2462	2954	3521	3570	2388	668	65	1090		26 506

relative Häufigkeit (bezogen auf Alter)

Jahr \ Alter	0–1	2–9	10–	20–	30–	40–	50–	60–	70–	80–	90–	X
1841 —69												
1870 —												
1880—												
1890—												
1900—				0,04								
1910—												
1920—							0,03					
1930—	0,02											
1940—	0,02					0,07		0,03				
1950—	0,02		0,10	0,04		0,03	0,03					
1960—	0,02						0,03	0,03				
1970 —72							0,03					

relative Häufigkeit (bezogen auf Jahr)

Jahr \ Alter	0–1	2–9	10–	20–	30–	40–	50–	60–	70–	80–	90–	X
1841 — 69												
1870—												
1880—												
1890—												
1900—				0,06								
1910—												
1920—							0,03					
1930—	0,04											
1940—	0,03					0,10		0,15				
1950—	0,02		0,02	0,02		0,02	0,02					
1960—	0,02						0,02	0,02				
1970 — 72							0,06					

168

männlich

Alter / Jahr	altersgewichtete Häufigkeit											
	0—1	2—9	10—	20—	30—	40—	50—	60—	70—	80—	90—	X
1841—69												
1870—												
1880—												
1890—												
1900—						2,50						
1910—												
1920—			0,63		1,40		1,60					0,13
1930—												
1940—			0,45	0,25		1,00						
1950—					1,40	1,10	0,81	2,00				
1960—	0,66	1,50					0,93	2,80				
1970—72	3,30											

weiblich

Alter / Jahr	altersgewichtete Häufigkeit											
	0—1	2—9	10—	20—	30—	40—	50—	60—	70—	80—	90—	X
1841—69												
1870—												
1880—												
1890—												
1900—				0,40								
1910—												
1920—							1,60					
1930—	1,50											
1940—	0,80					2,00		2,70				
1950—	0,07		1,00	0,90		0,90	0,90					
1960—	0,80						1,20	1,50				
1970—72							3,30					

SCHILDDRÜSENKARZINOM

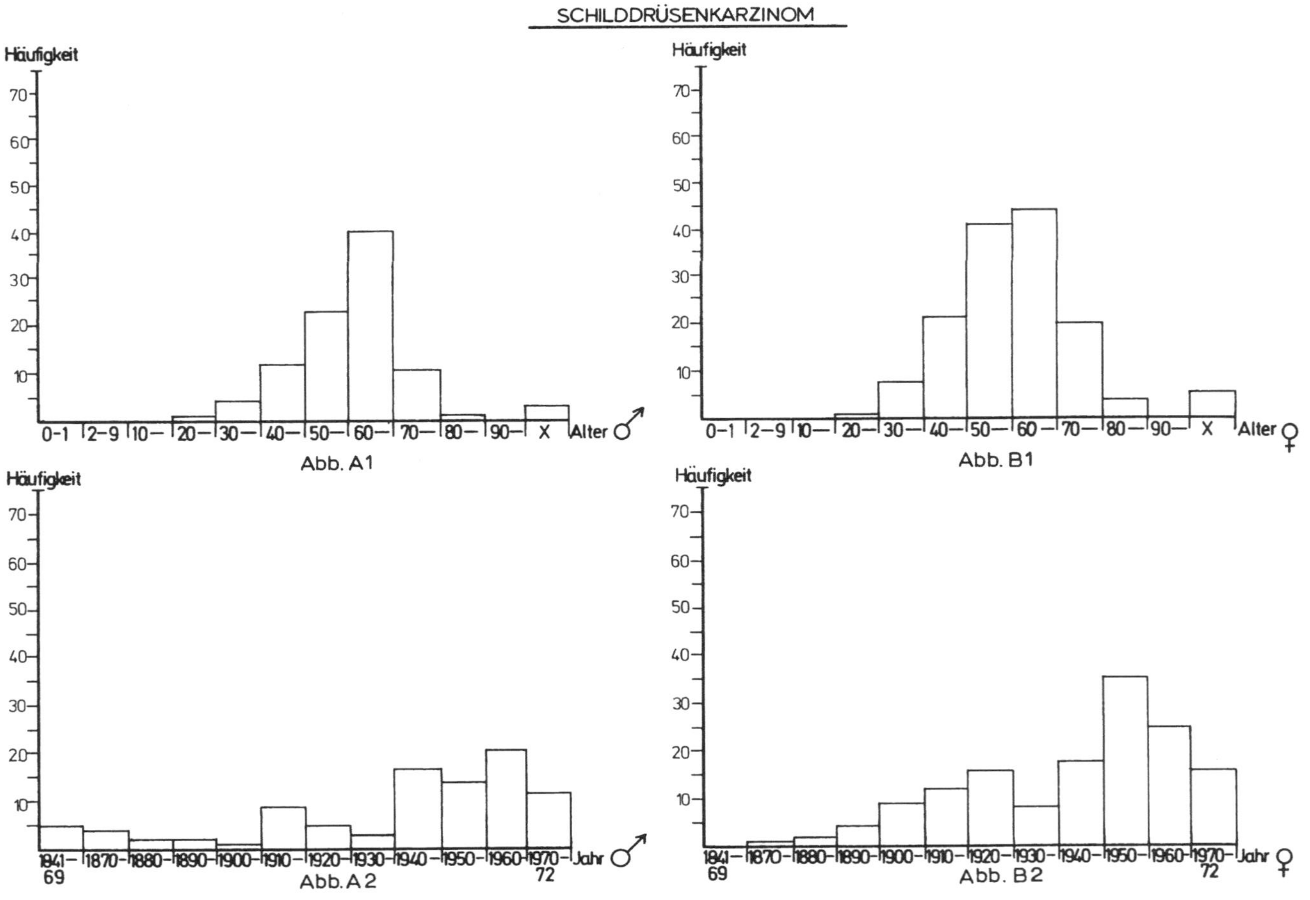

SCHILDDRÜSENKARZINOM
(gewichtet)
Häufigkeit
210
150
90
30
0-1 2-9 10— 20— 30— 40— 50— 60— 70— 80— 90— X Alter ♂
Häufigkeit
210
150
90
30
0-1 2-9 10— 20— 30— 40— 50— 60— 70— 80— 90— X Alter ♀
Häufigkeit
210
150
90
30
1841— 1870— 1880— 1890— 1900— 1910— 1920— 1930— 1940— 1950— 1960— 1970— Jahr ♂
69 72
Häufigkeit
210
150
90
30
1841— 1870— 1880— 1890— 1900— 1910— 1920— 1930— 1940— 1950— 1960— 1970— Jahr ♀
69 72

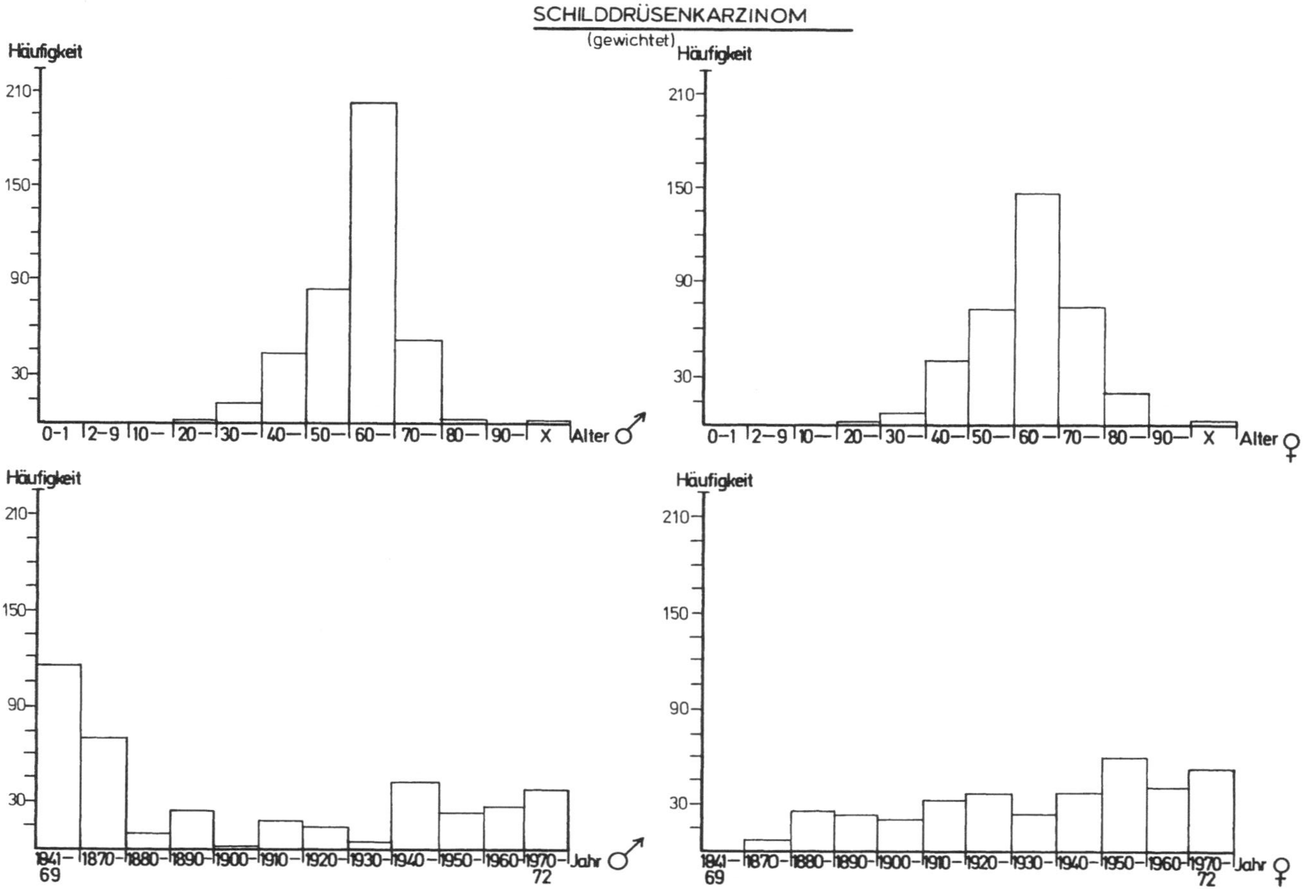

171

SCHILDDRÜSENKARZINOM

männlich

absolute Häufigkeit

Alter \ Jahr	0—1	2—9	10—	20—	30—	40—	50—	60—	70—	80—	90—	X	Σ Diagnose	Σ gesamt
1841—69					1	2	1	1					5	483
1870—					1		2	1					4	779
1880—						1	1						2	1095
1890—									1			1	2	1329
1900—												1	1	2229
1910—						2	5	1				1	9	4249
1920—							2	3					5	3974
1930—							3						3	4087
1940—				1	1	1		10	4				17	6761
1950—					1	1	3	7	2				14	6007
1960—						2	5	11	2	1			21	6145
1970—72						3	1	6	2				12	2250
Σ Diagn.				1	4	12	23	40	11	1		3	95	
Σ gesamt	6527	1688	1590	3823	3600	4611	5822	5942	3242	767	33	1743		39388

relative Häufigkeit (bezogen auf Alter)

Alter \ Jahr	0—1	2—9	10—	20—	30—	40—	50—	60—	70—	80—	90—	X
1841—69					0,3	0,4	0,2	0,2				
1870—					0,3		0,3	0,2				
1880—						0,2	0,2					
1890—									0,3			0,6
1900—												0,6
1910—						0,4	0,9	0,2				0,6
1920—							0,3	0,5				
1930—							0,5					
1940—				0,3	0,3	0,2		1,7	1,2			
1950—					0,3	0,2	0,5	1,2	0,6			
1960—						0,4	0,9	1,9	0,6	1,3		
1970—72						0,7	0,2	1,0	0,6			

relative Häufigkeit (bezogen auf Jahr)

Alter \ Jahr	0—1	2—9	10—	20—	30—	40—	50—	60—	70—	80—	90—	X
1841—69					2,1	4,1	2,1	2,1				
1870—					1,3		2,6	1,3				
1880—						0,9	0,9					
1890—									0,8			0,8
1900—												0,5
1910—						0,5	1,2	0,2				0,2
1920—							0,5	0,8				
1930—							0,7					
1940—				0,2	0,2	0,2		1,5	0,6			
1950—					0,2	0,2	0,5	1,2	0,3			
1960—						0,3	0,8	1,8	0,3	0,2		
1970—72						1,3	0,4	2,7	0,9			

SCHILDDRÜSENKARZINOM
weiblich

Jahr \ Alter	absolute Häufigkeit												Σ Diagnose	Σ gesamt
	0—1	2—9	10—	20—	30—	40—	50—	60—	70—	80—	90—	X		
1841—69														303
1870—						1							1	364
1880—						1		1					2	706
1890—						1	2	1					4	910
1900—					3	2	3	1					9	1746
1910—					2	3	2	3	1			1	12	2880
1920—						2	8	6					16	3002
1930—						1	1	4	1			1	8	2807
1940—				1	1	2	6	2	3			3	18	3998
1950—					1	6	12	10	2	3		1	35	4125
1960—					1	1	4	9	9	1			25	4011
1970—72						2	3	7	4				16	1654
Σ Diagn.				1	8	22	41	44	20	4		6	146	
Σ gesamt	5135	1361	1051	2241	2462	2954	3521	3570	2388	668	65	1090		26506

Jahr \ Alter	relative Häufigkeit (bezogen auf Alter)											
	0—1	2—9	10—	20—	30—	40—	50—	60—	70—	80—	90—	X
1841—69												
1870—						0,3						
1880—						0,3		0,3				
1890—						0,3	0,6	0,3				
1900—					1,2	0,7	0,9	0,3				
1910—					0,8	1,0	0,6	0,8	0,4			0,9
1920—						0,7	2,3	1,7				
1930—						0,3	0,3	1,1	0,4			0,9
1940—				0,4	0,4	0,7	1,7	0,6	1,3			2,8
1950—					0,4	2,0	3,4	2,8	0,8	4,5		0,9
1960—					0,4	0,3	1,1	2,5	3,8	1,5		
1970—72						0,7	0,9	2,0	1,7			

Jahr \ Alter	relative Häufigkeit (bezogen auf Jahr)											
	0—1	2—9	10—	20—	30—	40—	50—	60—	70—	80—	90—	X
1841—69												
1870—						2,7						
1880—						1,4		1,4				
1890—						1,1	2,2	1,1				
1900—					1,7	1,1	1,7	0,6				
1910—					0,7	1,0	0,7	1,0	0,4			0,4
1920—						0,7	2,7	2,0				
1930—						0,4	0,4	1,4	0,4			0,4
1940—					0,3	0,3	0,5	1,5	0,5	0,8		0,8
1950—					0,2	1,5	2,9	2,4	0,5	0,7		0,2
1960—					0,3	0,3	1,0	2,2	2,2	0,3		
1970—72						1,2	1,8	4,2	2,4			

<u>SCHILDDRÜSENKARZINOM</u>

männlich

Alter / Jahr	altersgewichtete Häufigkeit											
	0—1	2—9	10—	20—	30—	40—	50—	60—	70—	80—	90—	X
1841—69					6,3	22,4	19,1	67,8				
1870—					3,7		27,2	39,9				
1880—						3,6	6,9					
1890—									23,6			0,6
1900—												0,3
1910—						2,8	11,0	5,2				0,1
1920—							3,2	12,0				
1930—							4,8					
1940—				0,3	0,6	1,0		26,0	14,8			
1950—					1,4	1,1	2,4	14,0	4,2			
1960—						2,9	4,7	15,4	3,6	1,7		
1970—72						9,9	3,3	19,8	6,6			

weiblich

Alter / Jahr	altersgewichtete Häufigkeit											
	0—1	2—9	10—	20—	30—	40—	50—	60—	70—	80—	90—	X
1841—69												
1870—						7,7						
1880—						3,1		21,8				
1890—						2,5	9,4	11,1				
1900—					2,8	3,6	8,7	5,9				
1910—					1,3	3,9	4,0	13,2	9,7			0,2
1920—						2,4	12,8	21,6				
1930—						1,3	1,6	12,4	7,2			0,2
1940—				0,5	0,8	2,0	8,6	5,4	19,8			1,2
1950—					1,0	5,6	11,2	18,0	5,6	18,0		0,3
1960—					1,4	1,2	4,8	13,5	17,1	2,6		
1970—72						6,6	9,9	23,1	13,2			

NEBENNIERENKARZINOM

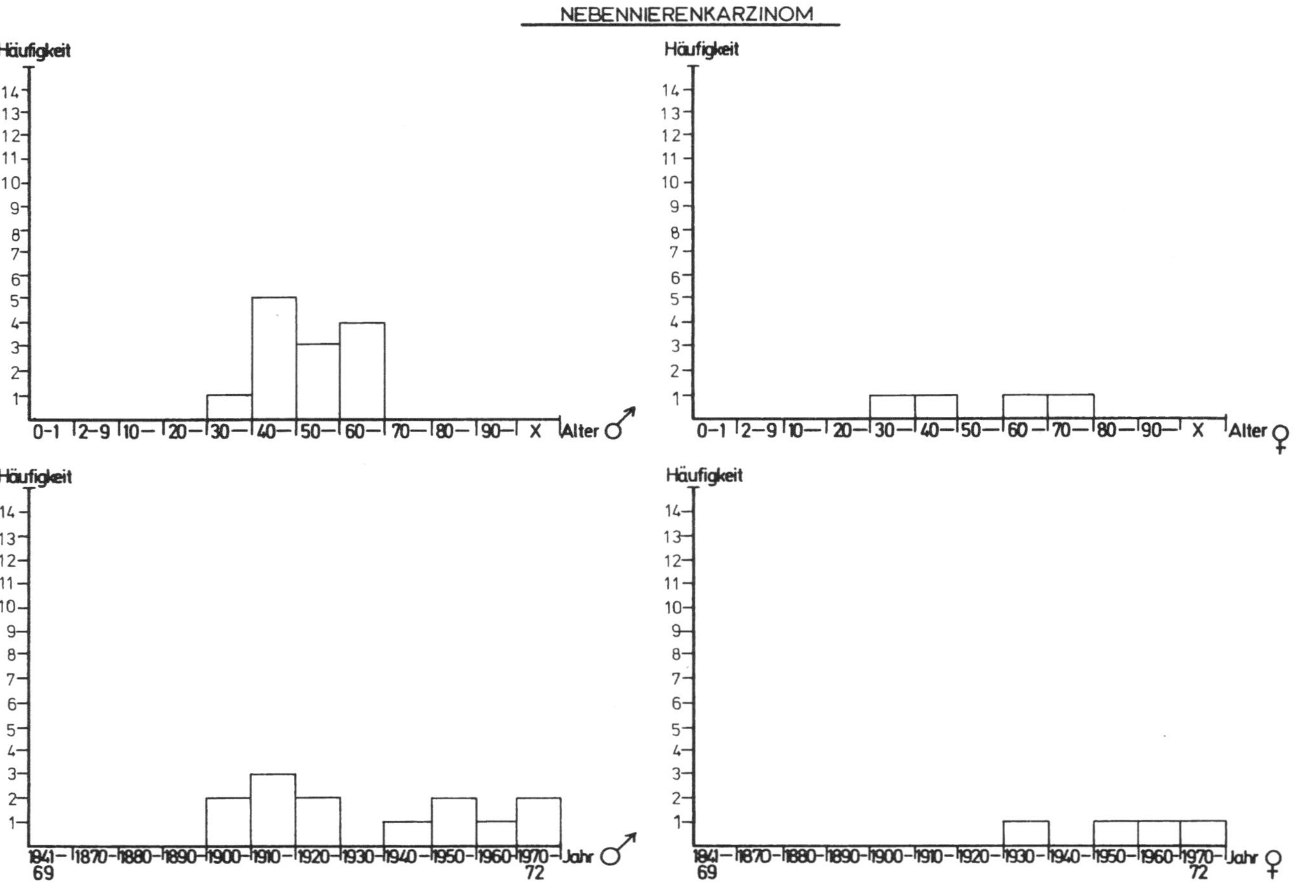

NEBENNIERENKARZINOM (gewichtet)

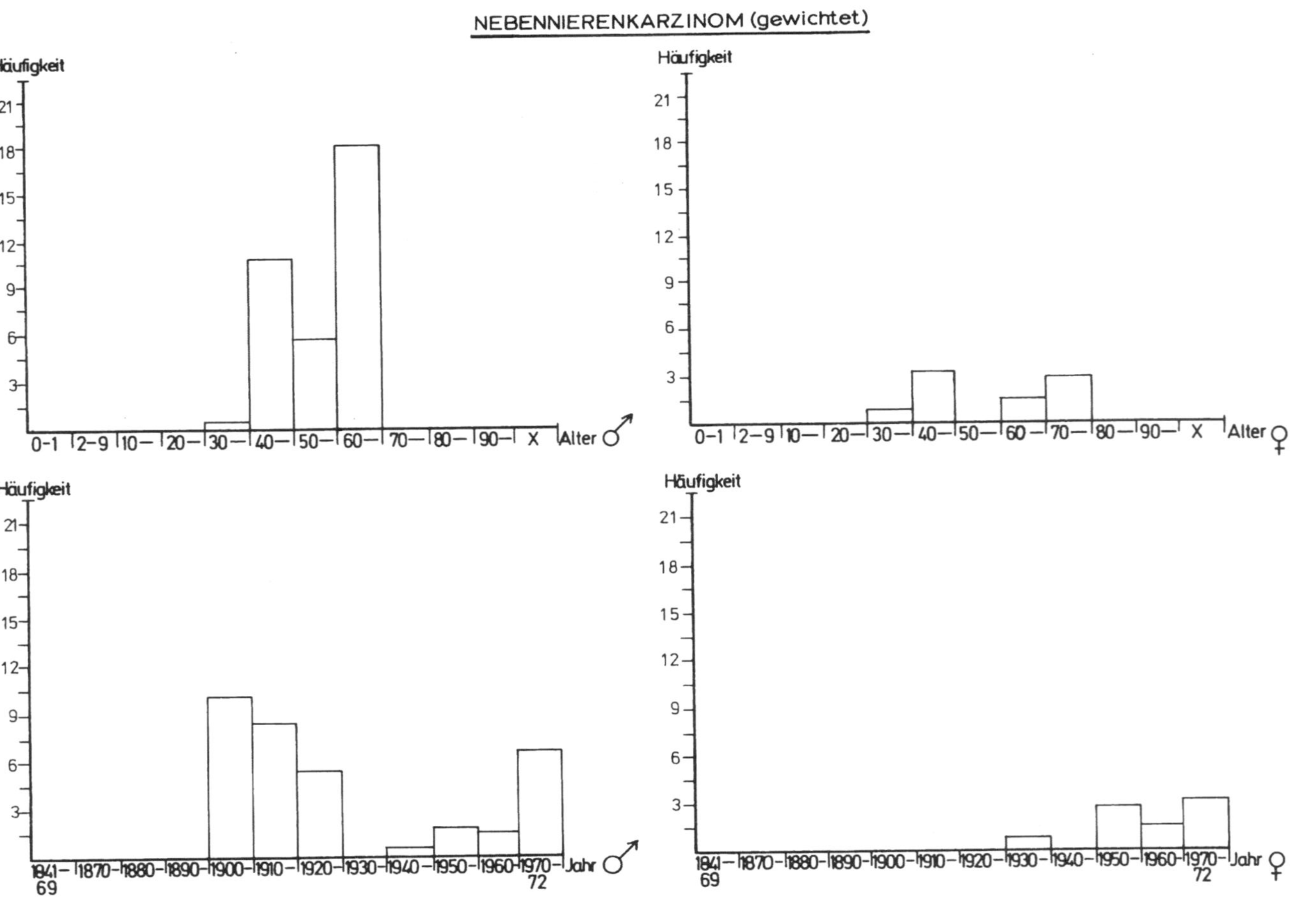

NEBENNIERENKARZINOM
männlich

Alter \ Jahr	absolute Häufigkeit 0—1	2—9	10—	20—	30—	40—	50—	60—	70—	80—	90—	X	Σ Diagnose	Σ gesamt
1841 —69														483
1870 —														779
1880 —														1095
1890 —														1329
1900—							1	1					2	2229
1910—						1	1	1					3	4249
1920—						1		1					2	3974
1930—														4087
1940—					1								1	6761
1950—						1	1						2	6007
1960—								1					1	6145
1970—72						2							2	2250
Σ Diagn.					1	5	3	4					13	
Σ gesamt	6527	1688	1590	3823	3600	4611	5822	5942	3242	767	33	1743		39388

Alter \ Jahr	relative Häufigkeit (bezogen auf Alter) 0—1	2—9	10—	20—	30—	40—	50—	60—	70—	80—	90—	X
1841 —69												
1870—												
1880—												
1890—												
1900—							0,2	0,2				
1910—						0,2	0,2	0,2				
1920—						0,2		0,2				
1930—												
1940—					0,3							
1950—						0,2	0,2					
1960—								0,2				
1970—72						0,4						

Alter \ Jahr	relative Häufigkeit (bezogen auf Jahr) 0—1	2—9	10—	20—	30—	40—	50—	60—	70—	80—	90—	X
1841 —69												
1870 —												
1880 —												
1890 —												
1900—							0,5	0,5				
1910—						0,2	0,2	0,2				
1920—						0,3		0,3				
1930—												
1940—					0,2							
1950—						0,2	0,2					
1960—								0,2				
1970—72						0,9						

NEBENNIERENKARZINOM
weiblich

Alter / Jahr	absolute Häufigkeit												Σ Diagnose	Σ gesamt
	0—1	2—9	10—	20—	30—	40—	50—	60—	70—	80—	90—	X		
1841—69														303
1870—														364
1880—														706
1890—														910
1900—														1746
1910—														2880
1920—														3002
1930—					1								1	2807
1940—														3998
1950—									1				1	4125
1960—								1					1	4011
1970—72						1							1	1654
Σ Diagn.					1	1		1	1				4	
Σ gesamt	5135	1361	1051	2241	2462	2954	3521	3570	2388	668	65	1090		26506

Alter / Jahr	relative Häufigkeit (bezogen auf Alter)											
	0—1	2—9	10—	20—	30—	40—	50—	60—	70—	80—	90—	X
1841—69												
1870—												
1880—												
1890—												
1900—												
1910—												
1920—												
1930—					0,4							
1940—												
1950—									0,4			
1960—								0,3				
1970—72						0,3						

Alter / Jahr	relative Häufigkeit (bezogen auf Jahr)											
	0—1	2—9	10—	20—	30—	40—	50—	60—	70—	80—	90—	X
1841—69												
1870—												
1880—												
1890—												
1900—												
1910—												
1920—												
1930—					0,4							
1940—												
1950—									0,2			
1960—								0,3				
1970—72						0,6						

männlich

Jahr \ Alter	altersgewichtete Häufigkeit											
	0—1	2—9	10—	20—	30—	40—	50—	60—	70—	80—	90—	X
1841 —69												
1870—												
1880—												
1890—												
1900—							2,8	7,4				
1910—						1,4	2,2	5,2				
1920—						1,6		4,0				
1930—												
1940—					0,6							
1950—						1,1	0,8					
1960—								1,4				
1970 —72						6,6						

weiblich

Jahr \ Alter	altersgewichtete Häufigkeit											
	0—1	2—9	10—	20—	30—	40—	50—	60—	70—	80—	90—	X
1841 —69												
1870—												
1880—												
1890—												
1900—												
1910—												
1920—												
1930—					0,8							
1940—												
1950—									2,8			
1960—								1,5				
1970 —72						3,3						

NIERENKARZINOM

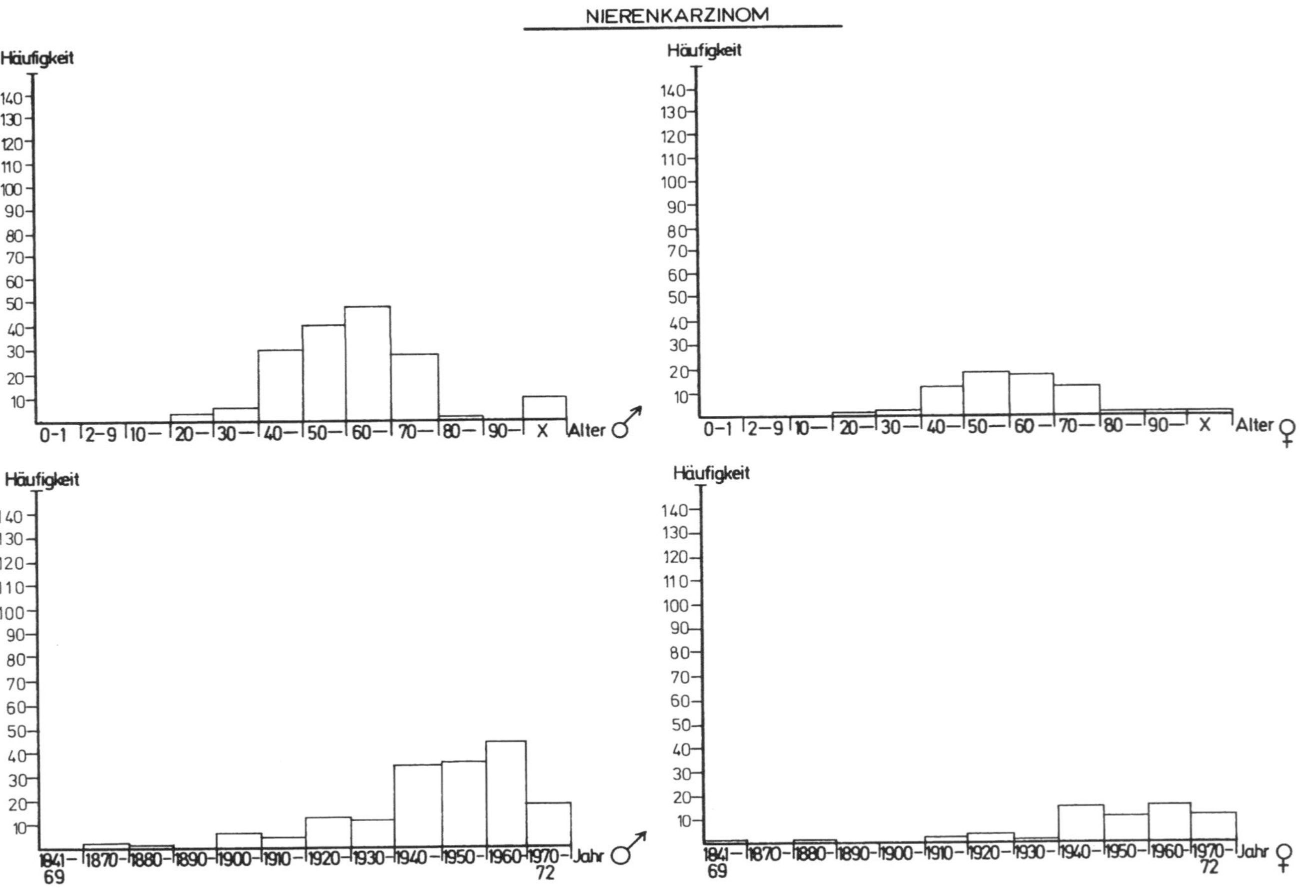

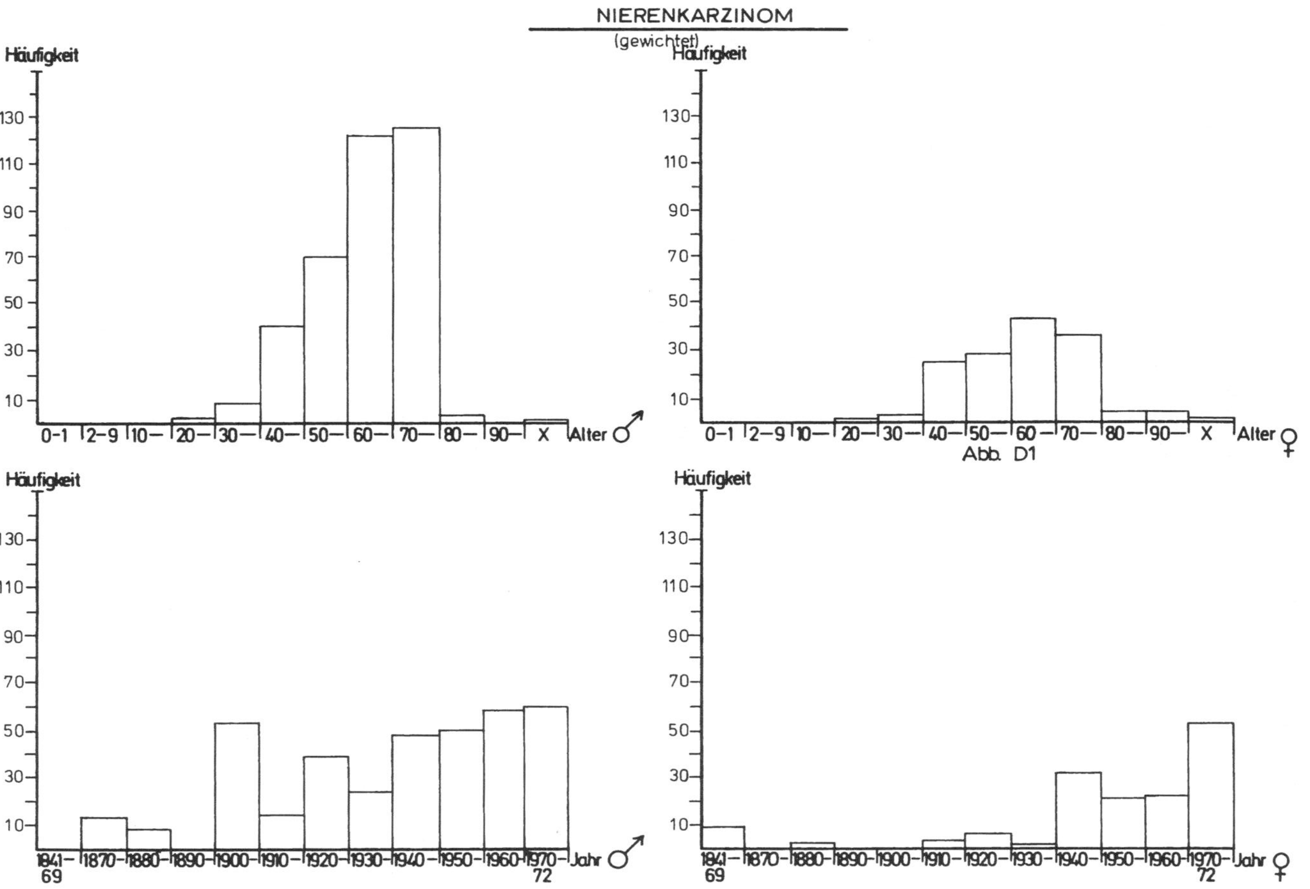

NIERENKARZINOM
(gewichtet)
Häufigkeit
130
110
90
70
50
30
10
0-1 2-9 10- 20- 30- 40- 50- 60- 70- 80- 90- X Alter ♂
Häufigkeit
0-1 2-9 10- 20- 30- 40- 50- 60- 70- 80- 90- X Alter ♀
Abb. D1
Häufigkeit
1841-69 1870- 1880- 1890- 1900- 1910- 1920- 1930- 1940- 1950- 1960- 1970-72 Jahr ♂
Häufigkeit
1841-69 1870- 1880- 1890- 1900- 1910- 1920- 1930- 1940- 1950- 1960- 1970-72 Jahr ♀

NIERENKARZINOM
männlich

Alter / Jahr	absolute Häufigkeit												Σ Diagnose	Σ gesamt
	0—1	2—9	10—	20—	30—	40—	50—	60—	70—	80—	90—	X		
1841—69														483
1870—							1					1	2	779
1880—							1						1	1095
1890—														1329
1900—						2	1	1	2				6	2229
1910—					1			1	1			1	4	4249
1920—				1			6	4	2				13	3974
1930—				1		3	2	4				1	11	4087
1940—				2	2	12	6	4	4			5	35	6761
1950—						11	10	11	3			1	36	6007
1960—					2	2	13	18	9				44	6145
1970—72					1	1	1	6	8	1			18	2250
Σ Diagn.				4	6	31	41	49	29	1		9	170	
Σ gesamt	6527	1688	1590	3823	3600	4611	5822	5942	3242	767	33	1743		39388

Alter / Jahr	relative Häufigkeit (bezogen auf Alter)											
	0—1	2—9	10—	20—	30—	40—	50—	60—	70—	80—	90—	X
1841—69												
1870—							0,2					0,6
1880—							0,2					
1890—												
1900—						0,4	0,2	0,2	0,6			
1910—					0,3			0,2	0,3			0,6
1920—				0,3			1,0	0,7	0,6			
1930—				0,3		0,7	0,3	0,7				0,6
1940—				0,5	0,6	2,6	1,0	0,7	1,2			2,9
1950—						2,4	1,7	1,9	0,9			0,6
1960—					0,6	0,4	2,2	3,0	2,8			
1970—72					0,3	0,2	0,2	1,0	2,5	1,3		

Alter / Jahr	relative Häufigkeit (bezogen auf Jahr)											
	0—1	2—9	10—	20—	30—	40—	50—	60—	70—	80—	90—	X
1841—69												
1870—							1,3					1,3
1880—							0,9					
1890—												
1900—						0,9	0,5	0,5	0,9			
1910—					0,2			0,2	0,2			0,2
1920—				0,3			1,5	1,0	0,5			
1930—				0,2		0,7	0,5	1,0				0,2
1940—				0,3	0,3	1,8	0,9	0,6	0,6			0,7
1950—						1,8	1,7	1,8	0,5			1,7
1960—					0,3	0,3	2,1	2,9	1,5			
1970—72					0,4	0,4	0,4	2,7	3,6	0,4		

NIERENKARZINOM
weiblich

Alter / Jahr	absolute Häufigkeit 0–1	2–9	10–	20–	30–	40–	50–	60–	70–	80–	90–	X	Σ Diagnose	Σ gesamt
1841 — 69						1							1	303
1870—														364
1880—					1								1	706
1890—														910
1900—														1746
1910—					1		1						2	2880
1920—						1	1	1					3	3002
1930—						1							1	2807
1940—				1		3	4	6	1			1	16	3998
1950—						1	4	4	3				12	4125
1960—						4	6	2	4				16	4011
1970—72						1	2	4	4	1	1		13	1654
Σ Diagn.				1	2	12	18	17	12	1	1	1	65	
Σ gesamt	5135	1361	1051	2241	2462	2954	3521	3570	2388	668	65	1090		26506

Alter / Jahr	relative Häufigkeit (bezogen auf Alter) 0–1	2–9	10–	20–	30–	40–	50–	60–	70–	80–	90–	X
1841 —69						0,3						
1870—												
1880—					0,4							
1890—												
1900—												
1910—					0,4		0,3					
1920—						0,3	0,3	0,3				
1930—						0,3						
1940—				0,4		1,0	1,1	1,7	0,4			0,9
1950—						0,3	1,1	1,1	1,3			
1960—						1,4	1,7	0,6	1,7			
1970—72						0,3	0,6	1,1	1,7	1,5	15,0	

Alter / Jahr	relative Häufigkeit (bezogen auf Jahr) 0–1	2–9	10–	20–	30–	40–	50–	60–	70–	80–	90–	X
1841 — 69						3,3						
1870—												
1880—					1,4							
1890—												
1900—												
1910—					0,4		0,4					
1920—						0,3	0,3	0,3				
1930—						0,4						
1940—				0,3		0,8	1,0	1,5	0,3			
1950—						0,2	1,0	1,0	0,7			
1960—						1,0	1,5	0,5	1,0			
1970 — 72						0,6	1,2	2,4	2,4	0,6	0,6	

männlich

Alter / Jahr	altersgewichtete Häufigkeit											
	0—1	2—9	10—	20—	30—	40—	50—	60—	70—	80—	90—	X
1841—69												
1870—							13,6					0,1
1880—							6,9					
1890—												
1900—						5,0	2,8	7,4	38,0			
1910—					0,9			5,2	8,0			0,1
1920—				0,5			9,6	16,0	13,6			
1930—				0,6		5,1	3,2	14,0				0,1
1940—				0,5	1,2	12,0	9,0	10,4	14,8			0,2
1950—						12,1	8,1	22,0	6,3			0,2
1960—					2,8	2,9	12,1	25,2	16,2			
1970—72					3,3	3,3	3,3	19,8	26,4	3,3		

weiblich

Alter / Jahr	altersgewichtete Häufigkeit											
	0—1	2—9	10—	20—	30—	40—	50—	60—	70—	80—	90—	X
1841—69						9,5						
1870—												
1880—					2,0							
1890—												
1900—												
1910—					0,7		2,0					
1920—						1,2	1,6	3,6				
1930—						1,3						
1940—				0,5		2,9	5,7	16,2	6,6			0,4
1950—						0,9	3,7	7,2	8,4			
1960—						4,8	7,2	3,0	7,6			
1970—72						3,3	6,6	13,2	13,2	3,3	3,3	

NIERENBECKENKARZINOM

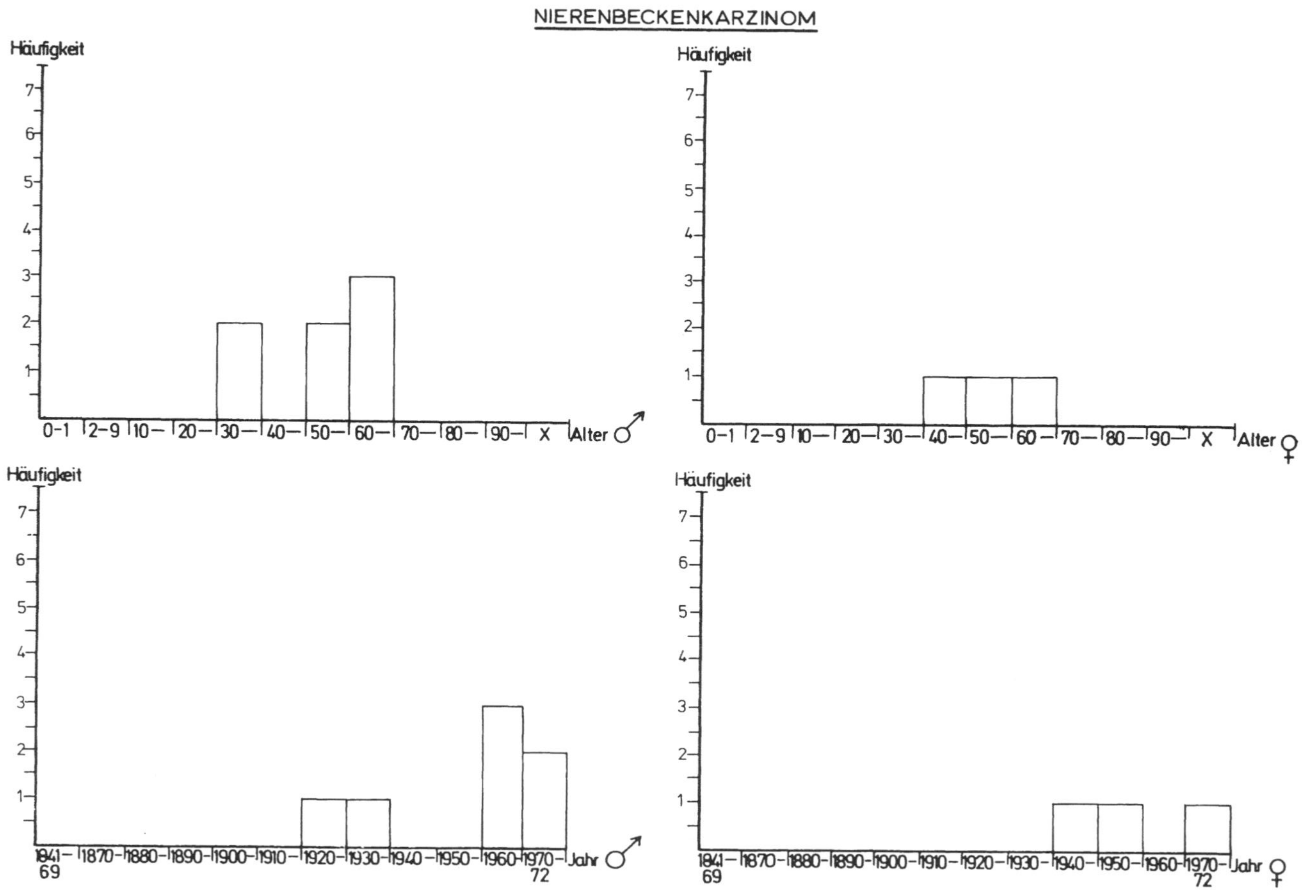

NIERENBECKENKARZINOM (gewichtet)

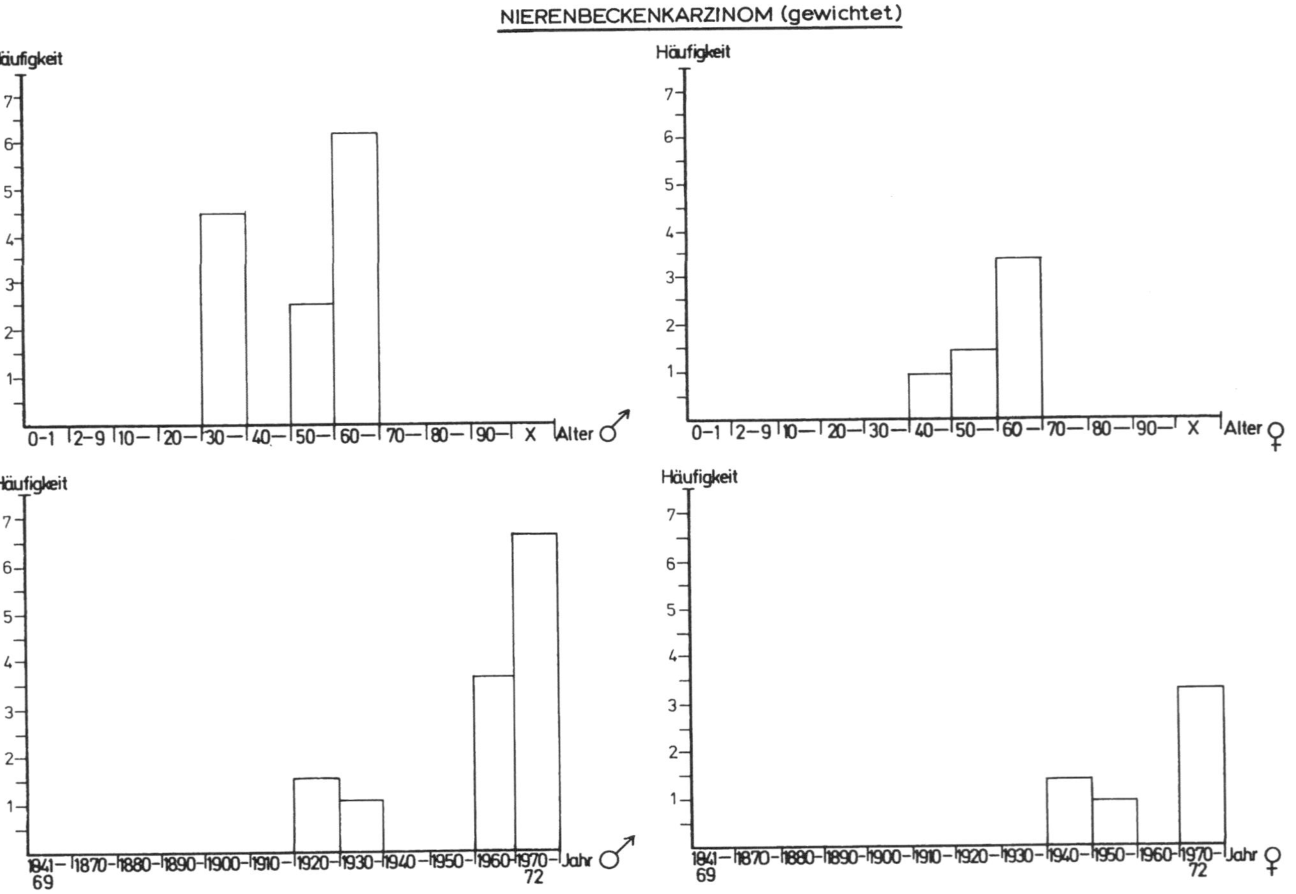

NIERENBECKENKARZINOM
männlich

Alter / Jahr	absolute Häufigkeit												Σ Diagnose	Σ gesamt
	0—1	2—9	10—	20—	30—	40—	50—	60—	70—	80—	90—	X		
1841 —69														483
1870 —														779
1880 —														1095
1890—														1329
1900—														2229
1910—														4249
1920—							1						1	3974
1930—					1								1	4087
1940—														6761
1950—														6007
1960—							1	2					3	6145
1970—72					1			1					2	2250
Σ Diagn.					2		2	3					7	
Σ gesamt	6527	1688	1590	3823	3600	4611	5822	5942	3242	767	33	1743		39388

Alter / Jahr	relative Häufigkeit (bezogen auf Alter)											
	0— 1	2—9	10—	20—	30—	40—	50—	60—	70—	80—	90—	X
1841 —69												
1870—												
1880—												
1890—												
1900—												
1910—												
1920—							0,2					
1930—					0,3							
1940—												
1950—												
1960—							0,2	0,3				
1970—72					0,3			0,2				

Alter / Jahr	relative Häufigkeit (bezogen auf Jahr)											
	0—1	2—9	10—	20—	30—	40—	50—	60—	70—	80—	90—	X
1841 —69												
1870 —												
1880—												
1890—												
1900—												
1910—												
1920—							0,3					
1930—					0,2							
1940—												
1950—												
1960—							0,2	0,3				
1970—72					0,4			0,4				

NIERENBECKENKARZINOM
weiblich

absolute Häufigkeit

Jahr \ Alter	0–1	2–9	10–	20–	30–	40–	50–	60–	70–	80–	90–	X	Σ Diagnose	Σ gesamt
1841—69														303
1870—														364
1880—														706
1890—														910
1900—														1746
1910—														2880
1920—														3002
1930—														2807
1940—							1						1	3998
1950—						1							1	4125
1960—														4011
1970—72								1					1	1654
Σ Diagn.						1	1	1					3	
Σ gesamt	5135	1361	1051	2241	2462	2954	3521	3570	2388	668	65	1090		26506

relative Häufigkeit (bezogen auf Alter)

Jahr \ Alter	0–1	2–9	10–	20–	30–	40–	50–	60–	70–	80–	90–	X
1841—69												
1870—												
1880—												
1890—												
1900—												
1910—												
1920—												
1930—												
1940—							0,3					
1950—						0,3						
1960—												
1970—72								0,3				

relative Häufigkeit (bezogen auf Jahr)

Jahr \ Alter	0–1	2–9	10–	20–	30–	40–	50–	60–	70–	80–	90–	X
1841—69												
1870—												
1880—												
1890—												
1900—												
1910—												
1920—												
1930—												
1940—							0,3					
1950—						0,2						
1960—												
1970—72								0,6				

NIERENBECKENKARZINOM

männlich

Jahr \ Alter	altersgewichtete Häufigkeit 0–1	2–9	10–	20–	30–	40–	50–	60–	70–	80–	90–	X
1841–69												
1870–												
1880–												
1890–												
1900–												
1910–												
1920–							1,6					
1930–					1,1							
1940–												
1950–												
1960–							0,9	2,8				
1970–72					3,3			3,3				

weiblich

Jahr \ Alter	altersgewichtete Häufigkeit 0–1	2–9	10–	20–	30–	40–	50–	60–	70–	80–	90–	X
1841–69												
1870–												
1880–												
1890–												
1900–												
1910–												
1920–												
1930–												
1940–							1,4					
1950–						0,9						
1960–												
1970–72								3,3				

URETERKARZINOM

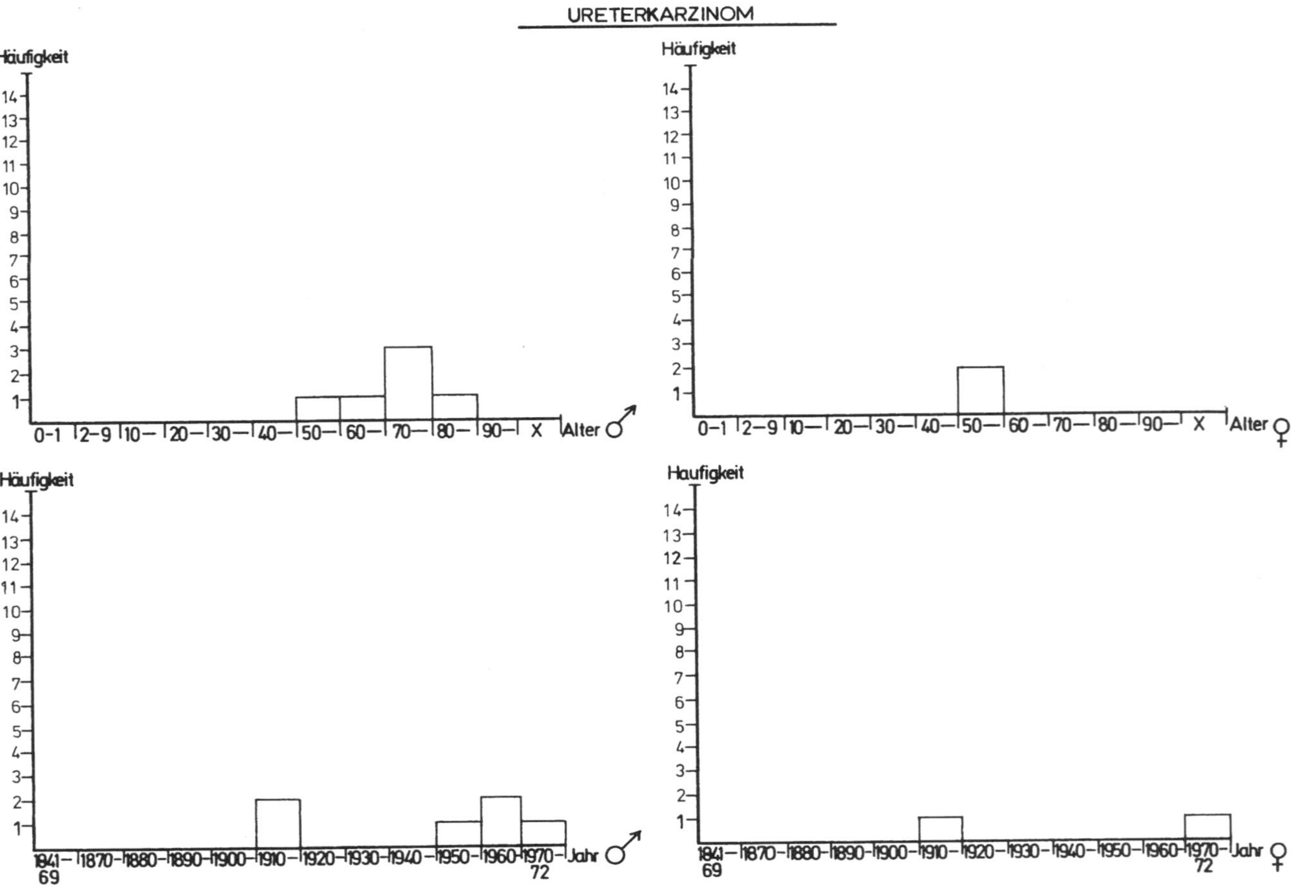

URETERKARZINOM (gewichtet)

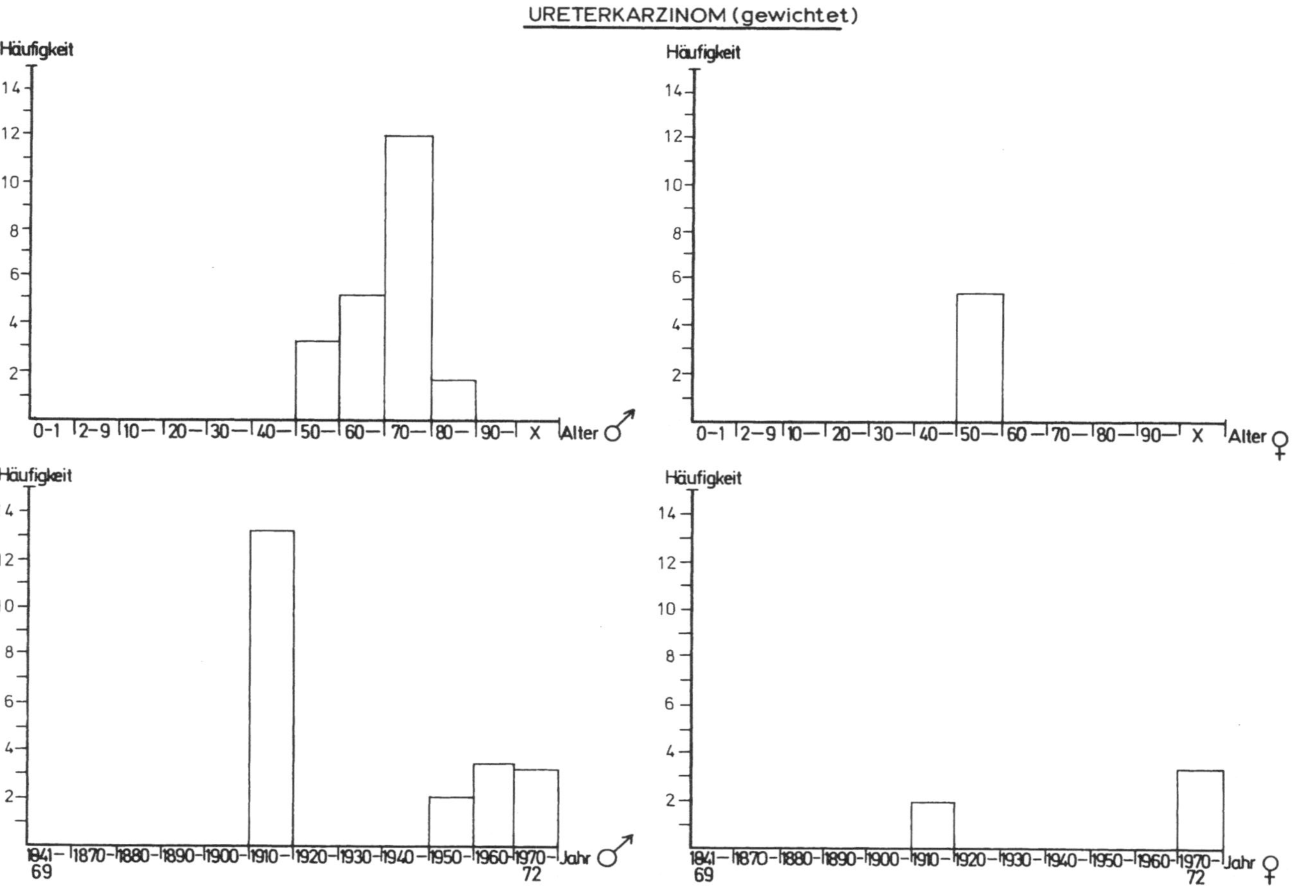

191

URETERKARZINOM
männlich

Alter / Jahr	absolute Häufigkeit												Σ Diagnose	Σ gesamt
	0—1	2—9	10—	20—	30—	40—	50—	60—	70—	80—	90—	X		
1841—69														483
1870—														779
1880—														1095
1890—														1329
1900—														2229
1910—								1	1				2	4249
1920—														3974
1930—														4087
1940—														6761
1950—									1				1	6007
1960—									1	1			2	6145
1970—72							1						1	2250
Σ Diagn.							1	1	3	1			6	
Σ gesamt	6527	1688	1590	3823	3600	4611	5822	5942	3242	767	33	1743		39388

Alter / Jahr	relative Häufigkeit (bezogen auf Alter)											
	0—1	2—9	10—	20—	30—	40—	50—	60—	70—	80—	90—	X
1841—69												
1870—												
1880—												
1890—												
1900—												
1910—								0,2	0,3			
1920—												
1930—												
1940—												
1950—									0,3			
1960—									0,3	1,3		
1970—72							0,2					

Alter / Jahr	relative Häufigkeit (bezogen auf Jahr)											
	0—1	2—9	10—	20—	30—	40—	50—	60—	70—	80—	90—	X
1841—69												
1870—												
1880—												
1890—												
1900—												
1910—								0,2	0,2			
1920—												
1930—												
1940—												
1950—									0,2			
1960—									0,2	0,2		
1970—72							0,4					

URETERKARZINOM
weiblich

Alter \ Jahr	absolute Häufigkeit												Σ Diagnose	Σ gesamt
	0—1	2—9	10—	20—	30—	40—	50—	60—	70—	80—	90—	X		
1841 — 69														303
1870—														364
1880—														706
1890—														910
1900—														1746
1910—							1						1	2880
1920—														3002
1930—														2807
1940—														3998
1950—														4125
1960—														4011
1970—72							1						1	1654
Σ Diagn.							2						2	
Σ gesamt	5135	1361	1051	2241	2462	2954	3521	3570	2388	668	65	1090		26506

Alter \ Jahr	relative Häufigkeit (bezogen auf Alter)											
	0—1	2—9	10—	20—	30—	40—	50—	60—	70—	80—	90—	X
1841 —69												
1870—												
1880—												
1890—												
1900—												
1910—							0,3					
1920—												
1930—												
1940—												
1950—												
1960—												
1970—72							0,3					

Alter \ Jahr	relative Häufigkeit (bezogen auf Jahr)											
	0—1	2—9	10—	20—	30—	40—	50—	60—	70—	80—	90—	X
1841 —69												
1870—												
1880—												
1890—												
1900—												
1910—							0,4					
1920—												
1930—												
1940—												
1950—												
1960—												
1970 —72							0,6					

männlich

Alter / Jahr	altersgewichtete Häufigkeit											
	0—1	2—9	10—	20—	30—	40—	50—	60—	70—	80—	90—	X
1841—69												
1870—												
1880—												
1890—												
1900—												
1910—								5,2	8,0			
1920—												
1930—												
1940—												
1950—									2,1			
1960—									1,8	1,7		
1970—72							3,3					

weiblich

Alter / Jahr	altersgewichtete Häufigkeit											
	0—1	2—9	10—	20—	30—	40—	50—	60—	70—	80—	90—	X
1841—69												
1870—												
1880—												
1890—												
1900—												
1910—							2,0					
1920—												
1930—												
1940—												
1950—												
1960—												
1970—72							3,3					

194

HARNBLASENKARZINOM

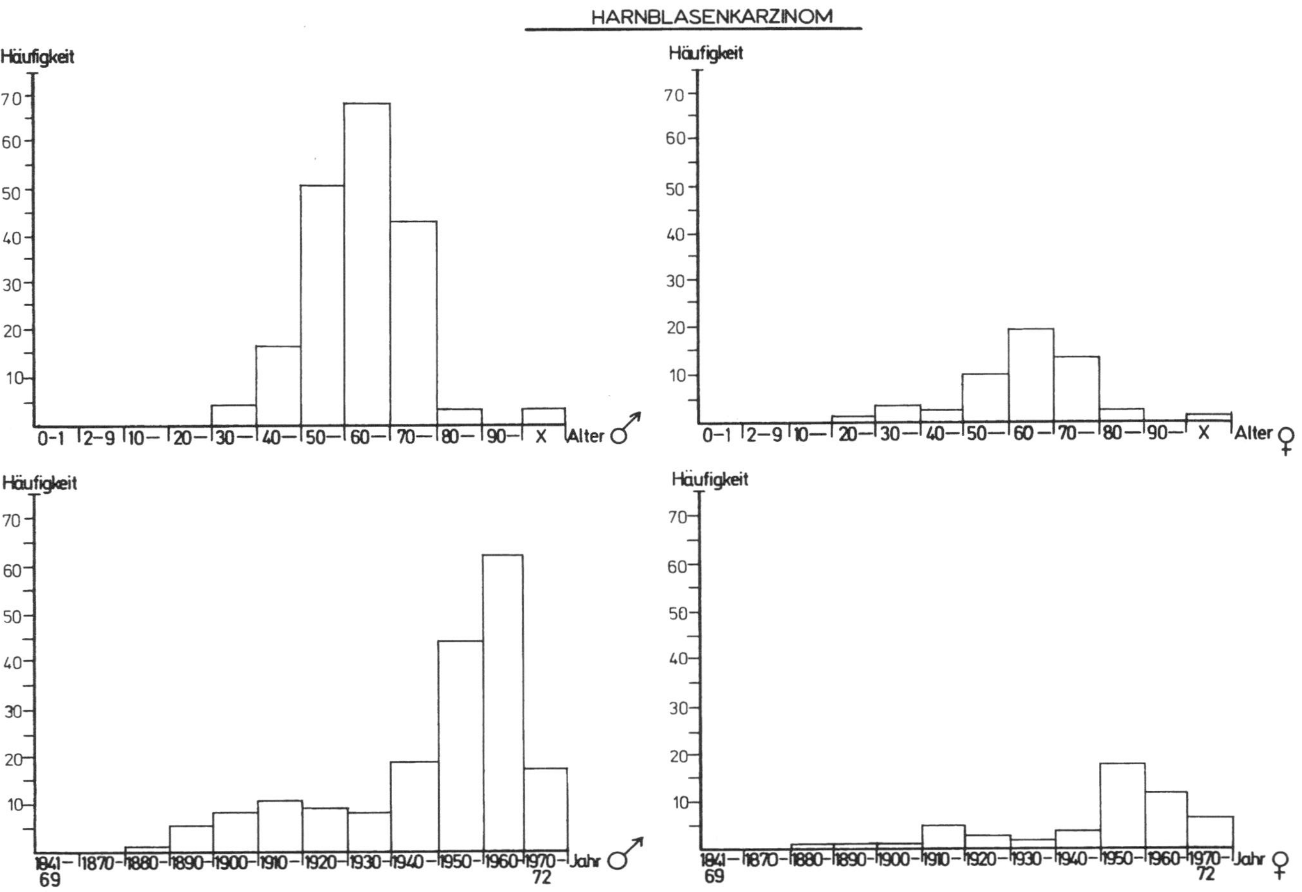

HARNBLASENKARZINOM (gewichtet)

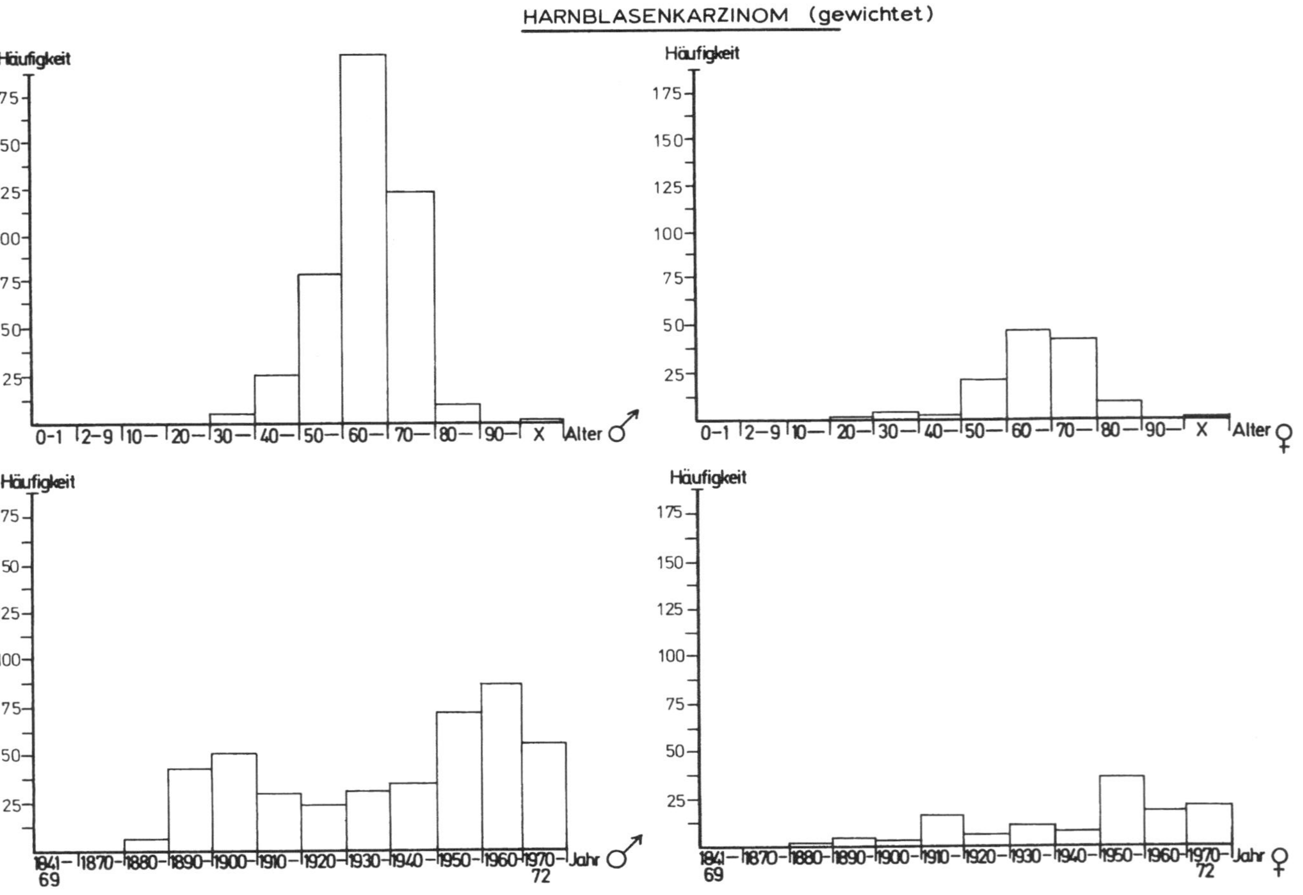

HARNBLASENKARZINOM
männlich

Alter / Jahr	absolute Häufigkeit												Σ Diagnose	Σ gesamt
	0—1	2—9	10—	20—	30—	40—	50—	60—	70—	80—	90—	X		
1841—69														483
1870—														779
1880—							1						1	1095
1890—						1	3	2					6	1329
1900—						1	3	3	1				8	2229
1910—						3	5	3					11	4249
1920—					1	3	2	2	1				9	3974
1930—							1	4	3				8	4087
1940—					1	3	5	4	2	1		3	19	6761
1950—					1	3	12	18	10				44	6007
1960—					1	1	17	21	20	2			62	6145
1970—72						1	1	10	5				17	2250
Σ Diagn.					4	16	50	67	42	3		3	185	
Σ gesamt	6527	1688	1590	3823	3600	4611	5822	5942	3242	767	33	1743		39388

Alter / Jahr	relative Häufigkeit (bezogen auf Alter)											
	0—1	2—9	10—	20—	30—	40—	50—	60—	70—	80—	90—	X
1841—69												
1870—												
1880—							0,2					
1890—						0,2	0,5	0,3				
1900—						0,2	0,5	0,5	0,3			
1910—						0,7	0,9	0,5				
1920—					0,3	0,7	0,3	0,3	0,3			
1930—							0,2	0,7	0,9			
1940—					0,3	0,7	0,9	0,7	0,6	1,3		1,7
1950—					0,3	0,7	2,1	3,0	3,1			
1960—					0,3	0,2	2,9	3,5	6,2	2,6		
1970—72						0,2	0,2	1,7	1,5			

Alter / Jahr	relative Häufigkeit (bezogen auf Jahr)											
	0—1	2—9	10—	20—	30—	40—	50—	60—	70—	80—	90—	X
1841—69												
1870—												
1880—							0,9					
1890—						0,8	2,3	1,5				
1900—						0,5	1,3	1,3	0,5			
1910—						0,7	1,2	0,7				
1920—					0,3	0,8	0,5	0,5	0,3			
1930—							0,2	1,0	0,7			
1940—					0,2	0,4	0,7	0,6	0,3	0,2		0,4
1950—					0,2	0,5	2,0	3,0	1,7			
1960—					0,2	0,2	2,8	3,4	3,3	0,3		
1970—72						0,4	0,4	4,4	2,2			

HARNBLASENKARZINOM
weiblich

Alter \ Jahr	absolute Häufigkeit												Σ Diagnose	Σ gesamt
	0–1	2–9	10–	20–	30–	40–	50–	60–	70–	80–	90–	X		
1841–69														303
1870–														364
1880–					1								1	706
1890–							1						1	910
1900–							1						1	1746
1910–						1	1	3					5	2880
1920–					1		1	1					3	3002
1930–								1	1				2	2807
1940–				1			1		1			1	4	3998
1950–					1	1	2	7	5	1			17	4125
1960–							2	5	4				11	4011
1970–72							1	2	2	1			6	1654
Σ Diagn.				1	3	2	10	19	13	2		1	51	
Σ gesamt	5135	1361	1051	2241	2462	2954	3521	3570	2388	668	65	1090		26506

Alter \ Jahr	relative Häufigkeit (bezogen auf Alter)											
	0–1	2–9	10–	20–	30–	40–	50–	60–	70–	80–	90–	X
1841–69												
1870–												
1880–					0,4							
1890–							0,3					
1900–							0,3					
1910–						0,3	0,3	0,8				
1920–					0,4		0,3	0,3				
1930–								0,3	0,4			
1940–				0,4			0,3		0,4			0,9
1950–					0,4	0,3	0,6	2,0	2,1	1,5		
1960–							0,6	1,4	1,7			
1970–72							0,3	0,6	0,8	1,5		

Alter \ Jahr	relative Häufigkeit (bezogen auf Jahr)											
	0–1	2–9	10–	20–	30–	40–	50–	60–	70–	80–	90–	X
1841–69												
1870–												
1880–					1,4							
1890–							1,1					
1900–							0,6					
1910–						0,4	0,4	1,0				
1920–					0,3		0,3	0,3				
1930–								0,4	0,4			
1940–				0,3			0,3		0,3			0,3
1950–					0,2	0,2	0,5	1,7	1,2	0,2		
1960–							0,5	1,3	1,0			
1970–72							0,6	1,2	1,2	0,6		

männlich

Alter / Jahr	altersgewichtete Häufigkeit											
	0—1	2—9	10—	20—	30—	40—	50—	60—	70—	80—	90—	X
1841 —69												
1870—												
1880—							6,9					
1890—						3,5	13,5	26,2				
1900—						2,5	8,4	22,2	19,0			
1910—						4,2	11,0	15,6				
1920—					1,4	4,8	3,2	8,0	6,8			
1930—							1,6	14,0	15,9			
1940—					0,6	3,0	7,5	10,4	7,4	7,1		0,1
1950—					1,4	3,3	9,7	36,0	21,0			
1960—					1,4	1,5	15,8	29,4	36,0	3,4		
1970 —72						3,3	3,3	33,0	16,5			

weiblich

Alter / Jahr	altersgewichtete Häufigkeit											
	0—1	2—9	10—	20—	30—	40—	50—	60—	70—	80—	90—	X
1841 —69												
1870—												
1880—					2,0							
1890—							4,7					
1900—							2,9					
1910—						1,3	2,0	13,2				
1920—					0 9		1,6	3,6				
1930—								3,1	7,2			
1940—				0,5			1,4		6,6			0,4
1950—					1,0	0,9	1,9	12,6	14,0	6,0		
1960—							2,4	7,5	7,6			
1970 —72							3,3	6,6	6,6	3,3		

MALIGNE HODENTUMOREN
Häufigkeit
0-1 2-9 10— 20— 30— 40— 50— 60— 70— 80— 90— X Alter
Häufigkeit
1841— 1870— 1880— 1890— 1900— 1910— 1920— 1930— 1940— 1950— 1960— 1970— Jahr
69 72
MALIGNE HODENTUMOREN
(gewichtet)
Häufigkeit
0-1 2-9 10— 20— 30— 40— 50— 60— 70— 80— 90— X Alter
Häufigkeit
1841— 1870— 1880— 1890— 1900— 1910— 1920— 1930— 1940— 1950— 1960— 1970— Jahr
69 72

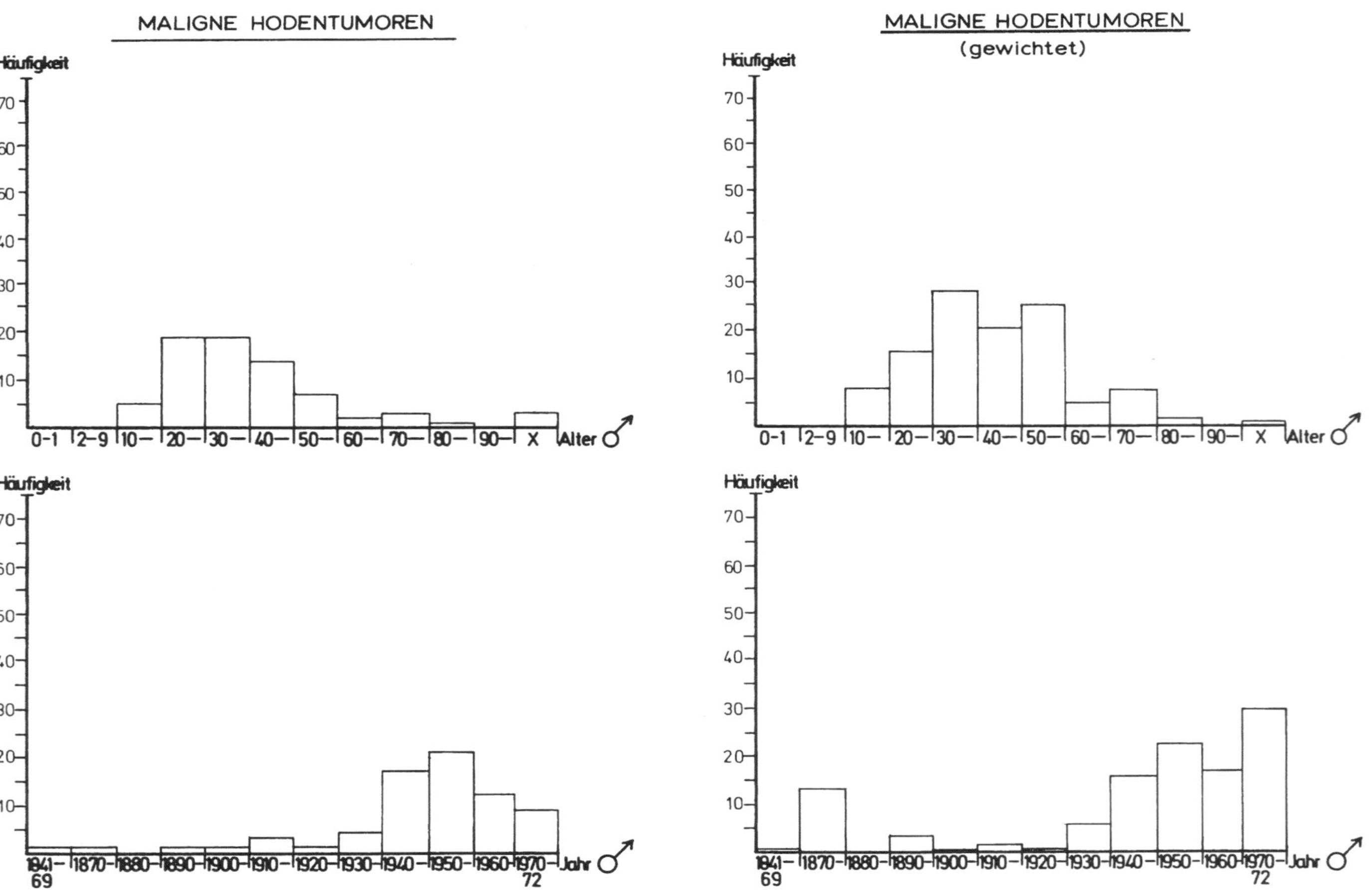

200

MALIGNE HODENTUMOREN
männlich

Jahr \ Alter	absolute Häufigkeit												Σ Diagnose	Σ gesamt
	0—1	2—9	10—	20—	30—	40—	50—	60—	70—	80—	90—	X		
1841—69												1	1	483
1870—							1						1	779
1880—														1095
1890—						1							1	1329
1900—												1	1	2229
1910—				2	1								3	4249
1920—			1										1	3974
1930—				2	1			1					4	4087
1940—				2	5	6	2		1			1	17	6761
1950—			2	11	2	4	1		1				21	6007
1960—			1		5	2	1	1	1	1			12	6145
1970—72			1	1	4	1	2						9	2250
Σ Diagn.			5	18	18	14	7	2	3	1		3	71	
Σ gesamt	6527	1688	1590	3823	3600	4611	5822	5942	3242	767	33	1743		39388

Jahr \ Alter	relative Häufigkeit (bezogen auf Alter)											
	0—1	2—9	10—	20—	30—	40—	50—	60—	70—	80—	90—	X
1841—69												0,6
1870—							0,2					
1880—												
1890—						0,2						
1900—												0,6
1910—				0,5	0,3							
1920—			0,6									
1930—				0,5	0,3			0,2				
1940—				0,5	1,4	1,3	0,3		0,3			0,6
1950—			1,3	2,9	0,6	0,9	0,2		0,3			
1960—			0,6		1,4	0,4	0,2	0,2	0,3	1,3		
1970—72			0,6	0,3	1,1	0,2	0,3					

Jahr \ Alter	relative Häufigkeit (bezogen auf Jahr)											
	0—1	2—9	10—	20—	30—	40—	50—	60—	70—	80—	90—	X
1841—69												2,0
1870—							1,3					
1880—												
1890—						0,8						
1900—												0,5
1910—				0,5	0,2							
1920—			0,3									
1930—				0,5	0,2		0,2					
1940—				0,3	0,7	0,9	0,3		0,2			0,2
1950—			0,3	1,8	0,3	0,7	0,2		0,2			
1960—			0,2		0,8	0,3	0,2	0,2	0,2	0,2		
1970—72			0,4	0,4	1,8	0,4	0,9					

männlich

| Alter / Jahr | altersgewichtete Häufigkeit | | | | | | | | | | |
	0—1	2—9	10—	20—	30—	40—	50—	60—	70—	80—	90—	X
1841—69												0,3
1870—							13,6					
1880—												
1890—						3,5						
1900—												0,3
1910—				0,6	0,9							
1920—			0,6									
1930—				1,2	1,1			3,5				
1940—				0,5	3,1	6,0	3,0		3,7			0,03
1950—			2,6	10,0	2,8	4,4	0,8		2,1			
1960—			1,4		7,0	2,9	0,9	1,4	1,8	1,7		
1970—72			3,3	3,3	13,2	3,3	6,6					

PROSTATAKARZINOM
Häufigkeit
70
60
50
40
30
20
10
0-1 2-9 10- 20- 30- 40- 50- 60- 70- 80- 90- X Alter
PROSTATAKARZINOM (gewichtet)
Häufigkeit
350
300
250
200
150
100
50
0-1 2-9 10- 20- 30- 40- 50- 60- 70- 80- 90- X Alter
Häufigkeit
70
60
50
40
30
20
10
1941- 1870- 1880- 1890- 1900- 1910- 1920- 1930- 1940- 1950- 1960- 1970- Jahr
69 72
Häufigkeit
350
300
250
200
150
100
50
1941- 1870- 1880- 1890- 1900- 1910- 1920- 1930- 1940- 1950- 1960- 1970- Jahr
69 72

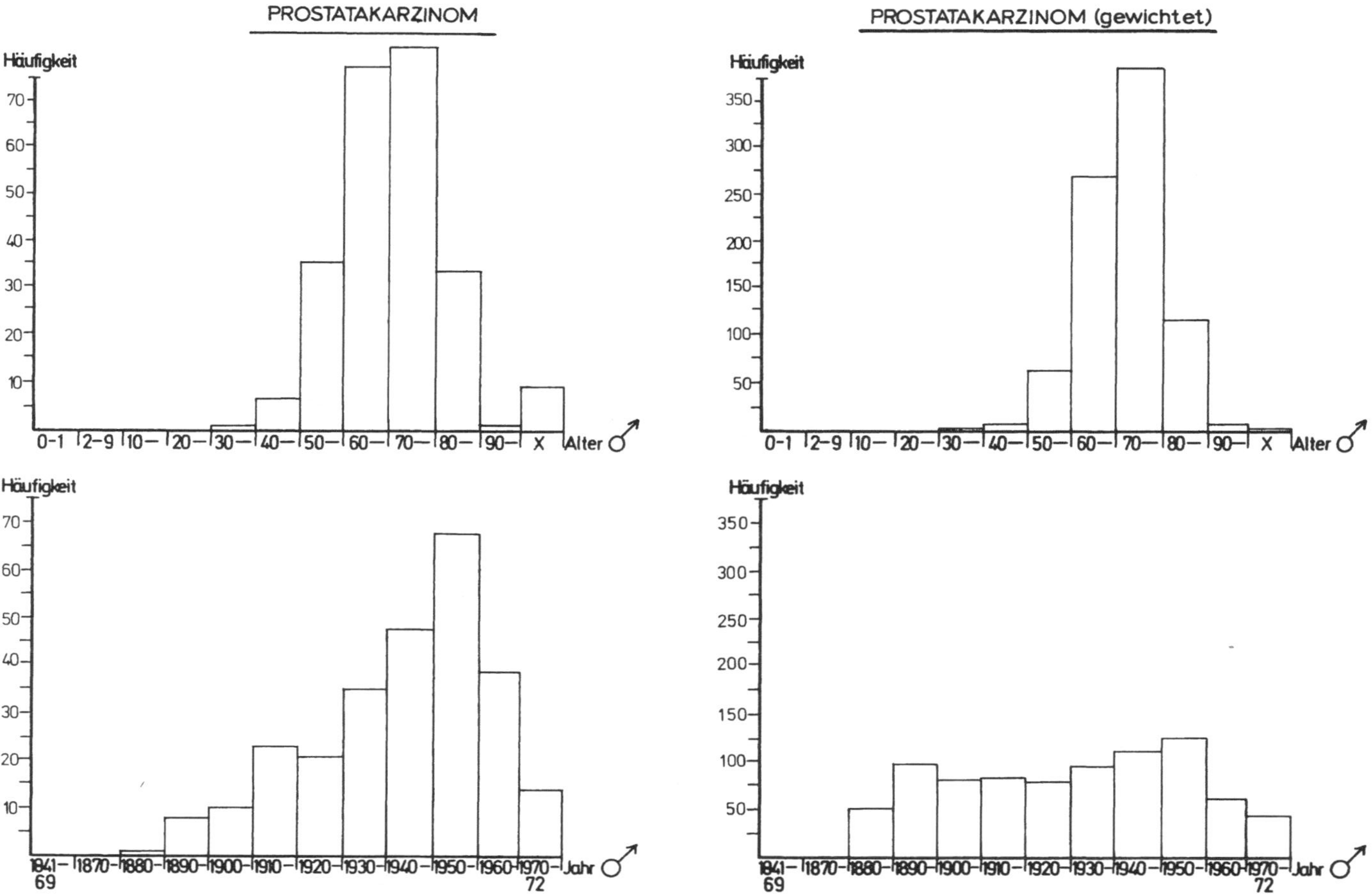

203

PROSTATAKARZINOM
männlich

Alter \ Jahr	absolute Häufigkeit												Σ Diagnose	Σ gesamt
	0—1	2—9	10—	20—	30—	40—	50—	60—	70—	80—	90—	X		
1841—69														483
1870—														779
1880—									1				1	1095
1890—					1		2	3	2				8	1329
1900—						1	2	5	2				10	2229
1910—							6	9	3				18	4249
1920—							3	3	7	2		1	16	3974
1930—						1	5	9	3	5	1	1	25	4087
1940—						2	4	12	16	2		6	42	6761
1950—						2	9	19	24	13		1	68	6007
1960—							2	12	17	8			39	6145
1970—72							2	4	5	3			14	2250
Σ Diagn.					1	6	35	76	80	33	1	9	241	
Σ gesamt	6527	1688	1590	3823	3600	4611	5822	5942	3242	767	33	1743		39388

Alter \ Jahr	relative Häufigkeit (bezogen auf Alter)											
	0—1	2—9	10—	20—	30—	40—	50—	60—	70—	80—	90—	X
1841—69												
1870—												
1880—									0,3			
1890—					0,3		0,3	0,5	0,6			
1900—						0,2	0,3	0,8	0,6			
1910—							1,0	1,5	0,9			
1920—							0,5	0,5	2,2	2,6		0,6
1930—						0,2	0,9	1,5	0,9	0,7	30,3	0,6
1940—						0,4	0,7	2,0	4,9	2,6		3,4
1950—						0,4	1,5	3,2	7,4	17,0		0,6
1960—							0,3	2,0	5,2	10,4		
1970—72							0,3	0,7	1,5	3,9		

Alter \ Jahr	relative Häufigkeit (bezogen auf Jahr)											
	0—1	2—9	10—	20—	30—	40—	50—	60—	70—	80—	90—	X
1841—69												
1870—												
1880—									0,9			
1890—					0,8		1,5	2,3	1,5			
1900—						0,5	0,9	2,2	0,9			
1910—							1,4	2,1	0,7			
1920—							0,8	0,8	1,8	0,5		0,3
1930—						0,2	1,2	2,2	0,7	1,2	0,2	0,2
1940—						0,3	0,6	1,8	2,4	0,6		0,9
1950—						0,3	1,5	3,2	4,0	2,2		0,2
1960—							0,3	2,0	2,8	1,3		
1970—72							0,9	1,8	2,2	1,3		

männlich

Alter / Jahr	altersgewichtete Häufigkeit											
	0—1	2—9	10—	20—	30—	40—	50—	60—	70—	80—	90—	X
1841 —69												
1870—												
1880—									52,3			
1890—					3,2		9,0	39,3	47,2			
1900—						2,5	5,6	37,0	38,0			
1910—							13,2	46,8	24,0			
1920—							4,8	12,0	47,6	13,4		0,1
1930—						1,7	8,0	31,5	15,9	34,0	6,8	0,1
1940—						2,0	6,0	31,2	59,2	14,2		0,2
1950—						2,2	7,3	38,0	50,4	29,9		0,2
1960—							1,9	16,8	30,6	13,6		
1970 —72							6,6	13,2	16,5	9,9		

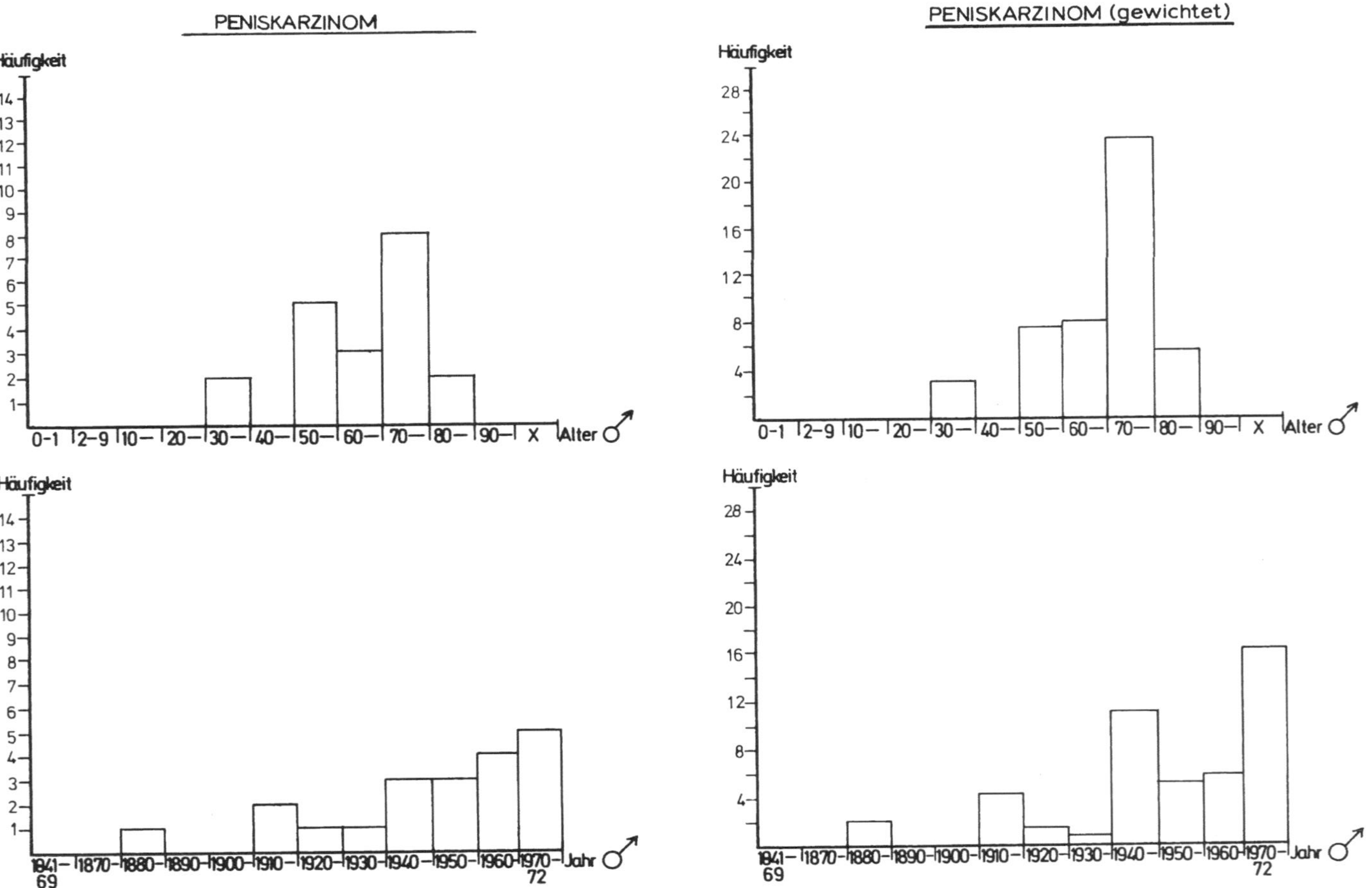

PENISKARZINOM
Häufigkeit
14 13 12 11 10 9 8 7 6 5 4 3 2 1
0-1 2-9 10— 20— 30— 40— 50— 60— 70— 80— 90— X Alter
PENISKARZINOM (gewichtet)
Häufigkeit
28 24 20 16 12 8 4
0-1 2-9 10— 20— 30— 40— 50— 60— 70— 80— 90— X Alter
Häufigkeit
14 13 12 11 10 9 8 7 6 5 4 3 2 1
1941—69 1870— 1880— 1890— 1900— 1910— 1920— 1930— 1940— 1950— 1960— 1970— 72 Jahr
Häufigkeit
28 24 20 16 12 8 4
1941—69 1870— 1880— 1890— 1900— 1910— 1920— 1930— 1940— 1950— 1960— 1970— 72 Jahr

PENISKARZINOM

männlich

Jahr \ Alter	absolute Häufigkeit												Σ Diagnose	Σ gesamt
	0—1	2—9	10—	20—	30—	40—	50—	60—	70—	80—	90—	X		
1841 —69														483
1870 —												.		779
1880 —					1								1	1 095
1890—														1 329
1900—														2 229
1910—							2						2	4 249
1920—							1						1	3 974
1930—					1								1	4 087
1940—									3				3	6 761
1950—							1		1	1			3	6 007
1960—							1	1	2				4	6 145
1970—72								2	2	1			5	2 250
Σ Diagn.					2		5	3	8	2			20	
Σ gesamt	6527	1688	1590	3823	3600	4611	5822	5942	3242	767	33	1743		39 388

Jahr \ Alter	relative Häufigkeit (bezogen auf Alter)											
	0— 1	2— 9	10—	20—	30—	40—	50—	60—	70—	80—	90—	X
1841 —69												
1870—												
1880—					0,3							
1890—												
1900—												
1910—							0,3					
1920—							0,2					
1930—					0,3							
1940—									0,9			
1950—							0,2		0,3	1,3		
1960—							0,2	0,2	0,6			
1970—72							0,3	0,6	1,3			

Jahr \ Alter	relative Häufigkeit (bezogen auf Jahr)											
	0—1	2—9	10—	20—	30—	40—	50—	60—	70—	80—	90—	X
1841 —69												
1870—												
1880—					0,9							
1890—												
1900—												
1910—							0,5					
1920—							0,3					
1930—					0,2							
1940—									0,4			
1950—							0,2		0,2	0,2		
1960—							0,2	0,2	0,3			
1970—72								0,9	0,9	0,4		

männlich

Alter / Jahr	altersgewichtete Häufigkeit											
	0—1	2—9	10—	20—	30—	40—	50—	60—	70—	80—	90—	X
1841—69												
1870—												
1880—					2,1							
1890—												
1900—												
1910—							4,4					
1920—							1,6					
1930—					1,1							
1940—									11,1			
1950—							0,8		2,1	2,3		
1960—							0,9	1,4	3,6			
1970—72								6,6	6,6	3,3		

OVARIALKARZINOM
Häufigkeit
140
130
120
110
100
90
80
70
60
50
40
30
20
10
0-1 2-9 10- 20- 30- 40- 50- 60- 70- 80- 90- X Alter ♀
Häufigkeit
140
130
120
110
100
90
80
70
60
50
40
30
20
10
1841- 1870- 1880- 1890- 1900- 1910- 1920- 1930- 1940- 1950- 1960- 1970- Jahr ♀
69 72
OVARIALKARZINOM (gewichtet)
Häufigkeit
210
180
150
120
90
60
30
0-1 2-9 10- 20- 30- 40- 50- 60- 70- 80- 90- X Alter ♀
Häufigkeit
210
180
150
120
90
60
30
1841- 1870- 1880- 1890- 1900- 1910- 1920- 1930- 1940- 1950- 1960- 1970- Jahr ♀
69 72

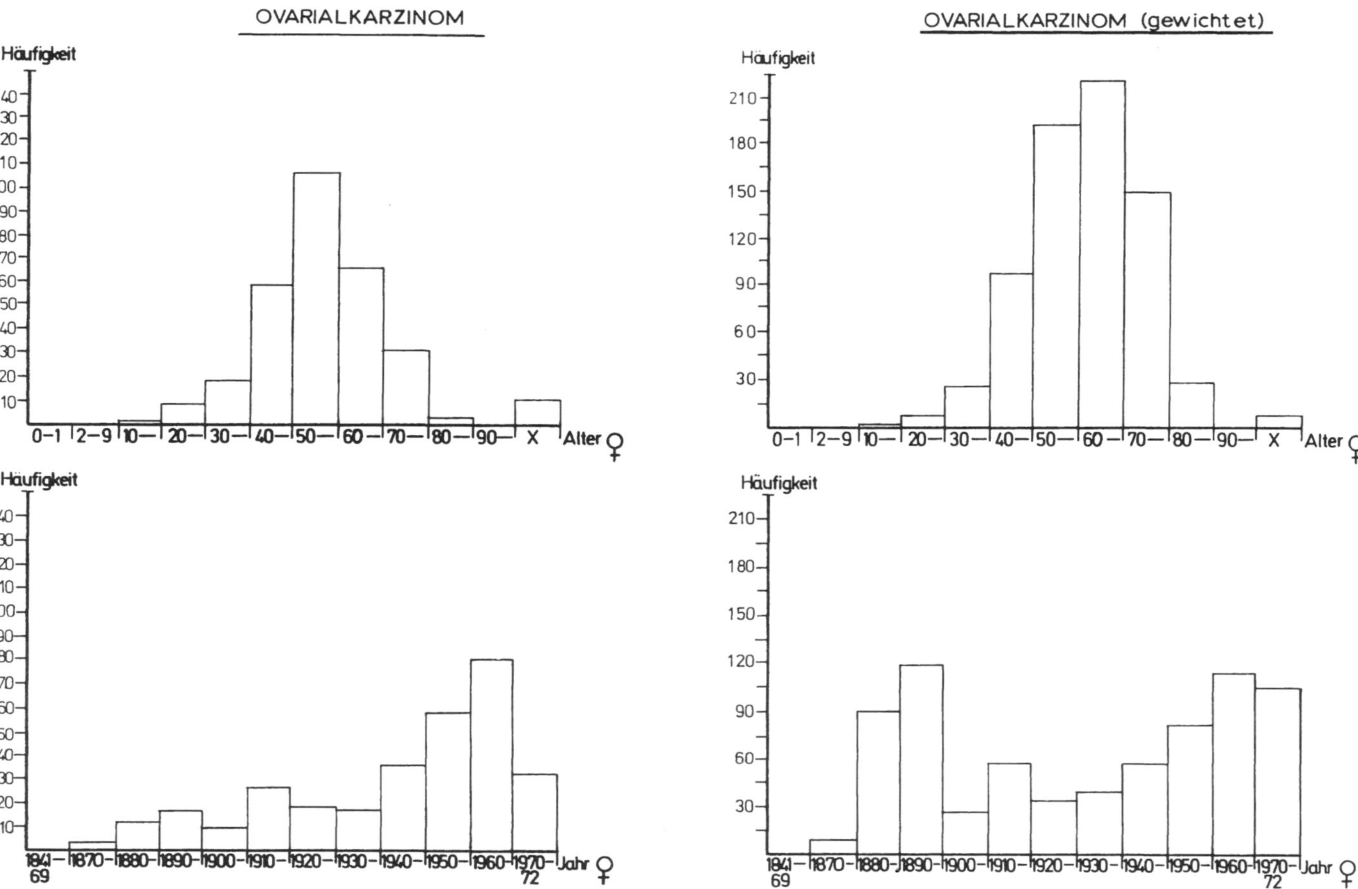

209

OVARIALKARZINOM
weiblich

Alter / Jahr	absolute Häufigkeit												Σ Diagnose	Σ gesamt
	0—1	2—9	10—	20—	30—	40—	50—	60—	70—	80—	90—	X		
1841 — 69														303
1870—				1		1						1	3	364
1880—				2	1	3	4	2					12	706
1890—				1		7	4	3	1				16	910
1900—				1		2	4	2					9	1746
1910—		1	1	7	6	6	3		1			1	26	2880
1920—						8	8	1	1				18	3002
1930—					1	1	9	5	1				17	2807
1940—				1	2	5	12	4	3			8	35	3998
1950—				2	1	10	26	8	9	1		1	58	4125
1960—					4	13	23	30	9			1	80	4011
1970—72					3	3	10	8	7	1			32	1654
Σ Diagn.		1	9	19	59	106	66	31	3			12	306	
Σ gesamt	5135	1361	1051	2241	2462	2954	3521	3570	2388	668	65	1090		26506

Alter / Jahr	relative Häufigkeit (bezogen auf Alter)											
	0—1	2—9	10—	20—	30—	40—	50—	60—	70—	80—	90—	X
1841 —69												
1870—				0,4		0,3						0,9
1880—				0,9	0,4	1,0	1,1	0,6				
1890—				0,4		2,4	1,1	0,8	0,4			
1900—				0,4		0,7	1,1	0,6				
1910—			1,0	0,4	2,8	2,0	1,7	0,8		1,5		0,9
1920—						2,7	2,3	0,3	0,4			
1930—					0,4	0,3	2,6	1,4	0,4			
1940—				0,4	0,8	1,7	3,4	1,1	1,3			7,3
1950—				0,9	0,4	3,4	7,4	2,2	3,8	1,5		0,9
1960—						1,6	4,4	6,5	8,4	3,8		0,9
1970—72						1,2	1,0	2,8	2,2	2,9	1,5	

Alter / Jahr	relative Häufigkeit (bezogen auf Jahr)											
	0—1	2—9	10—	20—	30—	40—	50—	60—	70—	80—	90—	X
1841 —69												
1870—				2,7	.	2,7						2,7
1880—				2,8	1,4	4,2	5,7	2,8				
1890—				1,1		7,7	4,4	3,3	1,1			
1900—				0,6		1,1	2,3	1,1				
1910—			0,4	0,4	2,4	2,1	2,1	1,0		0,4		0,4
1920—						2,7	2,7	0,3	0,3			
1930—					0,4	0,4	3,2	1,8	0,4			
1940—					0,3	0,5	1,3	3,0	1,0	0,8		2,0
1950—					0,5	0,2	2,4	6,3	1,9	2,2	0,2	0,2
1960—						1,0	3,2	5,7	8,0	2,2		0,3
1970 —72						1,8	1,8	6,0	4,8	4,2	0,6	

weiblich

Alter / Jahr	altersgewichtete Häufigkeit											
	0—1	2—9	10—	20—	30—	40—	50—	60—	70—	80—	90—	X
1841—69												
1870—				1,3		7,7						0,4
1880—				1,8	2,0	9,3	33,6	43,6				
1890—				0,7		17,5	18,8	33,3	48,8			
1900—				0,4		3,6	11,6	11,8				
1910—			0,5	0,3	4,6	7,8	12,0	13,2		18,3		0,2
1920—						9,6	12,8	3,6	7,2			
1930—					0,8	1,3	14,4	15,5	7,2			
1940—				0,5	1,7	4,9	17,2	10,8	19,8			3,2
1950—				1,8	1,0	9,4	24,2	14,4	25,2	6,0		0,3
1960—					5,6	15,6	27,6	45,0	17,1			3,3
1970—72					9,9	9,9	33,0	26,4	23,1	3,3		

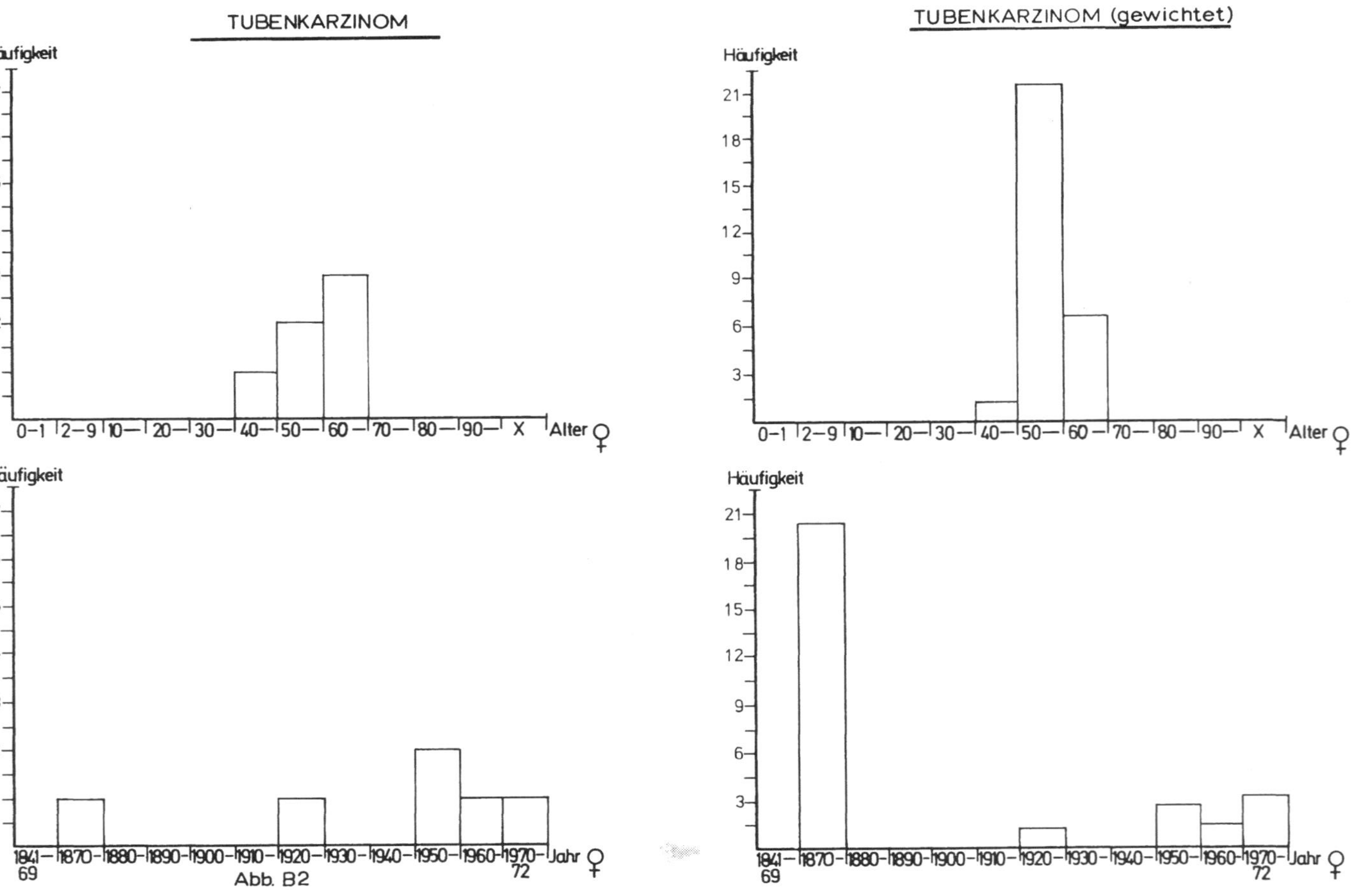
TUBENKARZINOM
Häufigkeit
7
6
5
4
3
2
1
0-1 2-9 10- 20- 30- 40- 50- 60- 70- 80- 90- X Alter ♀

TUBENKARZINOM (gewichtet)
Häufigkeit
21
18
15
12
9
6
3
0-1 2-9 10- 20- 30- 40- 50- 60- 70- 80- 90- X Alter ♀

Häufigkeit
7
6
5
4
3
2
1
1841- 1870- 1880- 1890- 1900- 1910- 1920- 1930- 1940- 1950- 1960- 1970- Jahr ♀
69 72
Abb. B2

Häufigkeit
21
18
15
12
9
6
3
1841- 1870- 1880- 1890- 1900- 1910- 1920- 1930- 1940- 1950- 1960- 1970- Jahr ♀
69 72

TUBENKARZINOM
weiblich

Jahr \ Alter	absolute Häufigkeit 0—1	2—9	10—	20—	30—	40—	50—	60—	70—	80—	90—	X	Σ Diagnose	Σ gesamt
1841—69														303
1870—							1						1	364
1880—														706
1890—														910
1900—														1746
1910—														2880
1920—						1							1	3002
1930—														2807
1940—														3998
1950—							1	1					2	4125
1960—								1					1	4011
1970—72								1					1	1654
Σ Diagn.						1	2	3					6	
Σ gesamt	5135	1361	1051	2241	2462	2954	3521	3570	2388	668	65	1090		26506

Jahr \ Alter	relative Häufigkeit (bezogen auf Alter) 0—1	2—9	10—	20—	30—	40—	50—	60—	70—	80—	90—	X
1841—69												
1870—							0,3					
1880—												
1890—												
1900—												
1910—												
1920—						0,3						
1930—												
1940—												
1950—							0,3	0,3				
1960—								0,3				
1970—72								0,3				

Jahr \ Alter	relative Häufigkeit (bezogen auf Jahr) 0—1	2—9	10—	20—	30—	40—	50—	60—	70—	80—	90—	X
1841—69												
1870—							0,4					
1880—												
1890—												
1900—												
1910—												
1920—						0,3						
1930—												
1940—												
1950—							0,2	0,2				
1960—								0,3				
1970—72								0,3				

weiblich

Alter / Jahr	altersgewichtete Häufigkeit										
	0—1	2—9	10—	20—	30—	40—	50—	60—	70—	80—	90—	X
1841—69												
1870—							20,3					
1880—												
1890—												
1900—												
1910—												
1920—						1,2						
1930—												
1940—												
1950—							0,9	1,8				
1960—								1,5				
1970—72								3,3				

214

UTERUSKARZINOM
Häufigkeit
210
150
90
30
0-1 2-9 10— 20— 30— 40— 50— 60— 70— 80— 90— X Alter ♀
Häufigkeit
210
150
90
30
1841—69 1870— 1880— 1890— 1900— 1910— 1920— 1930— 1940— 1950— 1960— 1970—72 Jahr ♀
UTERUSKARZINOM (gewichtet)
Häufigkeit
840
720
600
480
360
240
120
0-1 2-9 10— 20— 30— 40— 50— 60— 70— 80— 90— X Alter ♀
Häufigkeit
840
720
600
480
360
240
120
1841—69 1870— 1880— 1890— 1900— 1910— 1920— 1930— 1940— 1950— 1960— 1970—72 Jahr ♀

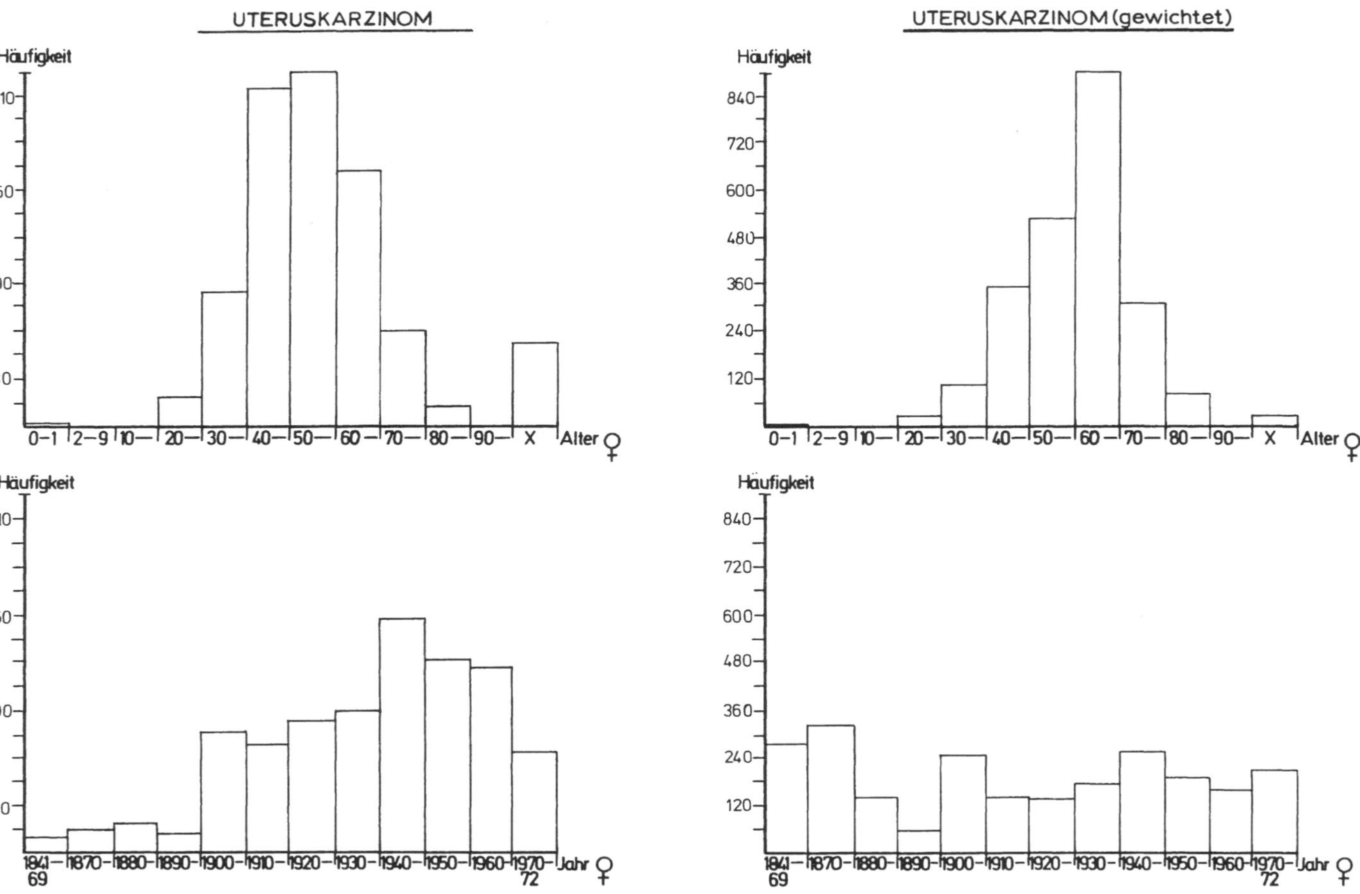

215

UTERUSKARZINOM
weiblich

Jahr \ Alter	absolute Häufigkeit												Σ Diagnose	Σ gesamt
	0—1	2—9	10—	20—	30—	40—	50—	60—	70—	80—	90—	X		
1841—69				1	2	2	2	3				2	12	303
1870—				1	3	6	1	4				1	16	364
1880—				1	7	8	4	3					23	706
1890—					1	6	5	1					13	910
1900—				2	10	20	28	10	3			4	77	1746
1910—				1	16	14	24	8	3			3	69	2880
1920—				3	11	28	22	8	4			7	83	3002
1930—				2	7	28	23	21	3	1		5	90	2807
1940—	1			2	7	37	35	21	13	1		27	144	3998
1950—				1	13	24	31	30	12	6		4	121	4125
1960—				2	5	32	31	27	13	3			113	4011
1970—72				2	2	7	15	25	9	3			63	1654
Σ Diagn.	1			18	84	212	221	161	60	14		53	824	
Σ gesamt	5135	1361	1051	2241	2462	2954	3521	3570	2388	668	65	1090		26506

Jahr \ Alter	relative Häufigkeit (bezogen auf Alter)											
	0—1	2—9	10—	20—	30—	40—	50—	60—	70—	80—	90—	X
1841—69				0,4	0,8	0,7	0,6	0,8				1,8
1870—				0,4	1,2	2,0	0,3	1,1				0,9
1880—				0,4	2,8	2,7	1,1	0,8				
1890—					0,4	2,0	1,4	0,3				
1900—				0,9	4,1	6,8	8,0	2,8	1,3			3,7
1910—				0,4	6,5	4,7	6,8	2,2	1,3			2,8
1920—				1,3	4,5	9,5	6,2	2,2	1,7			6,4
1930—				0,9	2,8	9,5	6,5	5,9	1,3	1,5		4,6
1940—	0,2			0,9	2,8	12,5	9,9	5,9	5,4	1,5		25,0
1950—				0,4	5,3	8,1	8,8	8,4	5,0	9,0		3,7
1960—				0,9	2,0	10,8	8,8	7,6	5,4	4,5		
1970—72				0,9	0,8	2,4	4,3	7,0	3,8	4,5		

Jahr \ Alter	relative Häufigkeit (bezogen auf Jahr)											
	0—1	2—9	10—	20—	30—	40—	50—	60—	70—	80—	90—	X
1841—69				3,3	6,6	6,6	6,6	9,9				6,6
1870—				2,7	8,2	16,5	2,7	11,0				2,7
1880—				1,4	9,9	11,3	5,7	4,2				
1890—					1,1	6,6	5,5	1,1				
1900—				1,1	5,7	11,4	16,0	5,7	1,7			2,3
1910—				0,4	5,6	4,9	8,3	2,8	1,0			1,0
1920—				1,0	3,7	9,3	7,3	2,7	1,3			2,3
1930—				0,7	2,5	10,0	8,2	7,5	1,1	0,4		1,8
1940—	0,3			0,5	1,8	9,3	8,8	5,3	3,3	0,3		6,8
1950—				0,3	3,2	5,8	7,5	7,3	2,9	1,5		1,0
1960—				0,5	1,2	8,0	7,7	6,7	3,2	0,8		
1970—72				1,2	1,2	4,2	9,0	15,0	5,4	1,8		

weiblich

Alter / Jahr	altersgewichtete Häufigkeit											
	0—1	2—9	10—	20—	30—	40—	50—	60—	70—	80—	90—	X
1841—69				1,2	10,8	19,0	76,4	164,7				7,6
1870—				1,3	12,0	46,2	20,3	242,8				0,4
1880—				0,9	14,0	24,8	33,6	65,4				
1890—					2,0	15,0	23,5	11,1				
1900—				0,8	9,4	36,0	81,2	59,0	57,3			1,3
1910—				0,3	10,4	18,2	48,0	35,2	29,1			0,5
1920—				1,1	9,4	33,6	35,2	28,8	28,8			1,2
1930—				0,9	5,7	36,4	36,8	65,1	21,6	9,8		1,1
1940—	0,8			0,9	5,8	36,3	50,1	56,7	85,8	12,5		10,8
1950—				0,9	12,4	22,6	28,8	54,0	33,6	36,0		1,2
1960—				1,8	7,0	38,4	37,2	40,5	24,7	7,8		
1970—72				6,6	6,6	23,1	49,5	82,5	29,7	9,9		

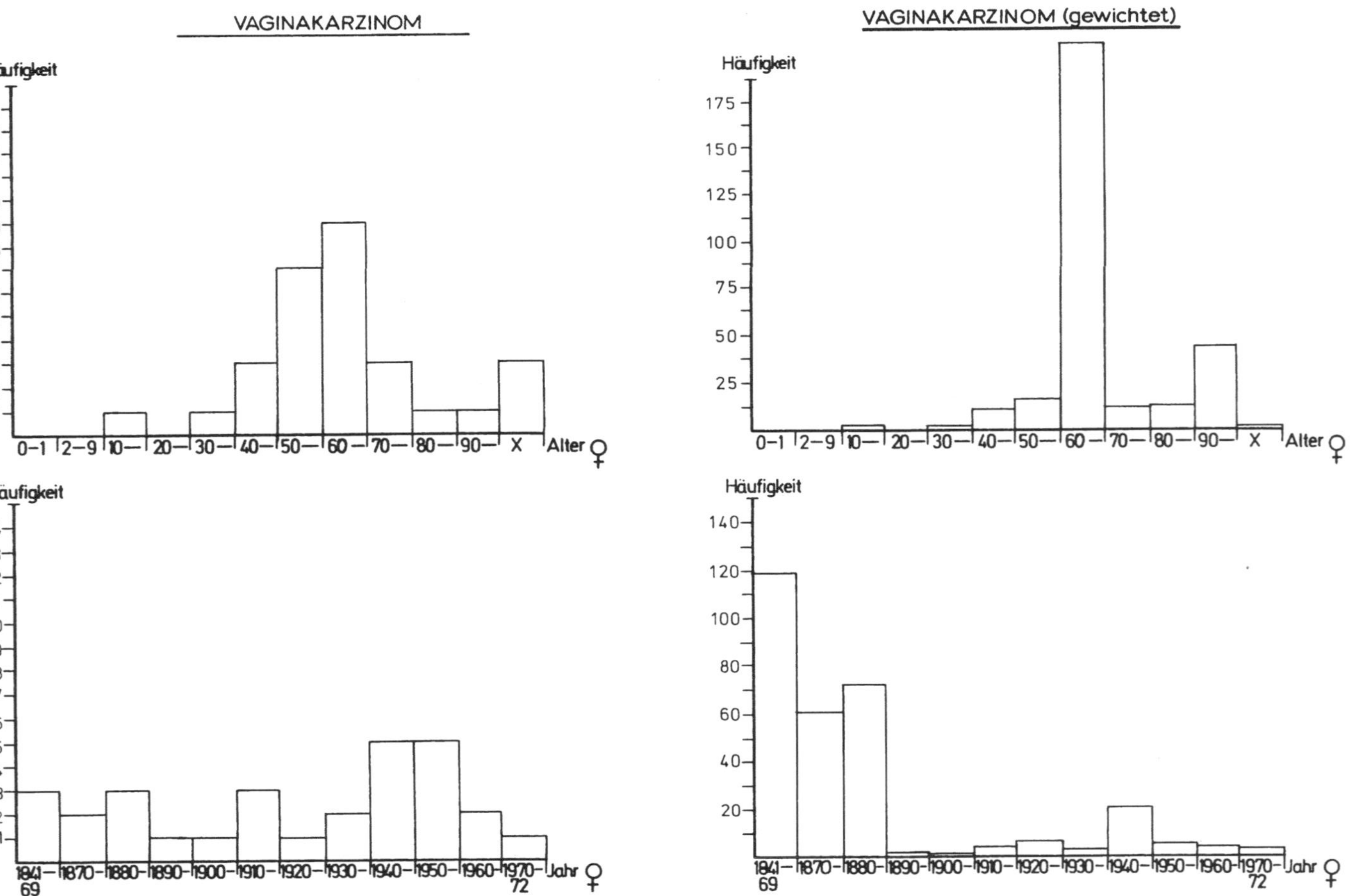

VAGINAKARZINOM
Häufigkeit
14 13 12 11 10 9 8 7 6 5 4 3 2 1
0-1 2-9 10— 20— 30— 40— 50— 60— 70— 80— 90— X Alter ♀
Häufigkeit
14 13 12 11 10 9 8 7 6 5 4 3 2 1
1841-69 1870— 1880— 1890— 1900— 1910— 1920— 1930— 1940— 1950— 1960— 1970-72 Jahr ♀
VAGINAKARZINOM (gewichtet)
Häufigkeit
175 150 125 100 75 50 25
0-1 2-9 10— 20— 30— 40— 50— 60— 70— 80— 90— X Alter ♀
Häufigkeit
140 120 100 80 60 40 20
1841-69 1870— 1880— 1890— 1900— 1910— 1920— 1930— 1940— 1950— 1960— 1970-72 Jahr ♀

VAGINAKARZINOM
weiblich

Jahr \ Alter	absolute Häufigkeit												Σ Diagnose	Σ gesamt
	0–1	2–9	10–	20–	30–	40–	50–	60–	70–	80–	90–	X		
1841–69						1		2					3	303
1870–								1				1	2	364
1880–							1	1			1		3	706
1890–			1										1	910
1900–												1	1	1746
1910–					1	1	1						3	2880
1920–									1				1	3002
1930–							2						2	2807
1940–								3		1		1	5	3998
1950–						1	3	1					5	4125
1960–								1	1				2	4011
1970–72									1				1	1654
Σ Diagn.		1		1	3	7	9	3	1	1		3	29	
Σ gesamt	5135	1361	1051	2241	2462	2954	3521	3570	2388	668	65	1090		26506

Jahr \ Alter	relative Häufigkeit (bezogen auf Alter)											
	0–1	2–9	10–	20–	30–	40–	50–	60–	70–	80–	90–	X
1841–69						0,3		0,6				
1870–								0,3				0,9
1880–							0,3	0,3			15,0	
1890–			1,0									
1900–												0,9
1910–					0,4	0,3	0,3					
1920–									0,4			
1930–							0,6					
1940–								0,8		1,5		0,9
1950–						0,3	0,9	0,3				
1960–								0,3	0,4			
1970–72									0,4			

Jahr \ Alter	relative Häufigkeit (bezogen auf Jahr)											
	0–1	2–9	10–	20–	30–	40–	50–	60–	70–	80–	90–	X
1841–69						3,3		6,6				
1870–								2,7				2,7
1880–							1,4	1,4			1,4	
1890–			1,1									
1900–												0,6
1910–					0,4	0,4	0,4					
1920–									0,3			
1930–							0,7					
1940–								0,8		0,3		0,3
1950–						0,2	0,7	0,2				
1960–								0,3	0,3			
1970–72									0,6			

weiblich

Alter / Jahr	altersgewichtete Häufigkeit											
	0—1	2—9	10—	20—	30—	40—	50—	60—	70—	80—	90—	X
1841—69						9,5		109,8				
1870—								60,7				0,4
1880—							8,4	21,8			43,0	
1890—			1,1									
1900—												0,3
1910—					0,7	1,3	2,0					
1920—									7,2			
1930—							3,2					
1940—								8,1		12,5		0,4
1950—						0,9	2,8	1,8				
1960—								1,5	1,9			
1970—72									3,3			

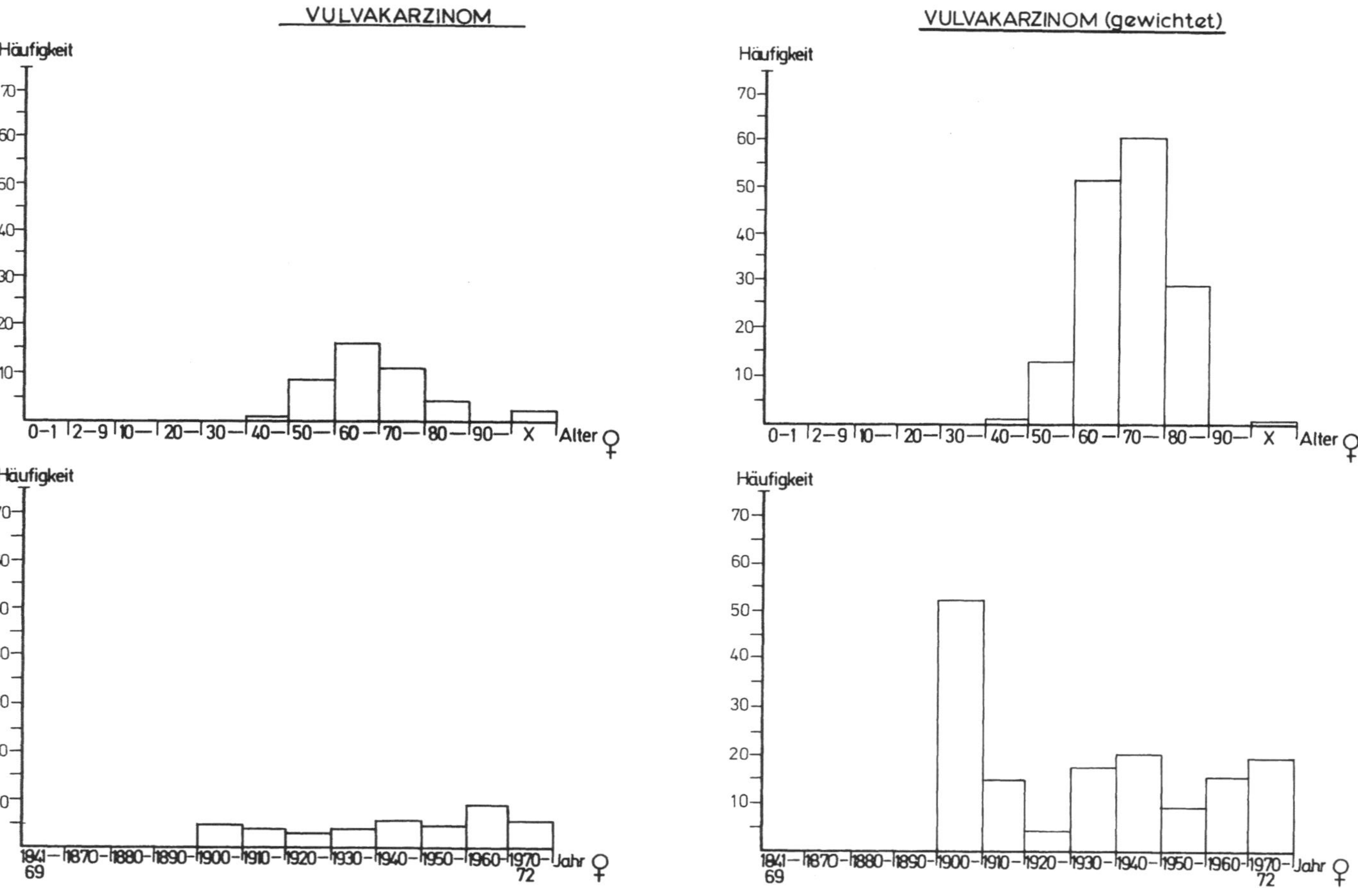
VULVAKARZINOM
Häufigkeit
70
60
50
40
30
20
10
0-1 2-9 10- 20- 30- 40- 50- 60- 70- 80- 90- X Alter ♀
Häufigkeit
70
60
50
40
30
20
10
1841-69 1870- 1880- 1890- 1900- 1910- 1920- 1930- 1940- 1950- 1960- 1970-72 Jahr ♀
VULVAKARZINOM (gewichtet)
Häufigkeit
70
60
50
40
30
20
10
0-1 2-9 10- 20- 30- 40- 50- 60- 70- 80- 90- X Alter ♀
Häufigkeit
70
60
50
40
30
20
10
1841-69 1870- 1880- 1890- 1900- 1910- 1920- 1930- 1940- 1950- 1960- 1970-72 Jahr ♀

VULVAKARZINOM

weiblich

Alter \ Jahr	absolute Häufigkeit												Σ Diagnose	Σ gesamt
	0—1	2—9	10—	20—	30—	40—	50—	60—	70—	80—	90—	X		
1841—69														303
1870—														364
1880—														706
1890—														910
1900—							1	2	2				5	1746
1910—							1	3					4	2880
1920—						1	2						3	3002
1930—							1	2		1			4	2807
1940—							1	2		1		2	6	3998
1950—							2	1	2				5	4125
1960—								4	5				9	4011
1970—72								2	2	2			6	1654
Σ Diagn.						1	8	16	11	4		2	42	
Σ gesamt	5135	1361	1051	2241	2462	2954	3521	3570	2388	668	65	1090		26506

Alter \ Jahr	relative Häufigkeit (bezogen auf Alter)											
	0—1	2—9	10—	20—	30—	40—	50—	60—	70—	80—	90—	X
1841—69												
1870—												
1880—												
1890—												
1900—							0,3	0,6	0,8			
1910—							0,3	0,8				
1920—						0,3	0,6					
1930—							0,3	0,6		1,5		
1940—							0,3	0,6		1,5		1,8
1950—							0,6	0,3	0,8			
1960—								1,1	2,1			
1970—72								0,6	0,8	3,0		

Alter \ Jahr	relative Häufigkeit (bezogen auf Jahr)											
	0—1	2—9	10—	20—	30—	40—	50—	60—	70—	80—	90—	X
1841—69												
1870—												
1880—												
1890—												
1900—							0,6	1,1	1,1			
1910—							0,4	1,0				
1920—						0,3	0,7					
1930—							0,4	0,7		0,4		
1940—							0,3	0,5		0,3		0,7
1950—							0,5	0,2	0,5			
1960—								1,0	1,3			
1970—72								1,2	1,2	1,2		

weiblich

Alter / Jahr	altersgewichtete Häufigkeit											
	0—1	2—9	10—	20—	30—	40—	50—	60—	70—	80—	90—	X
1841—69												
1870—												
1880—												
1890—												
1900—							2,9	11,8	38,2			
1910—							2,0	13,2				
1920—						1,2	3,2					
1930—							1,6	6,2		9,8		
1940—							1,4	5,4		12,5		0,8
1950—							1,9	1,8	5,6			
1960—								6,0	9,5			
1970—72								6,6	6,6	6,6		

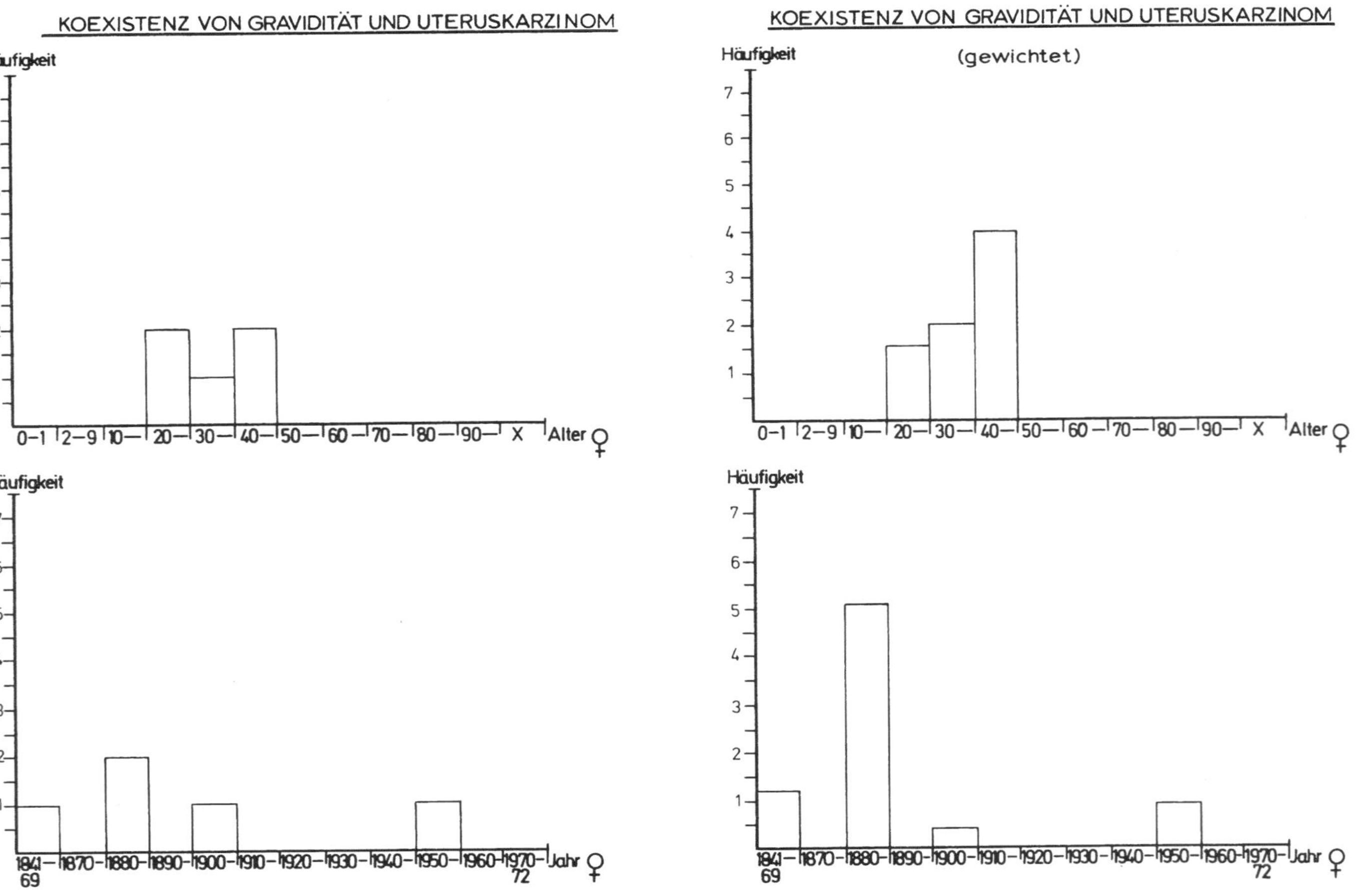
KOEXISTENZ VON GRAVIDITÄT UND UTERUSKARZINOM
Häufigkeit
Alter
KOEXISTENZ VON GRAVIDITÄT UND UTERUSKARZINOM
(gewichtet)
Häufigkeit
Alter
Häufigkeit
Jahr
Häufigkeit
Jahr

KOEXISTENZ VON GRAVIDITÄT UND UTERUSKARZINOM
weiblich

Alter / Jahr	absolute Häufigkeit 0—1	2—9	10—	20—	30—	40—	50—	60—	70—	80—	90—	X	Σ Diagnose	Σ gesamt
1841—69				1									1	303
1870—														364
1880—					1	1							2	706
1890—														910
1900—				1									1	1746
1910—														2880
1920—														3002
1930—														2807
1940—														3998
1950—						1							1	4125
1960—														4011
1970—72														1654
Σ Diagn.				2	1	2							5	
Σ gesamt	5135	1361	1051	2241	2462	2954	3521	3570	2388	668	65	1090		26506

Alter / Jahr	relative Häufigkeit (bezogen auf Alter) 0—1	2—9	10—	20—	30—	40—	50—	60—	70—	80—	90—	X
1841—69				0,4								
1870—												
1880—					0,4	0,3						
1890—												
1900—				0,4								
1910—												
1920—												
1930—												
1940—												
1950—						0,3						
1960—												
1970—72												

Alter / Jahr	relative Häufigkeit (bezogen auf Jahr) 0—1	2—9	10—	20—	30—	40—	50—	60—	70—	80—	90—	X
1841—69				3,3								
1870—												
1880—					1,4	1,4						
1890—												
1900—				0,6								
1910—												
1920—												
1930—												
1940—												
1950—						0,2						
1960—												
1970—72												

weiblich

Alter / Jahr	altersgewichtete Häufigkeit											
	0—1	2—9	10—	20—	30—	40—	50—	60—	70—	80—	90—	X
1841—69				1,2								
1870—												
1880—					2,0	3,1						
1890—												
1900—				0,4								
1910—												
1920—												
1930—												
1940—												
1950—						0,9						
1960—												
1970—72												

MAMMAKARZINOM

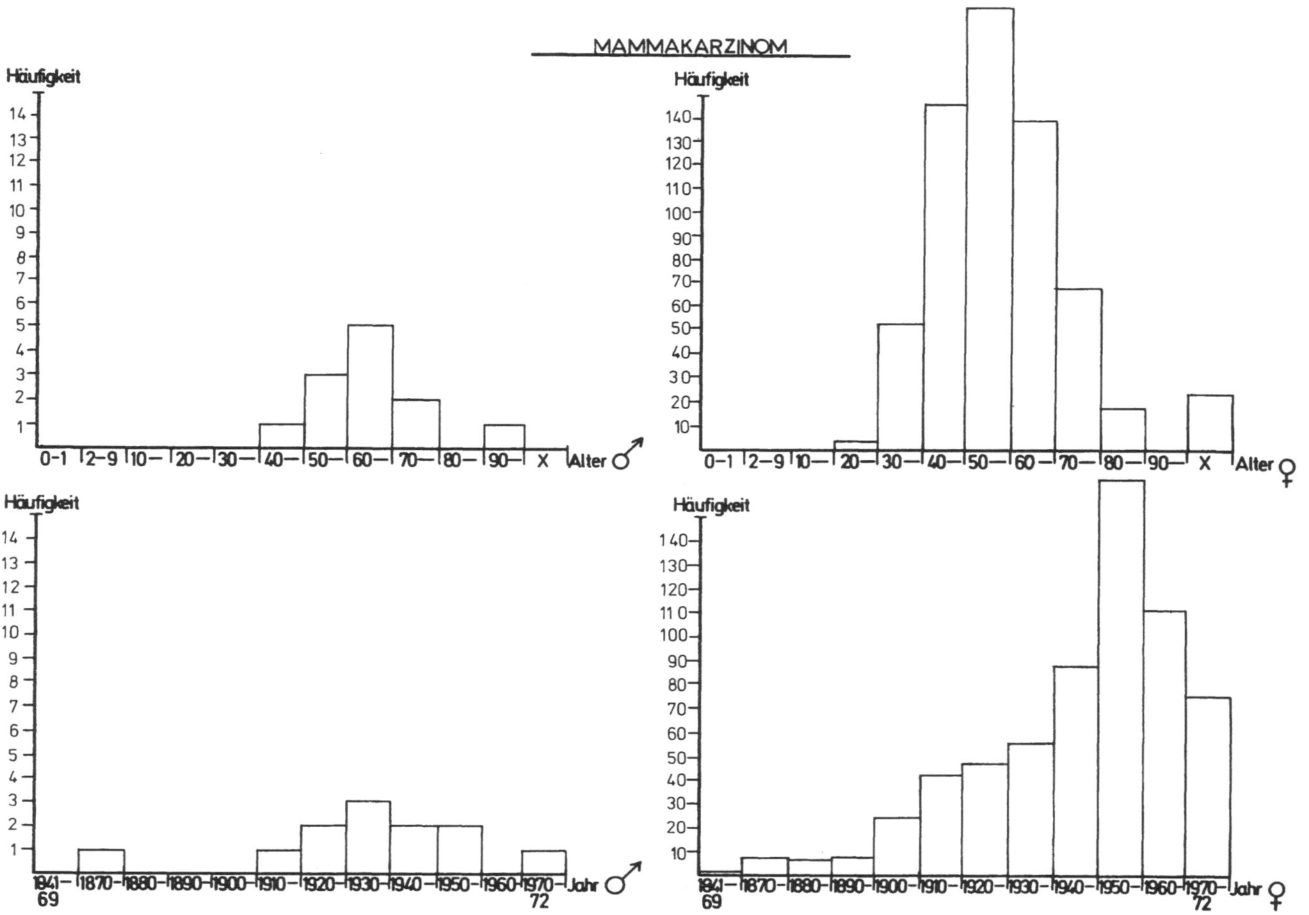

MAMMAKARZINOM (gewichtet)

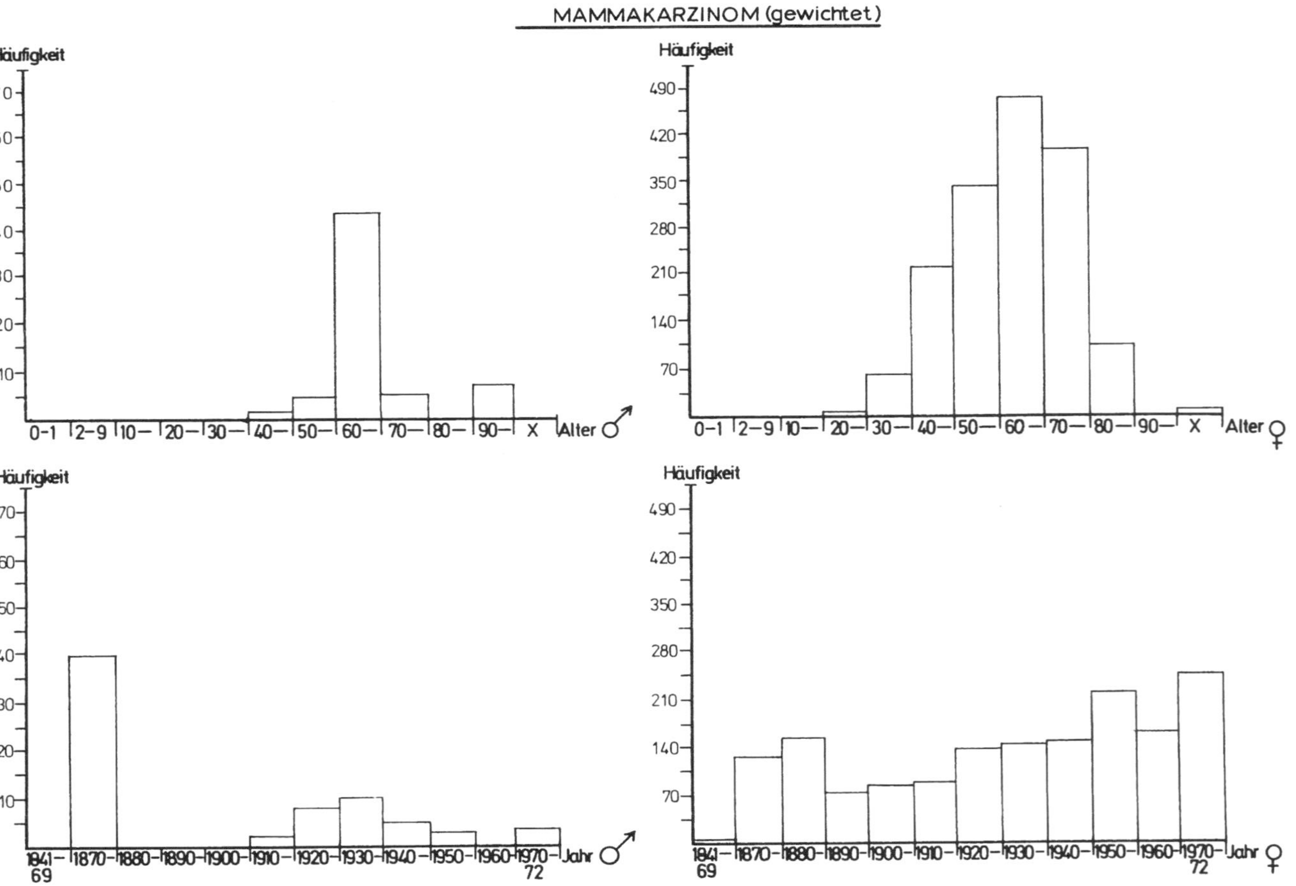

MAMMAKARZINOM
männlich

Jahr \ Alter	absolute Häufigkeit												Σ Diagnose	Σ gesamt
	0—1	2—9	10—	20—	30—	40—	50—	60—	70—	80—	90—	X		
1841—69														483
1870—								1					1	779
1880—														1095
1890—														1329
1900—														2229
1910—							1						1	4249
1920—								2					2	3974
1930—						1	1				1		3	4087
1940—								2					2	6761
1950—							1		1				2	6007
1960—														6145
1970—72									1				1	2250
Σ Diagn.						1	3	5	2		1		12	
Σ gesamt	6527	1688	1590	3823	3600	4611	5822	5942	3242	767	33	1743		39388

Jahr \ Alter	relative Häufigkeit (bezogen auf Alter)											
	0—1	2—9	10—	20—	30—	40—	50—	60—	70—	80—	90—	X
1841—69												
1870—								0,2				
1880—												
1890—												
1900—												
1910—							0,2					
1920—								0,3				
1930—						0,2	0,2				30,3	
1940—								0,3				
1950—							0,2		0,3			
1960—												
1970—72									0,3			

Jahr \ Alter	relative Häufigkeit (bezogen auf Jahr)											
	0—1	2—9	10—	20—	30—	40—	50—	60—	70—	80—	90—	X
1841—69												
1870—								1,3				
1880—												
1890—												
1900—												
1910—							0,2					
1920—								0,5				
1930—						0,2	0,2				0,2	
1940—								0,3				
1950—							0,2		0,2			
1960—												
1970—72									0,4			

MAMMAKARZINOM
weiblich

Alter \ Jahr	absolute Häufigkeit												Σ Diagnose	Σ gesamt
	0—1	2—9	10—	20—	30—	40—	50—	60—	70—	80—	90—	X		
1841—69					1								1	303
1870—						4	2	1					7	364
1880—					1		1	3	1				6	706
1890—					1		5		1				7	910
1900—					4	8	7	5	1				25	1746
1910—				1	4	9	17	5		1		5	42	2880
1920—					3	11	13	12	7	1			47	3002
1930—				1	5	16	14	11	5	3		1	56	2807
1940—					6	22	23	14	7			16	88	3998
1950—					18	45	56	28	14	4		1	166	4125
1960—				1	7	15	31	35	17	5			111	4011
1970—72				1	2	14	16	25	14	3			75	1654
Σ Diagn.				4	52	144	185	139	67	17		23	631	
Σ gesamt	5135	1361	1051	2241	2462	2954	3521	3570	2388	668	65	1090		26506

Alter \ Jahr	relative Häufigkeit (bezogen auf Alter)											
	0—1	2—9	10—	20—	30—	40—	50—	60—	70—	80—	90—	X
1841—69					0,4							
1870—						1,4	0,6	0,3				
1880—					0,4		0,3	0,8	0,4			
1890—					0,4		1,4		0,4			
1900—					1,6	2,7	2,0	1,4	0,4			
1910—				0,4	1,6	3,0	4,8	1,4		1,5		4,6
1920—					1,2	3,7	3,4	3,4	2,9	1,5		
1930—				0,4	2,0	5,4	4,0	3,1	2,1	4,5		0,9
1940—					2,4	7,4	6,5	3,9	2,9			14,7
1950—					7,3	15,2	16,0	7,8	5,8	6,0		0,9
1960—				0,4	2,8	5,0	8,8	9,8	7,1	7,5		
1970—72				0,4	0,8	4,7	4,5	7,0	5,8	4,5		

Alter \ Jahr	relative Häufigkeit (bezogen auf Jahr)											
	0—1	2—9	10—	20—	30—	40—	50—	60—	70—	80—	90—	X
1841—69					3,3							
1870—						1,1	5,5	2,7				
1880—					1,4		1,4	4,2	1,4			
1890—					1,1		5,5		1,1			
1900—					2,3	4,6	4,0	2,9	0,6			
1910—				0,4	1,4	3,1	5,9	1,7		0,4		1,7
1920—					1,0	3,7	4,3	4,0	2,3	0,3		
1930—				0,4	0,2	5,7	5,0	4,0	0,2	1,1		0,4
1940—					1,5	5,5	5,8	3,5	1,8			4,0
1950—					4,4	11,0	14,0	6,8	3,4	1,0		0,2
1960—				0,3	1,7	3,7	7,7	8,7	4,2	1,2		
1970—72				0,6	1,2	8,5	9,7	15,0	8,5	1,8		

männlich

Jahr \ Alter	altersgewichtete Häufigkeit											
	0—1	2—9	10—	20—	30—	40—	50—	60—	70—	80—	90—	X
1841—69												
1870—								39,9				
1880—												
1890—												
1900—												
1910—							2,2					
1920—								8,0				
1930—						1,7	1,6				6,8	
1940—								5,2				
1950—							0,8		2,1			
1960—												
1970—72									3,3			

weiblich

Jahr \ Alter	altersgewichtete Häufigkeit											
	0—1	2—9	10—	20—	30—	40—	50—	60—	70—	80—	90—	X
1841—69					5,4							
1870—						30,8	40,6	60,7				
1880—					2,0		8,4	65,4	82,3			
1890—					2,0		23,5		48,8			
1900—					3,8	14,4	20,3	29,5	19,1			
1910—				0,3	2,6	11,7	34,0	22,0		18,3		0,9
1920—					2,6	13,2	20,8	43,2	50,4	10,0		
1930—				0,4	4,1	20,8	22,4	34,1	36,0	29,4		0,2
1940—					5,0	21,6	32,9	37,8	46,2			6,4
1950—					17,1	42,3	52,1	50,4	39,2	24,0		0,3
1960—				0,9	9,8	18,0	37,2	52,5	32,3	13,0		
1970—72				3,3	6,6	46,2	52,8	82,5	46,2	9,9		

PLASMOZYTOM

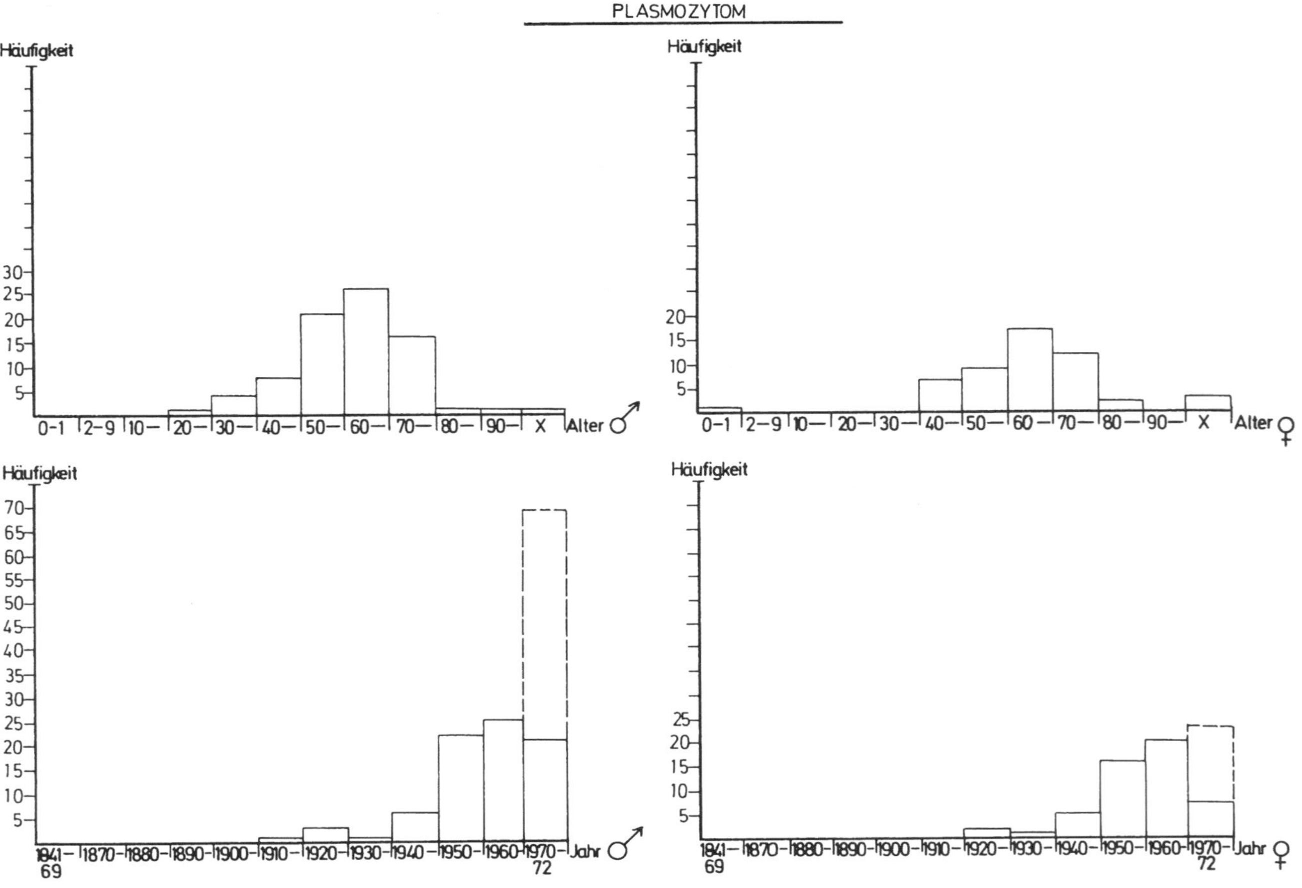

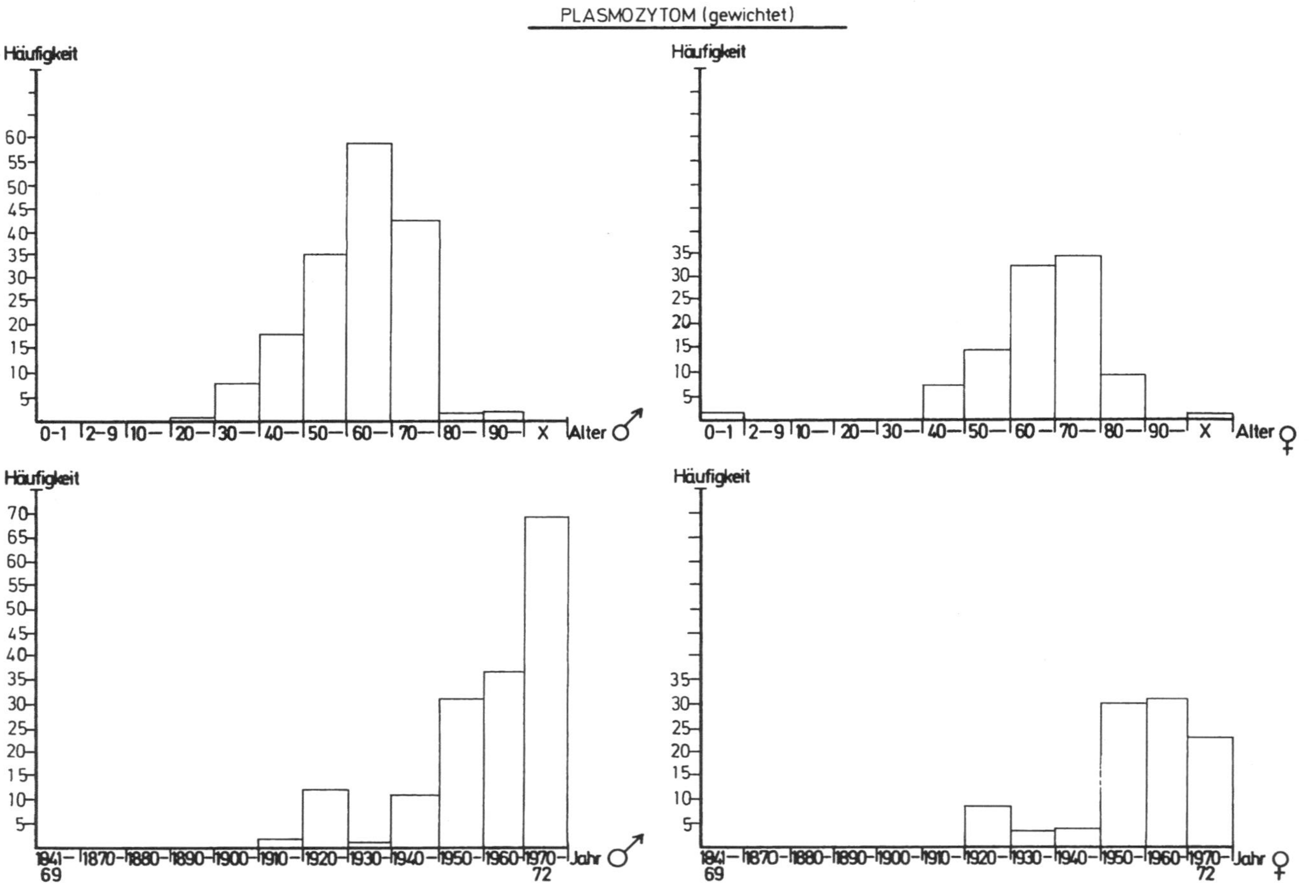

233

<u>PLASMOZYTOM</u>
männlich

Jahr \ Alter	absolute Häufigkeit												Σ Diagnose	Σ gesamt
	0—1	2—9	10—	20—	30—	40—	50—	60—	70—	80—	90—	X		
1841 —69														483
1870 —														779
1880 —														1095
1890—														1329
1900—														2229
1910—							1						1	4249
1920—								3					3	3974
1930—							1						1	4087
1940—				1			1	1	2			1	6	6761
1950—					3	2	8	8	1				22	6007
1960—						2	4	10	7	1	1		25	6145
1970—72					1	4	6	4	6				21	2250
Σ Diagn.				1	4	8	21	26	16	1	1	1	79	
Σ gesamt	6527	1688	1590	3823	3600	4611	5822	5942	3242	767	33	1743		39388

Jahr \ Alter	relative Häufigkeit (bezogen auf Alter)											
	0—1	2—9	10—	20—	30—	40—	50—	60—	70—	80—	90—	X
1841 —69												
1870—												
1880—												
1890—												
1900—												
1910—							0,02					
1920—								0,05				
1930—							0,02					
1940—				0,03			0,02	0,02	0,06			0,06
1950—					0,08	0,04	0,14	0,13	0,03			
1960—						0,04	0,07	0,17	0,22	0,13	3,03	
1970—72					0,03	0,09	0,10	0,07	0,19			

Jahr \ Alter	relative Häufigkeit (bezogen auf Jahr)											
	0—1	2—9	10—	20—	30—	40—	50—	60—	70—	80—	90—	X
1841 —69												
1870 —												
1880—												
1890—												
1900—												
1910—							0,02					
1920—								0,08				
1930—							0,02					
1940—				0,01			0,01	0,01	0,03			0,01
1950—					0,05	0,03	0,13	0,13	0,02			
1960—						0,03	0,07	0,16	0,11	0,02	0,02	
1970—72					0,03	0,18	0,27	0,18	0,27			

PLASMOZYTOM
weiblich

absolute Häufigkeit

Jahr \ Alter	0—1	2—9	10—	20—	30—	40—	50—	60—	70—	80—	90—	X	Σ Diagnose	Σ gesamt
1841—69														303
1870—														364
1880—														706
1890—														910
1900—														1746
1910—														2880
1920—	1								1				2	3002
1930—								1					1	2807
1940—						1	1					3	5	3998
1950—						4	3	5	3	1			16	4125
1960—						2	3	9	6				20	4011
1970—72						2	2	2	1				7	1654
Σ Diagn.	1					7	9	17	12	2		3	51	
Σ gesamt	5135	1361	1051	2241	2462	2954	3521	3570	2388	668	65	1090		26506

relative Häufigkeit (bezogen auf Alter)

Jahr \ Alter	0—1	2—9	10—	20—	30—	40—	50—	60—	70—	80—	90—	X
1841—69												
1870—												
1880—												
1890—												
1900—												
1910—												
1920—	0,02								0,04			
1930—								0,03				
1940—						0,03	0,03					0,28
1950—						0,14	0,09	0,14	0,13	0,15		
1960—						0,07	0,09	0,25	0,25			
1970—72							0,06	0,06	0,08	0,15		

relative Häufigkeit (bezogen auf Jahr)

Jahr \ Alter	0—1	2—9	10—	20—	30—	40—	50—	60—	70—	80—	90—	X
1841—69												
1870—												
1880—												
1890—												
1900—												
1910—												
1920—	0,03								0,03			
1930—								0,04				
1940—						0,03	0,03					0,08
1950—						0,10	0,07	0,12	0,07	0,02		
1960—						0,05	0,07	0,22	0,15			
1970—72							0,12	0,12	0,12	0,06		

männlich

Jahr \ Alter	0—1	2—9	10—	20—	30—	40—	50—	60—	70—	80—	90—	X
1841—69												
1870—												
1880—												
1890—												
1900—												
1910—							2,20					
1920—								12,0				
1930—							1,60					
1940—				0,25			1,50	2,60	7,40			0,03
1950—					4,20	2,20	6,48	16,0	2,10			
1960—						2,90	3,72	14,0	12,6	1,70	1,10	
1970—72					3,30	13,2	19,8	13,2	19,8			

weiblich

Jahr \ Alter	0—1	2—9	10—	20—	30—	40—	50—	60—	70—	80—	90—	X
1841—69												
1870—												
1880—												
1890—												
1900—												
1910—												
1920—	1,30								7,20			
1930—								3,10				
1940—						0,98	1,43					1,20
1950—						3,76	2,79	9,00	8,40	6,00		
1960—						2,40	3,60	13,5	11,4			
1970—72							6,60	6,60	6,60	3,30		

MESOTHELIOM

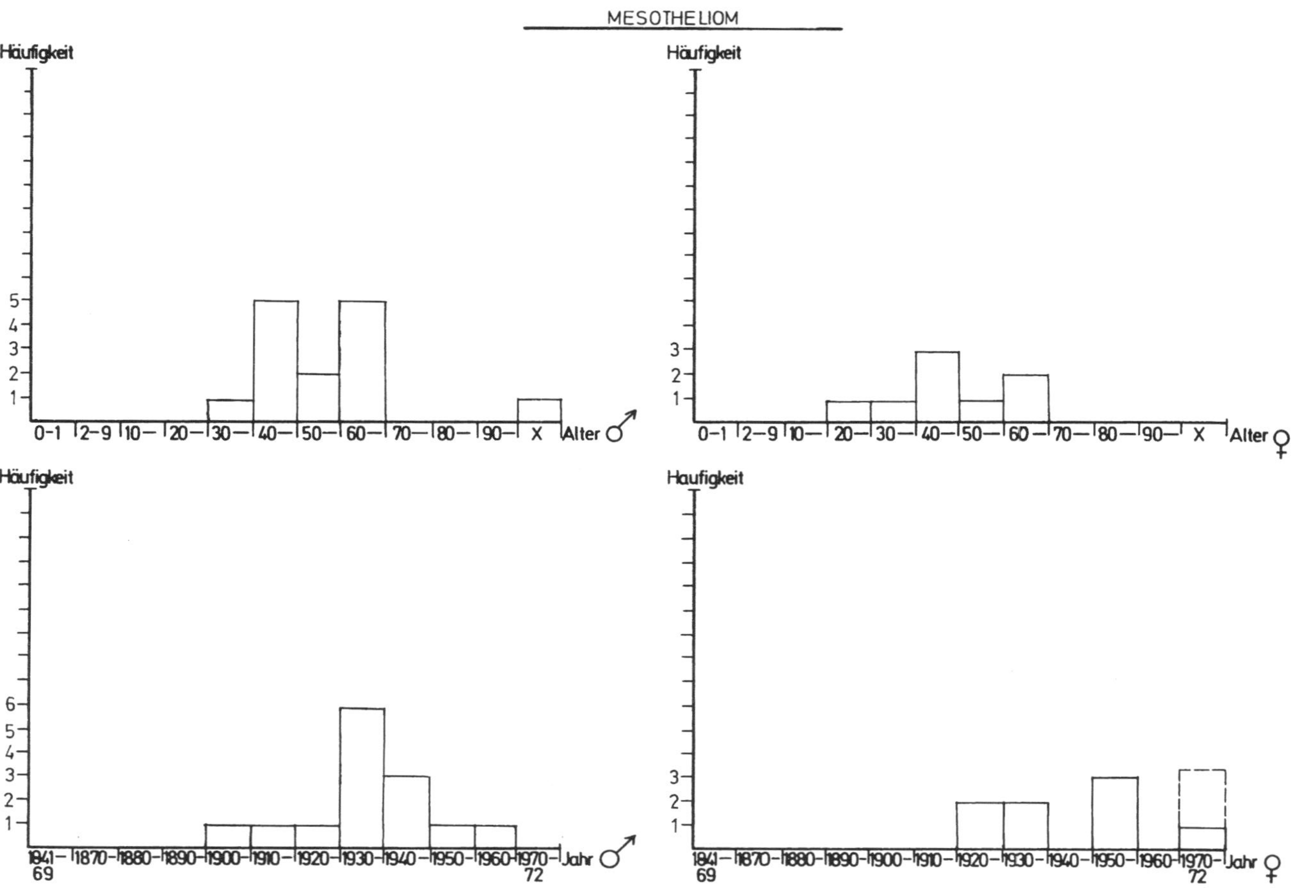

237

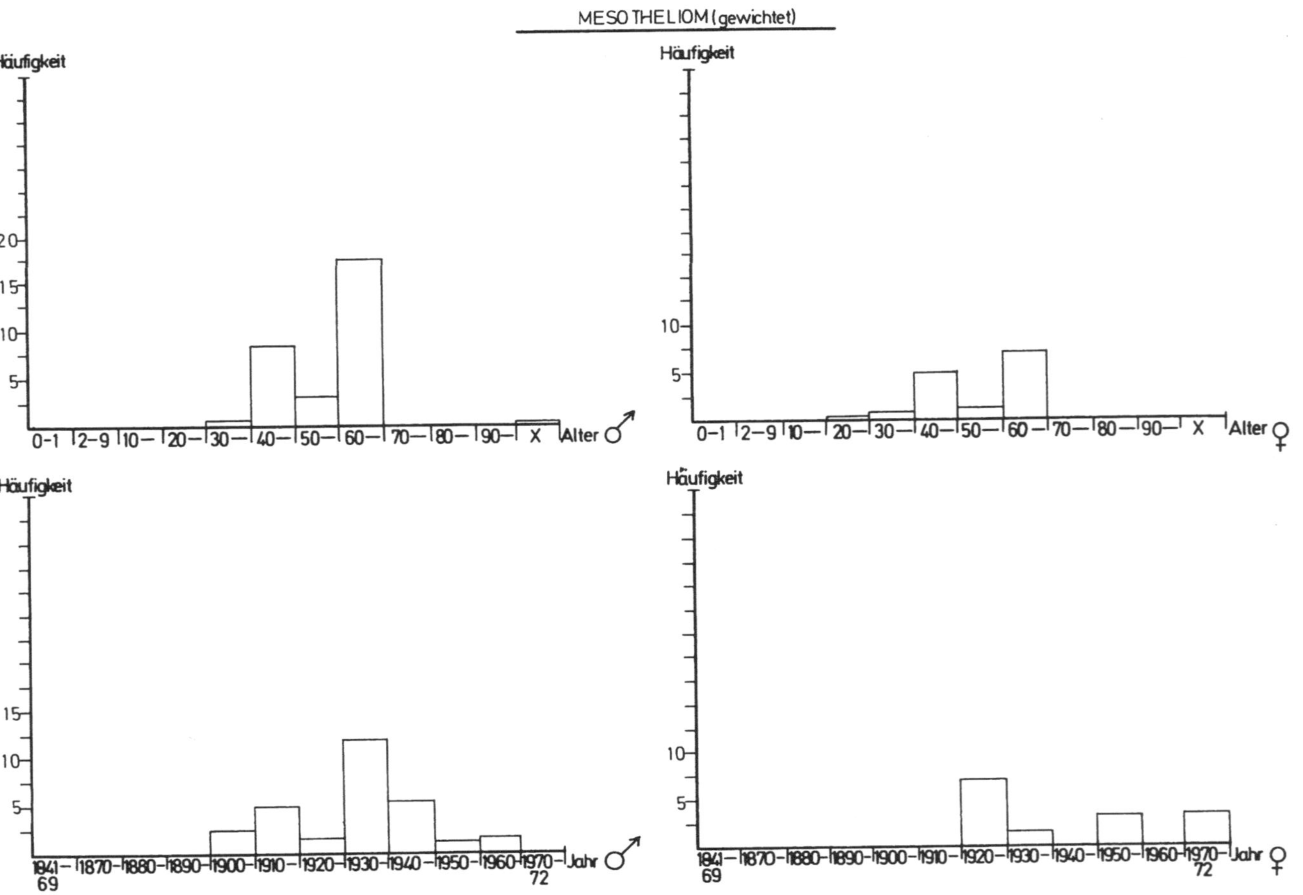

MESOTHELIOM (gewichtet)
Häufigkeit
Häufigkeit
Häufigkeit
Häufigkeit
0-1 2-9 10— 20— 30— 40— 50— 60— 70— 80— 90— X Alter ♂
0-1 2-9 10— 20— 30— 40— 50— 60— 70— 80— 90— X Alter ♀
1841—69 1870— 1880— 1890— 1900— 1910— 1920— 1930— 1940— 1950— 1960— 1970—72 Jahr ♂
1841—69 1870— 1880— 1890— 1900— 1910— 1920— 1930— 1940— 1950— 1960— 1970—72 Jahr ♀

MESOTHELIOM
männlich

Alter / Jahr	absolute Häufigkeit												Σ Diagnose	Σ gesamt
	0—1	2—9	10—	20—	30—	40—	50—	60—	70—	80—	90—	X		
1841—69														483
1870—														779
1880—														1095
1890—														1329
1900—						1							1	2229
1910—								1					1	4249
1920—						1							1	3974
1930—						1	2	2				1	6	4087
1940—					1			2					3	6761
1950—						1							1	6007
1960—						1							1	6145
1970—72														2250
Σ Diagn.					1	5	2	5				1	14	
Σ gesamt	6527	1688	1590	3823	3600	4611	5822	5942	3242	767	33	1743		39388

Alter / Jahr	relative Häufigkeit (bezogen auf Alter)											
	0—1	2—9	10—	20—	30—	40—	50—	60—	70—	80—	90—	X
1841—69												
1870—												
1880—												
1890—												
1900—						0,02						
1910—							0,02					
1920—						0,02						
1930—						0,02	0,03	0,03				0,06
1940—					0,08		0,03					
1950—						0,02						
1960—						0,02						
1970—72												

Alter / Jahr	relative Häufigkeit (bezogen auf Jahr)											
	0—1	2—9	10—	20—	30—	40—	50—	60—	70—	80—	90—	X
1841—69												
1870—												
1880—												
1890—												
1900—						0,09						
1910—								0,02				
1920—						0,03						
1930—						0,02	0,05	0,05				0,02
1940—					0,01			0,03				
1950—						0,02						
1960—						0,02						
1970—72												

absolute Häufigkeit

Alter / Jahr	0—1	2—9	10—	20—	30—	40—	50—	60—	70—	80—	90—	X	Σ Diagnose	Σ gesamt
1841—69														303
1870—														364
1880—														706
1890—														910
1900—														1746
1910—														2880
1920—								2					2	3002
1930—				1	1								2	2807
1940—														3998
1950—						2	1						3	4125
1960—														4011
1970—72						1							1	1654
Σ Diagn.				1	1	3	1	2					8	
Σ gesamt	5135	1361	1051	2241	2462	2954	3521	3570	2388	668	65	1090		26506

relative Häufigkeit (bezogen auf Alter)

Alter / Jahr	0—1	2—9	10—	20—	30—	40—	50—	60—	70—	80—	90—	X
1841—69												
1870—												
1880—												
1890—												
1900—												
1910—												
1920—								0,06				
1930—				0,04	0,04							
1940—												
1950—						0,07	0,03					
1960—												
1970—72						0,03						

relative Häufigkeit (bezogen auf Jahr)

Alter / Jahr	0—1	2—9	10—	20—	30—	40—	50—	60—	70—	80—	90—	X
1841—69												
1870—												
1880—												
1890—												
1900—												
1910—												
1920—								0,07				
1930—				0,04	0,04							
1940—												
1950—						0,05	0,02					
1960—												
1970—72						0,06						

männlich

Jahr \ Alter	altersgewichtete Häufigkeit											
	0—1	2—9	10—	20—	30—	40—	50—	60—	70—	80—	90—	X
1841—69												
1870—												
1880—												
1890—												
1900—						2,50						
1910—								5,20				
1920—						1,60						
1930—						1,70	3,20	7,00				0,10
1940—					0,06			5,20				
1950—						1,10						
1960—						1,50						
1970—72												

weiblich

Jahr \ Alter	altersgewichtete Häufigkeit											
	0—1	2—9	10—	20—	30—	40—	50—	60—	70—	80—	90—	X
1841—69												
1870—												
1880—												
1890—												
1900—												
1910—												
1920—								7,20				
1930—				0,40	0,80							
1940—												
1950—						1,90	0,90					
1960—												
1970—72						3,30						

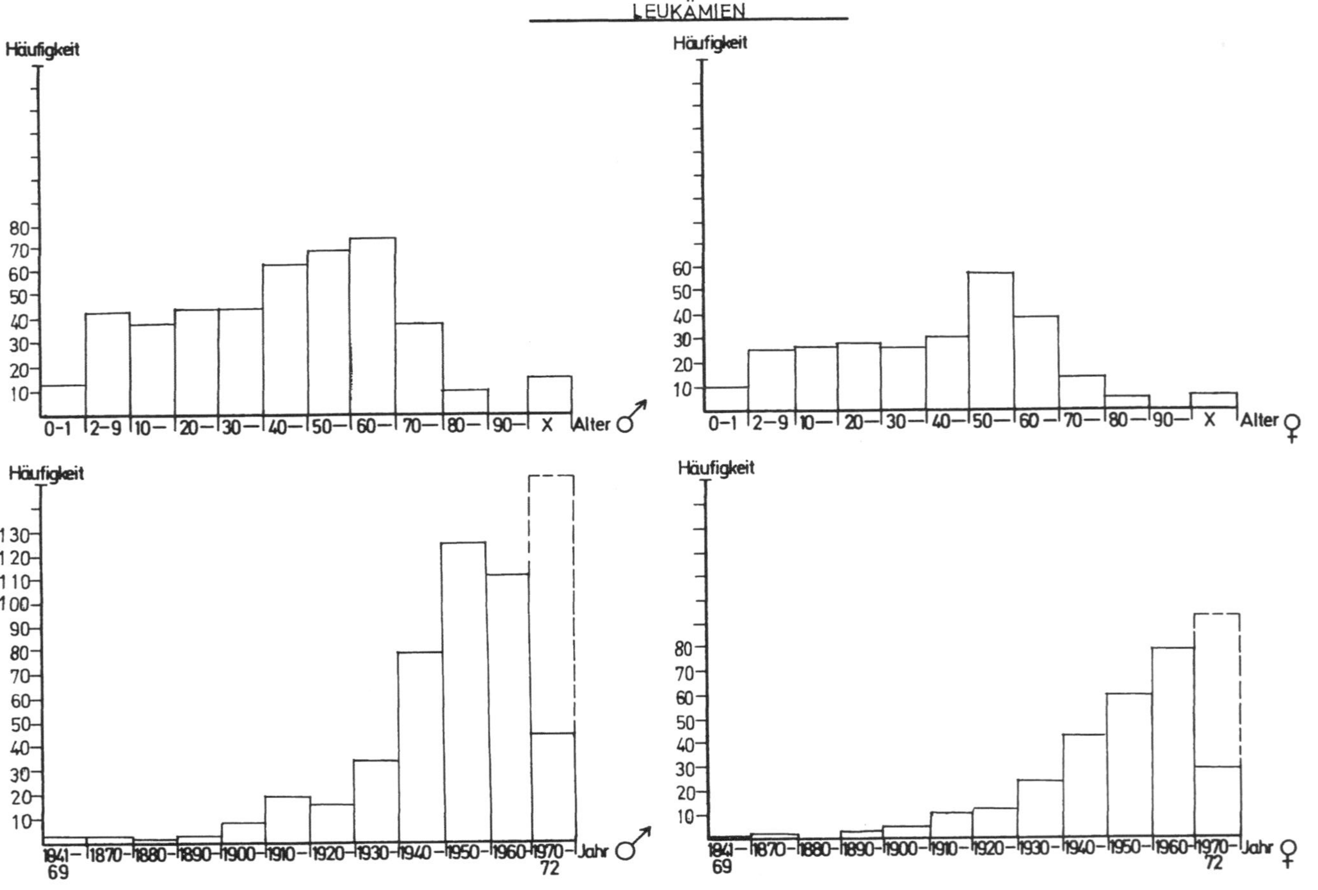

LEUKÄMIEN
Häufigkeit
0-1 2-9 10- 20- 30- 40- 50- 60- 70- 80- 90- X Alter ♂
Häufigkeit
0-1 2-9 10- 20- 30- 40- 50- 60- 70- 80- 90- X Alter ♀
Häufigkeit
1841- 1870- 1880- 1890- 1900- 1910- 1920- 1930- 1940- 1950- 1960- 1970- Jahr ♂
69 72
Häufigkeit
1841- 1870- 1880- 1890- 1900- 1910- 1920- 1930- 1940- 1950- 1960- 1970- Jahr ♀
69 72

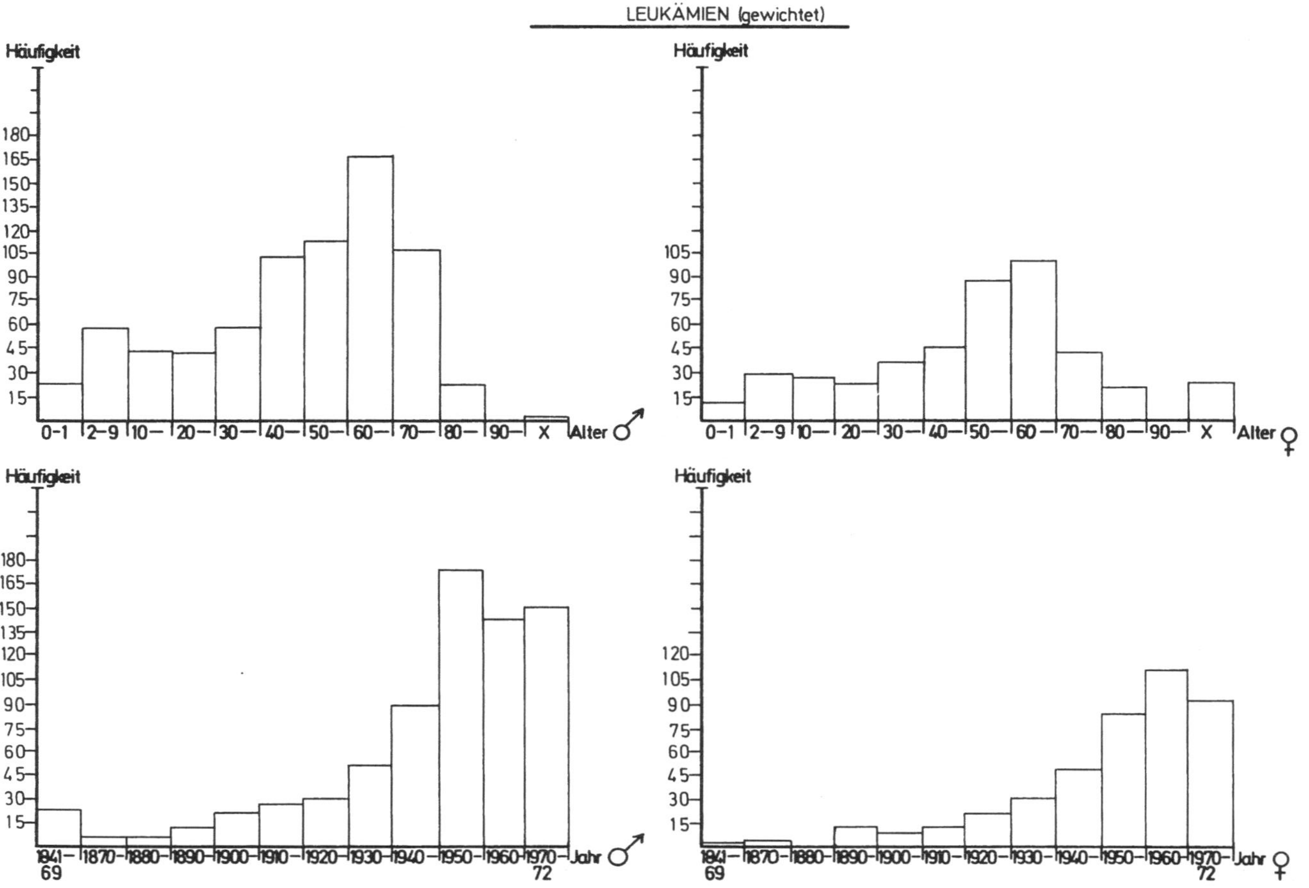

LEUKÄMIEN (gewichtet)
Häufigkeit
180 165 150 135 120 105 90 75 60 45 30 15
0-1 2-9 10- 20- 30- 40- 50- 60- 70- 80- 90- X Alter ♂
Häufigkeit
105 90 75 60 45 30 15
0-1 2-9 10- 20- 30- 40- 50- 60- 70- 80- 90- X Alter ♀
Häufigkeit
180 165 150 135 120 105 90 75 60 45 30 15
1841-69 1870- 1880- 1890- 1900- 1910- 1920- 1930- 1940- 1950- 1960- 1970-72 Jahr ♂
Häufigkeit
120 105 90 75 60 45 30 15
1841-69 1870- 1880- 1890- 1900- 1910- 1920- 1930- 1940- 1950- 1960- 1970-72 Jahr ♀

LEUKÄMIEN
männlich

Jahr \ Alter	absolute Häufigkeit												Σ Diagnose	Σ gesamt
	0—1	2—9	10—	20—	30—	40—	50—	60—	70—	80—	90—	X		
1841 —69				1		2							3	483
1870 —			1	2									3	779
1880 —			1			1							2	1095
1890 —						1	2						3	1329
1900 —	2	1	2	1	1			1				1	9	2229
1910 —	1	4	1	3	4	3	3		1				20	4249
1920 —		1	1	2	7	3	1	1	1				17	3974
1930 —	1	2	3	2	6	4	7	6	2			2	35	4087
1940 —	4	8	8	9	8	9	6	13	6			8	79	6761
1950 —		14	11	13	6	17	20	21	11	8		4	125	6007
1960 —	2	9	10	8	10	14	24	25	7	2		1	112	6145
1970 —72	3	4		4	3	10	5	7	10				46	2250
Σ Diagn.	13	43	38	45	45	64	68	74	38	10		16	454	
Σ gesamt	6527	1688	1590	3823	3600	4611	5822	5942	3242	767	33	1743		39388

Jahr \ Alter	relative Häufigkeit (bezogen auf Alter)											
	0—1	2—9	10—	20—	30—	40—	50—	60—	70—	80—	90—	X
1841 —69				0,03		0,04						
1870 —			0,06	0,05								
1880 —			0,06			0,02						
1890 —						0,02	0,03					
1900 —	0,03	0,06	0,13	0,03	0,03			0,02				0,06
1910 —	0,02	0,24	0,06	0,08	0,11	0,07	0,05		0,03			
1920 —		0,06	0,06	0,05	0,19	0,07	0,02	0,02	0,03			
1930 —	0,02	0,12	0,19	0,05	0,17	0,09	0,12	0,10	0,06			0,11
1940 —	0,06	0,47	0,50	0,24	0,22	0,20	0,10	0,22	0,19			0,46
1950 —		0,83	0,69	0,34	0,17	0,37	0,34	0,35	0,34	1,04		0,23
1960 —	0,03	0,53	0,63	0,21	0,28	0,30	0,41	0,42	0,22	0,26		0,06
1970 —72	0,05	0,24		0,10	0,08	0,22	0,09	0,12	0,31			

Jahr \ Alter	relative Häufigkeit (bezogen auf Jahr)											
	0—1	2—9	10—	20—	30—	40—	50—	60—	70—	80—	90—	X
1841 —69				0,21		0,41						
1870 —			0,13	0,26								
1880 —			0,11			0,11						
1890 —						0,09	0,18					
1900 —	0,09	0,04	0,09	0,04	0,04			0,04				0,04
1910 —	0,02	0,09	0,02	0,07	0,09	0,07	0,07		0,02			
1920 —		0,03	0,03	0,05	0,18	0,08	0,03	0,03	0,03			
1930 —	0,02	0,05	0,07	0,05	0,15	0,10	0,17	0,15	0,05			0,05
1940 —	0,06	0,12	0,12	0,13	0,12	0,13	0,09	0,19	0,09			0,12
1950 —		0,23	0,18	0,22	0,10	0,28	0,33	0,35	0,18	0,13		0,07
1960 —	0,03	0,15	0,16	0,13	0,16	0,23	0,39	0,41	0,11	0,03		0,02
1970 —72	0,13	0,18		0,18	0,13	0,44	0,22	0,31	0,44			

LEUKÄMIEN
weiblich

Jahr \ Alter	absolute Häufigkeit												Σ Diagnose	Σ gesamt
	0—1	2—9	10—	20—	30—	40—	50—	60—	70—	80—	90—	X		
1841—69				1									1	303
1870—				1								1	2	364
1880—														706
1890—			1	1				1					3	910
1900—	1	1					1					1	4	1746
1910—		3	2	1	1	2	1	1					11	2880
1920—		1	3	2			4	1	1				12	3002
1930—	1	1	1	3	6	3	7	2					24	2807
1940—	1	5	6	3	3	4	12	6				3	43	3998
1950—	2	8	6	7	6	6	11	8	4	2		1	61	4125
1960—	4	5	6	8	6	11	17	13	7	3			80	4011
1970—72	1	1	1	1	4	4	6	7	3				28	1654
Σ Diagn.	10	25	26	28	26	31	58	39	15	5		6	269	
Σ gesamt	5135	1361	1051	2241	2462	2954	3521	3570	2388	668	65	1090		26506

Jahr \ Alter	relative Häufigkeit (bezogen auf Alter)											
	0—1	2—9	10—	20—	30—	40—	50—	60—	70—	80—	90—	X
1841—69				0,04								
1870—				0,04								0,09
1880—												
1890—			0,10	0,04				0,03				
1900—	0,02	0,15				0,03						0,09
1910—		0,22	0,19	0,04	0,04	0,07	0,03	0,03				
1920—		0,15	0,29	0,09			0,11	0,03	0,04			
1930—	0,02	0,15	0,10	0,13	0,24	0,10	0,20	0,06				
1940—	0,02	0,37	0,57	0,13	0,12	0,14	0,34	0,17				0,28
1950—	0,04	0,59	0,57	0,31	0,24	0,20	0,31	0,22	0,17	0,30		0,09
1960—	0,08	0,37	0,57	0,35	0,24	0,37	0,48	0,36	0,29	0,45		
1970—72	0,02	0,07	0,10	0,04	0,16	0,14	0,17	0,20	0,13			

Jahr \ Alter	relative Häufigkeit (bezogen auf Jahr)											
	0—1	2—9	10—	20—	30—	40—	50—	60—	70—	80—	90—	X
1841—69				0,33								
1870—				0,27								0,27
1880—												
1890—			0,11	0,11				0,11				
1900—	0,06	0,06				0,06						0,06
1910—		0,10	0,07	0,03	0,03	0,07	0,03	0,03				
1920—		0,03	0,10	0,07			0,13	0,03	0,03			
1930—	0,04	0,04	0,04	0,11	0,21	0,11	0,25	0,07				
1940—	0,03	0,13	0,15	0,08	0,08	0,10	0,30	0,15				0,08
1950—	0,05	0,20	0,15	0,17	0,15	0,15	0,27	0,20	0,10	0,05		0,02
1960—	0,10	0,12	0,15	0,20	0,15	0,27	0,42	0,32	0,17	0,07		
1970—72	0,06	0,06	0,06	0,06	0,24	0,24	0,36	0,42	0,18			

männlich

Alter / Jahr	0—1	2—9	10—	20—	30—	40—	50—	60—	70—	80—	90—	X
1841—69				1,60			22,4					
1870—			3,60	2,40								
1880—			2,40			3,60						
1890—					-	3,50	9,00					
1900—	5,80	1,90	1,90	0,70	1,40			7,40				0,30
1910—	1,20	3,00	0,50	0,90	3,50	4,20	6,60		8,00			
1920—		1,00	0,60	1,10	9,80	4,80	1,60	4,00	6,80			
1930—	1,10	1,70	2,70	1,20	6,60	6,80	9,80	21,0	1,06			0,20
1940—	2,60	4,40	3,60	2,30	4,90	9,00	9,00	33,8	22,2			0,20
1950—		19,6	14,3	11,83	8,40	18,7	16,2	42,0	23,1	18,4		1,00
1960—	1,30	13,5	14,0	7,10	14,0	20,3	22,3	35,0	12,6	3,40		1,00
1970—72	9,90	13,2		13,2	9,90	33,0	16,5	23,1	33,0			

weiblich

Alter / Jahr	0—1	2—9	10—	20—	30—	40—	50—	60—	70—	80—	90—	X
1841—69				1,20								
1870—				1,30								0,50
1880—												
1890—			1,10	0,70				11,1				
1900—	3,50	1,70				1,80						0,30
1910—		1,80	0,90	0,30	0,70	2,60	2,00	4,40				
1920—		1,00	1,60	0,70			6,40	3,60	7,20			
1930—	1,50	1,00	0,80	1,30	4,90	3,90	11,2	6,20				
1940—	0,80	2,70	3,00	1,40	2,50	3,90	17,2	16,2				1,20
1950—	1,40	10,4	6,00	6,20	5,70	5,60	10,2	14,4	11,2	12,0		0,30
1960—	3,30	6,50	10,8	7,30	8,40	13,2	20,4	19,5	13,3	7,80		
1970—72	3,30	3,30	3,30	3,30	13,2	13,2	19,8	23,1	9,90			

246

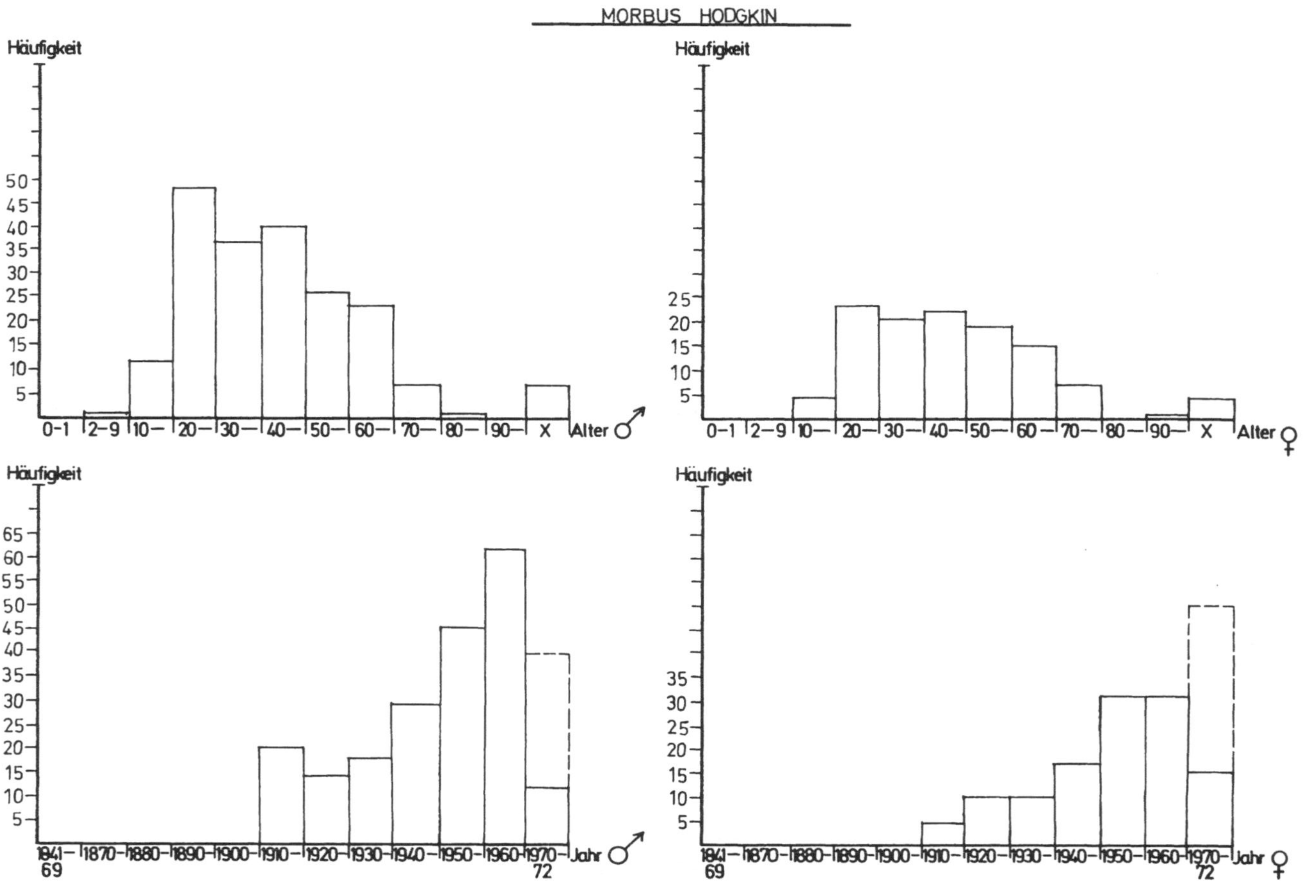

MORBUS HODGKIN
Häufigkeit
Häufigkeit
0-1 2-9 10— 20— 30— 40— 50— 60— 70— 80— 90— X Alter ♂
0-1 2-9 10— 20— 30— 40— 50— 60— 70— 80— 90— X Alter ♀
Häufigkeit
Häufigkeit
1941— 1870— 1880— 1890— 1900— 1910— 1920— 1930— 1940— 1950— 1960— 1970— Jahr ♂
69   72
1941— 1870— 1880— 1890— 1900— 1910— 1920— 1930— 1940— 1950— 1960— 1970— Jahr ♀
69   72

MORBUS HODGKIN (gewichtet)

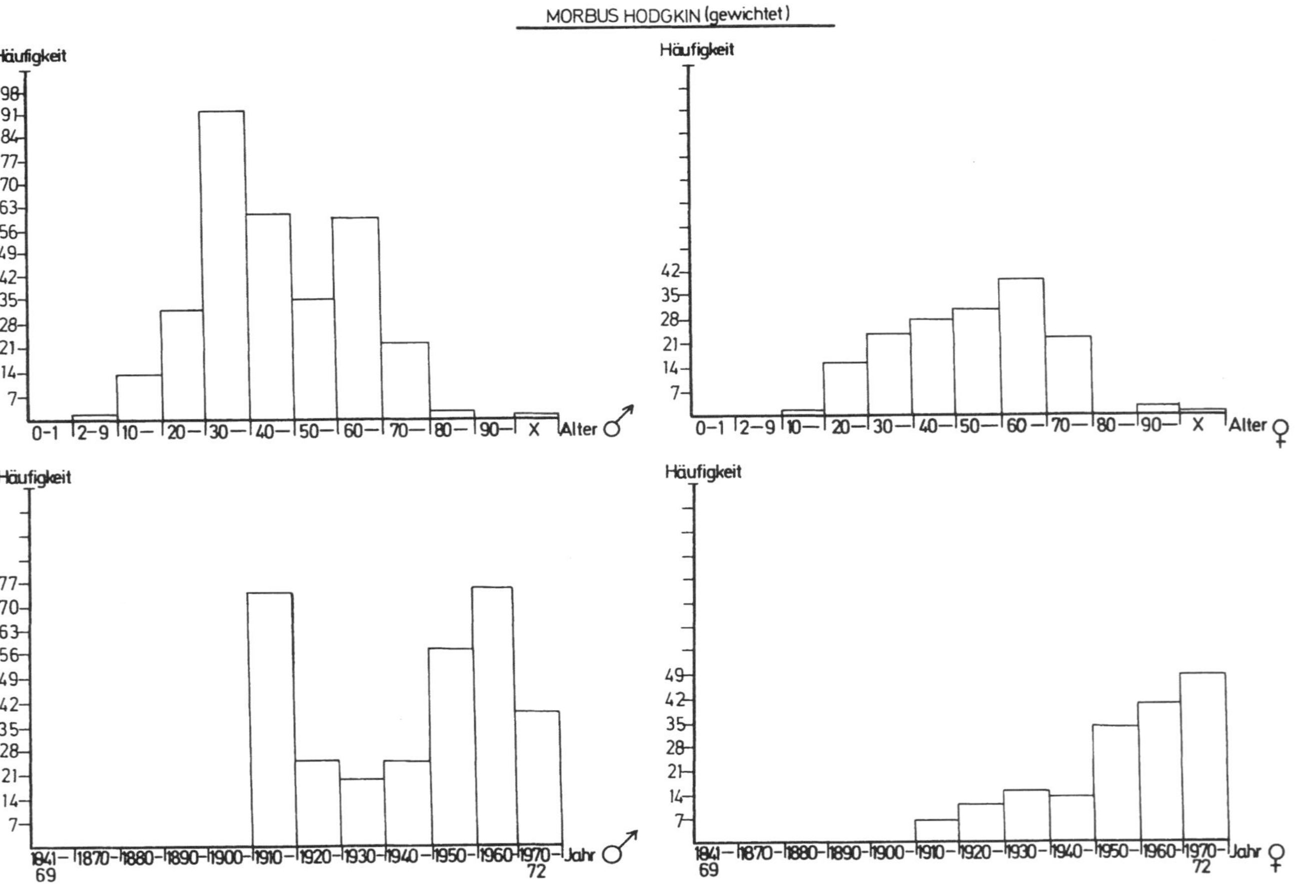

MORBUS HODGKIN
männlich

Alter / Jahr	absolute Häufigkeit												Σ Diagnose	Σ gesamt
	0—1	2—9	10—	20—	30—	40—	50—	60—	70—	80—	90—	X		
1841 —69														483
1870 —														779
1880 —														1095
1890—														1329
1900—														2229
1910—			1	5	6	3	2	2				1	20	4249
1920—				2	1	4	4	1	1			1	14	3974
1930—		1	1	5	6	2	1	1				1	18	4087
1940—			2	8	5	6	2	1	2			4	30	6761
1950—			2	9	8	8	8	6	3	1			45	6007
1960—			6	19	9	13	7	7	1				62	6145
1970—72					1	4	2	5					12	2250
Σ Diagn.		1	12	48	36	40	26	23	7	1		7	201	
Σ gesamt	6527	1688	1590	3823	3600	4611	5822	5942	3242	767	33	1743		39388

Alter / Jahr	relative Häufigkeit (bezogen auf Alter)											
	0—1	2—9	10—	20—	30—	40—	50—	60—	70—	80—	90—	X
1841 —69												
1870—												
1880—												
1890—												
1900—												
1910—			0,06	0,13	0,17	0,07	0,03	0,03				0,06
1920—				0,05	0,03	0,09	0,07	0,02	0,03			0,06
1930—		0,06	0,06	0,13	0,17	0,04	0,02	0,02				0,06
1940—			0,13	0,21	0,14	0,13	0,03	0,02	0,06			0,23
1950—			0,13	0,24	0,22	0,17	0,14	0,10	0,09	0,13		
1960—			0,38	0,50	0,25	0,28	0,12	0,12	0,03			
1970—72					0,03	0,09	0,03	0,08				

Alter / Jahr	relative Häufigkeit (bezogen auf Jahr)											
	0—1	2—9	10—	20—	30—	40—	50—	60—	70—	80—	90—	X
1841 —69												
1870 —												
1880—												
1890—												
1900—												
1910—			0,02	0,12	0,14	0,07	0,05	0,05				0,02
1920—				0,05	0,03	0,10	0,10	0,03	0,03			0,03
1930—	0,02	0,02	0,12	0,15	0,05	0,02	0,02					0,02
1940—			0,03	0,12	0,07	0,09	0,03	0,01	0,03			0,06
1950—			0,03	0,15	0,13	0,13	0,13	0,10	0,05	0,02		
1960—			0,10	0,31	0,15	0,21	0,11	0,11	0,02			
1970—72					0,04	0,18	0,09	0,22				

MORBUS HODGKIN
weiblich

Alter / Jahr	absolute Häufigkeit												Σ Diagnose	Σ gesamt
	0—1	2—9	10—	20—	30—	40—	50—	60—	70—	80—	90—	X		
1841—69														303
1870—														364
1880—														706
1890—														910
1900—														1746
1910—				2		1	2						5	2880
1920—			1	2	3	1	2	1					10	3002
1930—				3	2	1	2		1			1	10	2807
1940—				5	3	2	4					3	17	3998
1950—			4	5	7	6	3	3	2			1	31	4125
1960—				7	5	9	4	3	2		1		31	4011
1970—72					1	2	2	8	2				15	1654
Σ Diagn.			5	24	21	22	19	15	7		1	5	119	
Σ gesamt	5135	1361	1051	2241	2462	2954	3521	3570	2388	668	65	1090		26506

Alter / Jahr	relative Häufigkeit (bezogen auf Alter)											
	0—1	2—9	10—	20—	30—	40—	50—	60—	70—	80—	90—	X
1841—69												
1870—												
1880—												
1890—												
1900—												
1910—				0,09		0,03	0,06					
1920—			0,10	0,09	0,12	0,03	0,06	0,03				
1930—				0,13	0,08	0,03	0,06		0,04			0,09
1940—				0,22	0,12	0,07	0,11					0,28
1950—			0,38	0,22	0,28	0,20	0,09	0,08	0,08			0,09
1960—				0,31	0,20	0,30	0,11	0,08	0,08		1,54	
1970—72					0,04	0,07	0,06	0,22	0,08			

Alter / Jahr	relative Häufigkeit (bezogen auf Jahr)											
	0—1	2—9	10—	20—	30—	40—	50—	60—	70—	80—	90—	X
1841—69												
1870—												
1880—												
1890—												
1900—												
1910—				0,07		0,03	0,07					
1920—			0,03	0,07	0,10	0,03	0,07	0,03				
1930—				0,11	0,07	0,04	0,07		0,04			0,04
1940—				0,13	0,08	0,05	0,10					0,08
1950—			0,10	0,12	0,17	0,15	0,07	0,07	0,05			0,02
1960—				0,17	0,12	0,22	0,10	0,07	0,05		0,02	
1970—72					0,06	0,12	0,12	0,48	0,12			

männlich

Jahr \ Alter	0—1	2—9	10—	20—	30—	40—	50—	60—	70—	80—	90—	X
altersgewichtete Häufigkeit												
1841—69												
1870—												
1880—												
1890—												
1900—												
1910—			0,48	1,50	52,8	4,20	4,40	10,4				0,11
1920—				1,08	1,40	6,40	6,40	4,00	6,80			0,13
1930—		0,85	0,90	3,00	6,60	3,40	1,60	3,50				0,09
1940—			0,90	2,00	3,05	6,00	3,00	2,60	7,40			0,12
1950—			2,60	8,19	11,2	8,80	6,48	12,0	6,30	2,30		
1960—			8,40	16,9	12,6	18,8	6,51	9,80	1,80			
1970—72					3,30	13,2	6,60	16,5				

weiblich

Jahr \ Alter	0—1	2—9	10—	20—	30—	40—	50—	60—	70—	80—	90—	X
altersgewichtete Häufigkeit												
1841—69												
1870—												
1880—												
1890—												
1900—												
1910—				0,68		1,30	4,00					
1920—			0,53	0,74	2,55	1,20	3,20	3,60				
1930—				1,29	1,62	1,30	3,20		7,20			0,22
1940—				2,35	2,49	1,96	5,72					1,20
1950—			4,00	4,40	6,65	5,64	2,79	4,40	5,60			0,30
1960—				6,37	7,00	10,8	4,80	4,50	3,80		2,90	
1970—72					3,30	6,60	6,60	26,4	6,60			

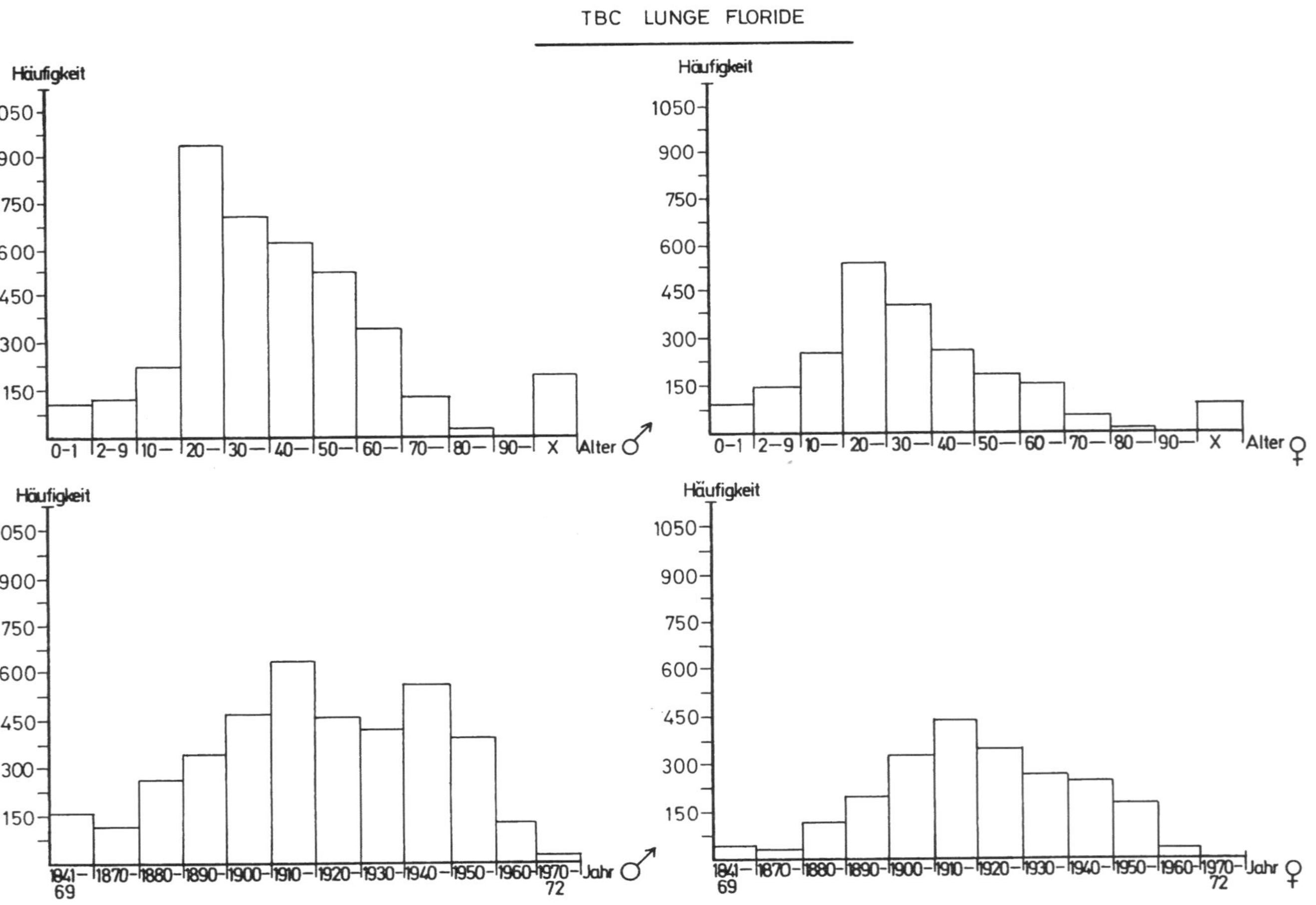

TBC LUNGE FLORIDE
Häufigkeit
1050 900 750 600 450 300 150
0-1 2-9 10- 20- 30- 40- 50- 60- 70- 80- 90- X Alter ♂
Häufigkeit
1050 900 750 600 450 300 150
0-1 2-9 10- 20- 30- 40- 50- 60- 70- 80- 90- X Alter ♀
Häufigkeit
1050 900 750 600 450 300 150
1841- 1870- 1880- 1890- 1900- 1910- 1920- 1930- 1940- 1950- 1960- 1970- Jahr ♂
69 72
Häufigkeit
1050 900 750 600 450 300 150
1841- 1870- 1880- 1890- 1900- 1910- 1920- 1930- 1940- 1950- 1960- 1970- Jahr ♀
69 72

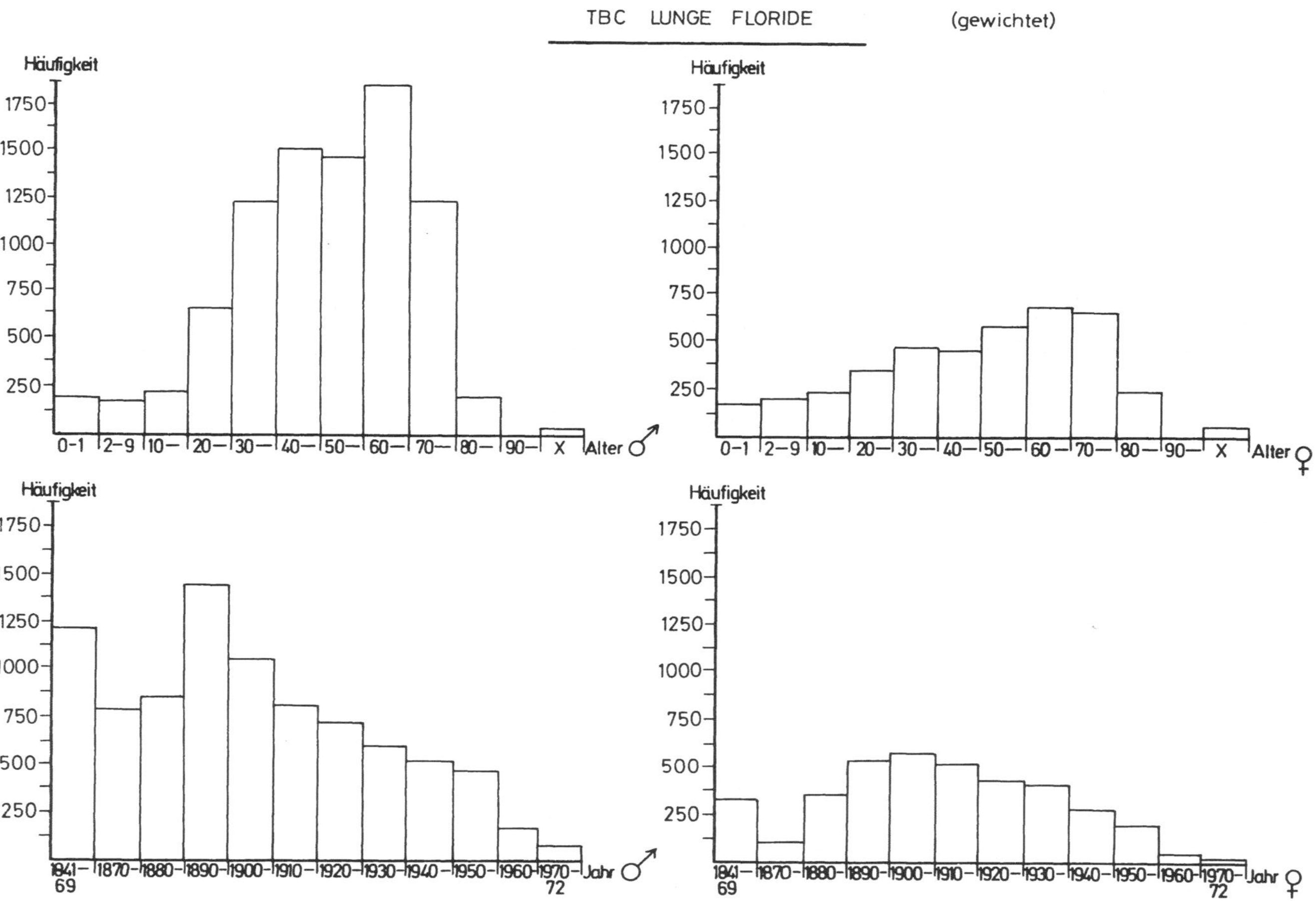

TBC LUNGE FLORIDE
(gewichtet)
Häufigkeit
Alter ♂
Häufigkeit
Alter ♀
Häufigkeit
Jahr ♂
Häufigkeit
Jahr ♀

TBC LUNGE FLORIDE

männlich

Alter \ Jahr	absolute Häufigkeit												Σ Diagnose	Σ gesamt
	0—1	2—9	10—	20—	30—	40—	50—	60—	70—	80—	90—	X		
1841 —69		2	5	55	29	23	10	3	1			25	153	483
1870 —	1	2	6	41	31	18	13	2	1			6	121	779
1880 —	1	6	14	78	61	49	22	7	1			7	246	1095
1890 —		1	19	104	66	60	54	22	10	2		6	344	1329
1900—	15	13	33	135	97	65	49	36	6	1		13	463	2229
1910—	25	31	57	160	114	108	57	35	15	1		19	622	4249
1920—	17	17	34	96	79	68	61	39	19	3		21	454	3974
1930—	14	11	10	93	85	61	56	36	16	4		21	407	4087
1940—	18	36	37	134	84	66	52	59	20	2		55	563	6761
1950—	10	7	8	34	39	86	104	52	33	4		9	386	6007
1960—	2		2	5	8	6	41	48	14	4			130	6145
1970—72				2	4	3	2	4	6	1			22	2250
Σ Diagn.	103	126	225	937	697	619	521	343	142	22		182	3911	
Σ gesamt	6527	1688	1590	3823	3600	4611	5822	5942	3242	767	33	1743		39388

Alter \ Jahr	relative Häufigkeit (bezogen auf Alter)											
	0—1	2—9	10—	20—	30—	40—	50—	60—	70—	80—	90—	X
1841—69		0,12	0,31	1,44	0,81	0,50	0,17	0,05	0,03			1,43
1870—	0,02	0,12	0,38	1,07	0,86	0,39	0,22	0,03	0,03			0,34
1880—	0,02	0,36	0,88	2,04	1,69	1,06	0,38	0,12	0,03			0,40
1890—		0,06	1,19	2,72	1,83	1,30	0,93	0,37	0,31	0,26		0,34
1900—	0,23	0,77	2,08	3,53	2,69	1,41	0,84	0,61	0,19	0,13		0,75
1910—	0,38	1,84	3,58	4,19	3,17	2,34	0,98	0,59	0,46	0,13		1,09
1920—	0,26	1,01	2,14	2,51	2,19	1,47	1,05	0,66	0,59	0,39		1,20
1930—	0,21	0,65	0,63	2,43	2,36	1,32	0,96	0,61	0,49	0,52		1,20
1940—	0,28	2,13	2,33	3,51	2,33	1,43	0,89	0,99	0,62	0,26		3,16
1950—	0,15	0,41	0,50	0,89	1,08	1,87	1,79	0,88	1,02	0,52		0,52
1960—	0,03		0,13	0,13	0,22	0,13	0,70	0,81	0,43	0,52		
1970—72				0,05	0,11	0,07	0,03	0,07	0,19	0,13		

Alter \ Jahr	relative Häufigkeit (bezogen auf Jahr)											
	0—1	2—9	10—	20—	30—	40—	50—	60—	70—	80—	90—	X
1841—69		0,41	1,04	11,39	6,00	4,76	2,07	0,62	0,21			5,18
1870—	0,13	0,26	0,77	5,26	3,98	2,31	1,67	0,26	0,13			0,77
1880—	0,09	0,55	1,28	7,12	5,57	4,47	2,01	0,64	0,09			0,64
1890—		0,08	1,43	7,83	4,97	4,51	4,06	1,66	0,75	0,15		0,45
1900—	0,67	0,58	1,48	6,06	4,35	2,92	2,20	1,62	0,27	0,04		0,58
1910—	0,59	0,73	1,34	3,77	2,68	2,54	1,34	0,82	0,35	0,02		0,45
1920—	0,43	0,43	0,86	2,42	1,99	1,71	1,53	0,98	0,48	0,08		0,53
1930—	0,34	0,27	0,24	2,28	2,08	1,49	1,37	0,88	0,39	0,10		0,51
1940—	0,27	0,53	0,55	1,98	1,24	0,98	0,77	0,87	0,30	0,03		0,81
1950—	0,17	0,12	0,13	0,57	0,65	1,43	1,73	0,87	0,55	0,07		0,15
1960—	0,03		0,03	0,08	0,13	0,10	0,67	0,78	0,23	0,07		
1970—72				0,09	0,18	0,13	0,09	0,18	0,27	0,04		

TBC LUNGE FLORIDE

weiblich

Jahr \ Alter	absolute Häufigkeit												Σ Diagnose	Σ gesamt
	0—1	2—9	10—	20—	30—	40—	50—	60—	70—	80—	90—	X		
1841—69			3	19	7	8	3					6	46	303
1870—		1	2	14	13	1	1					2	34	364
1880—	2	10	15	25	27	17	8	1	1			6	112	706
1890—		8	26	65	30	18	14	16	2			3	182	910
1900—	8	17	36	113	64	32	25	14	5	2		3	319	1746
1910—	26	40	58	105	85	41	35	19	9	2		18	438	2880
1920—	18	24	38	79	57	37	35	25	12	2		17	344	3002
1930—	7	12	27	73	53	30	17	24	12	6		2	263	2807
1940—	16	26	26	31	21	34	26	17	10	1		24	232	3998
1950—	6	12	10	21	31	26	20	26	9			5	166	4125
1960—			2	6	4	2	5	7	6				32	4011
1970—72		1		1		1		4		1			8	1654
Σ Diagn.	83	151	243	552	392	247	189	153	66	14		86	2176	
Σ gesamt	5135	1361	1051	2241	2462	2954	3521	3570	2388	668	65	1090		26506

Jahr \ Alter	relative Häufigkeit (bezogen auf Alter)											
	0—1	2—9	10—	20—	30—	40—	50—	60—	70—	80—	90—	X
1841—69			0,29	0,84	0,28	0,27	0,09					0,55
1870—		0,07	0,19	0,62	0,53	0,03	0,03					0,18
1880—	0,04	0,73	1,43	1,10	1,10	0,58	0,23	0,03	0,04			0,55
1890—		0,59	2,47	2,87	1,22	0,61	0,40	0,45	0,08			0,28
1900—	0,16	1,25	3,43	4,98	2,60	1,08	0,71	0,39	0,21	0,30		0,28
1910—	0,51	2,94	5,52	4,63	3,45	1,39	0,99	0,53	0,38	0,30		1,65
1920—	0,35	1,76	3,62	3,48	2,32	1,25	0,99	0,70	0,50	0,30		1,56
1930—	0,14	0,88	2,57	3,22	2,15	1,02	0,48	0,67	0,50	0,90		0,18
1940—	0,32	1,91	2,47	1,37	0,85	1,15	0,74	0,48	0,42	0,15		2,20
1950—	0,12	0,88	0,95	0,93	1,26	0,88	0,57	0,73	0,38			0,46
1960—			0,19	0,26	0,16	0,07	0,14	0,20	0,25			
1970—72		0,07		0,04		0,03		0,11		0,15		

Jahr \ Alter	relative Häufigkeit (bezogen auf Jahr)											
	0—1	2—9	10—	20—	30—	40—	50—	60—	70—	80—	90—	X
1841—69			0,99	6,27	2,31	2,64	0,99					1,98
1870—		0,27	0,55	3,85	3,57	0,27	0,27					0,55
1880—	0,28	1,42	2,12	3,54	3,82	2,41	1,13	0,14	0,14			0,85
1890—		0,88	2,86	7,14	3,30	1,98	1,54	1,76	0,22			0,33
1900—	0,46	0,97	2,06	6,47	3,67	1,83	1,43	0,80	0,29	0,11		0,17
1910—	0,90	1,39	2,01	3,65	2,95	1,42	1,22	0,66	0,31	0,07		0,63
1920—	0,60	0,80	1,27	2,63	1,90	1,23	1,17	0,83	0,40	0,07		0,57
1930—	0,25	0,43	0,96	2,60	1,89	1,07	0,61	0,86	0,43	0,22		0,07
1940—	0,40	0,65	0,65	0,78	0,53	0,85	0,65	0,43	0,25	0,03		0,60
1950—	0,15	0,30	0,24	0,51	0,76	0,64	0,49	0,64	0,22			0,12
1960—			0,05	0,15	0,10	0,05	0,12	0,17	0,15			
1970—72		0,06		0,06		0,06		0,24		0,06		

männlich

Alter / Jahr	altersgewichtete Häufigkeit											
	0—1	2—9	10—	20—	30—	40—	50—	60—	70—	80—	90—	X
1841 —69		44,4	22,5	88	182,7	257,6	191	203,4	182,8				7
1870—	65	11,2	21,6	49,2	114,7	151,2	176,8	79,8	97,5				0,7
1880—	11	16,2	33,6	101,4	128,1	176,4	151,8	161,7	52,3				3,3
1890—		4,1	30,4	94,6	211,2	210	243	288,2	236	72,2			3,5
1900—	43,5	24,7	30,7	99,9	135,8	162,5	165,2	266,4	114	44,1			3,8
1910—	30	22,9	27,4	48	100,3	151,2	125,4	182	120	8,8			2,1
1920—	17	16,3	21,4	51,8	110,6	108,8	97,6	156	129,2	20,1			2,7
1930—	15,4	9,3	9	55,8	93,5	103,7	89,6	126	84,8	27,2			1,9
1940—	11,7	19,8	16,7	33,5	51,2	66	78	153,4	74	14,2			1,7
1950—	5,9	9,8	10,4	30,9	54,6	94,6	84,2	104	69,3	9,2			2,2
1960—	1,3		2,8	4,5	11,2	8,7	38,1	67,2	25,2	6,8			
1970—72				6,6	13,2	9,9	6,6	13,2	23,1	3,3			

weiblich

Alter / Jahr	altersgewichtete Häufigkeit											
	0—1	2—9	10—	20—	30—	40—	50—	60—	70—	80—	90—	X
1841 —69			23,7	22,8	37,8	76	114,6						22,8
1870—		6,7	7,2	18,2	52	7,7	20,3						0,9
1880—	35,4	25	31,5	22	54	52,7	67,2	21,8	82,3				6,6
1890—		25,6	28,6	46,8	60	45	65,8	177,6	97,6				3
1900—	28	28,9	32,4	46,3	60,2	57,6	72,5	82,6	95,5	91,6			1
1910—	39	24,4	26,7	35,7	55,3	53,3	70	83,6	87,3	36,6			3,2
1920—	23,4	24	20,1	29,2	48,5	44,4	56	90	86,4	20			2,9
1930—	10,5	11,6	21,3	31,4	42,9	39	27,2	74,4	86,4	58,8			0,4
1940—	13	13,8	13	14,6	17,4	33,3	37,2	45,9	66	12,5			9,6
1950—	4,1	15,6	10	18,5	29,5	24,4	18,6	46,8	25,2				1,5
1960—			3,6	5,5	5,6	2,4	6	10,5	11,4				
1970—72		3,3		3,3		3,3		13,2		3,3			

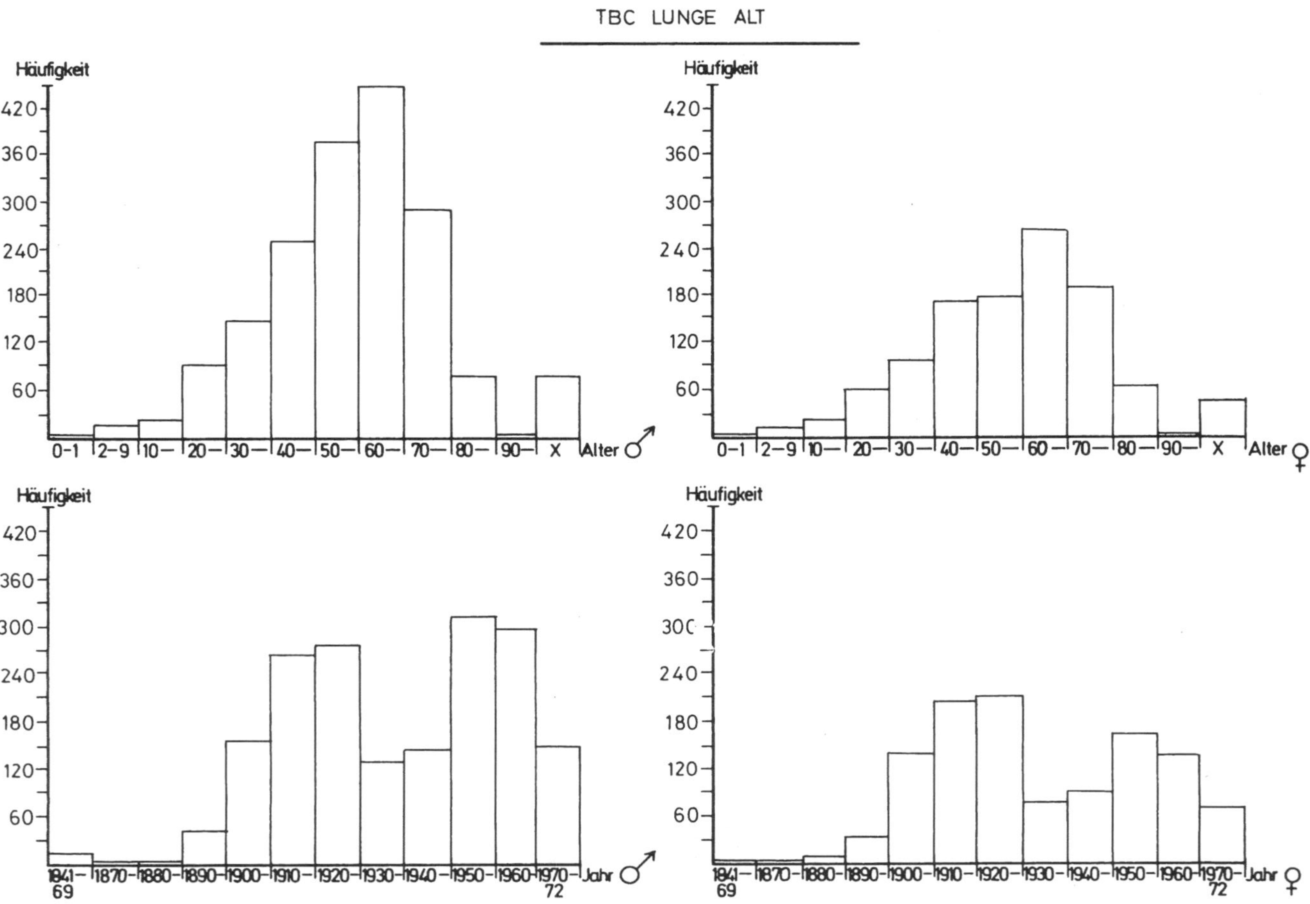

TBC LUNGE ALT
Häufigkeit
420 360 300 240 180 120 60
0-1 2-9 10— 20— 30— 40— 50— 60— 70— 80— 90— X Alter ♂
Häufigkeit
420 360 300 240 180 120 60
0-1 2-9 10— 20— 30— 40— 50— 60— 70— 80— 90— X Alter ♀
Häufigkeit
420 360 300 240 180 120 60
1841— 1870— 1880— 1890— 1900— 1910— 1920— 1930— 1940— 1950— 1960— 1970— Jahr ♂
69 72
Häufigkeit
420 360 300 240 180 120 60
1841— 1870— 1880— 1890— 1900— 1910— 1920— 1930— 1940— 1950— 1960— 1970— Jahr ♀
69 72

TBC LUNGE ALT (gewichtet)

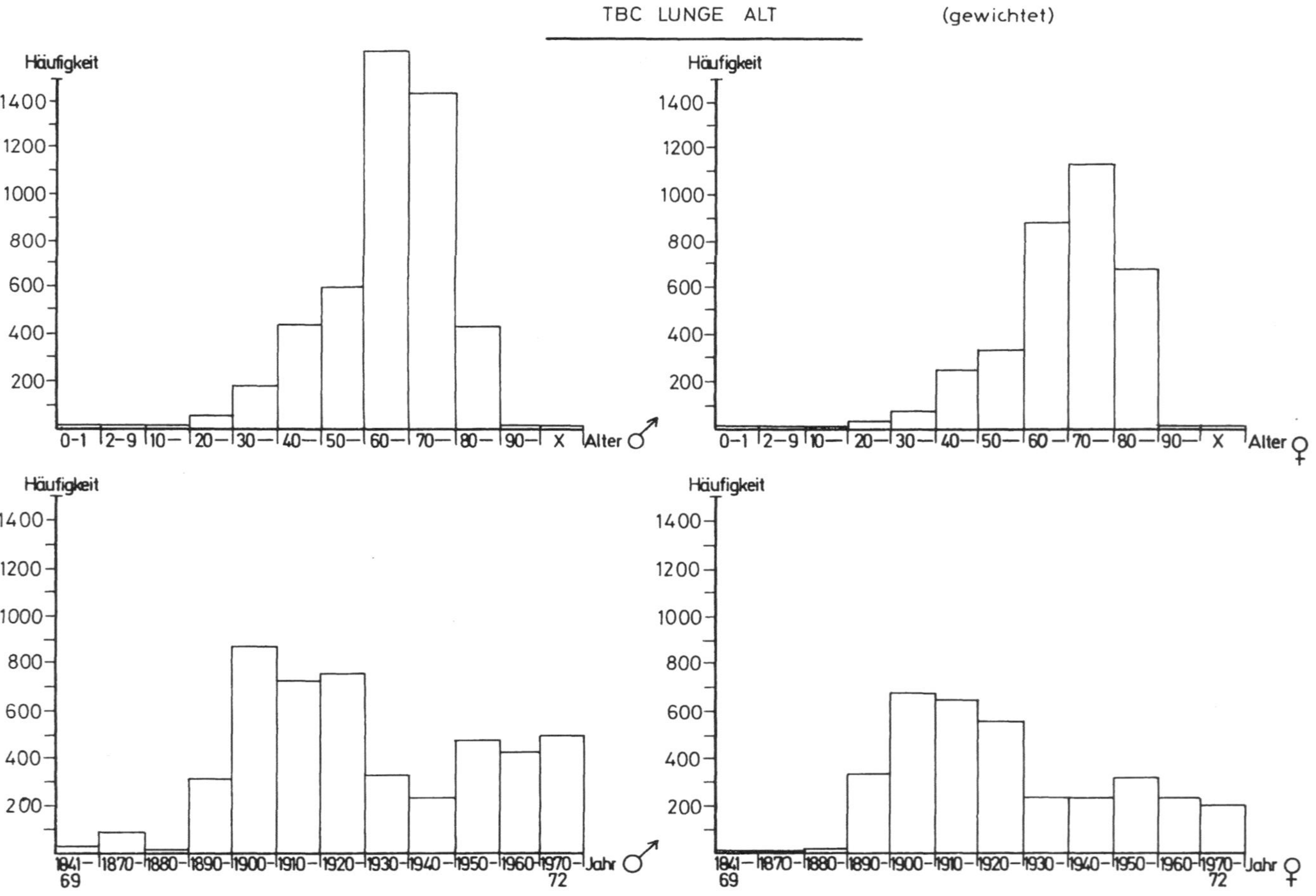

TBC LUNGE ALT

männlich

Alter \ Jahr	absolute Häufigkeit												Σ Diagnose	Σ gesamt
	0—1	2—9	10—	20—	30—	40—	50—	60—	70—	80—	90—	X		
1841—69				3		2						3	8	483
1870—									1				1	779
1880—						2							2	1095
1890—			1	4	7	4	7	14	2			1	40	1329
1900—		2	5	6	21	28	35	38	14	3		3	155	2229
1910—	1	6	10	38	29	44	43	43	25	9		15	263	4249
1920—	1		4	12	16	48	73	60	33	8		17	272	3974
1930—		2		7	14	20	30	25	23	2		4	127	4087
1940—		1	2	8	21	20	22	27	16	4	1	20	142	6761
1950—		1		8	16	37	81	78	61	24		8	314	6007
1960—	1	2		2	15	26	64	104	68	15	1	1	299	6145
1970—72				2	4	16	17	53	47	11			150	2250
Σ Diagn.	3	14	22	90	143	247	372	442	290	76	2	72	1773	
Σ gesamt	6527	1688	1590	3823	3600	4611	5822	5942	3242	767	33	1743		39388

Alter \ Jahr	relative Häufigkeit (bezogen auf Alter)											
	0—1	2—9	10—	20—	30—	40—	50—	60—	70—	80—	90—	X
1841—69				0,08		0,04						0,17
1870—								0,03				
1880—						0,04						
1890—			0,06	0,10	0,19	0,09	0,12	0,24	0,06			0,06
1900—		0,12	0,31	0,16	0,58	0,61	0,60	0,64	0,43	0,39		0,17
1910—	0,02	0,36	0,63	0,99	0,81	0,95	0,74	0,72	0,77	1,17		0,86
1920—	0,02		0,25	0,31	0,44	1,04	1,25	1,01	1,02	1,04		0,98
1930—		0,12		0,18	0,39	0,43	0,52	0,42	0,71	0,26		0,23
1940—		0,06	0,13	0,21	0,58	0,43	0,38	0,45	0,49	0,52	3,03	1,15
1950—		0,06		0,21	0,44	0,80	1,39	1,31	1,88	3,13		0,46
1960—	0,02	0,12		0,05	0,42	0,56	1,10	1,75	2,10	1,96	3,03	0,06
1970—72				0,05	0,11	0,35	0,29	0,89	1,45	1,43		

Alter \ Jahr	relative Häufigkeit (bezogen auf Jahr)											
	0—1	2—9	10—	20—	30—	40—	50—	60—	70—	80—	90—	X
1841—69				0,62		0,41						0,62
1870—									0,13			
1880—						0,18						
1890—			0,08	0,30	0,53	0,30	0,53	1,05	0,15			0,08
1900—		0,09	0,22	0,27	0,94	1,26	1,57	1,70	0,63	0,13		0,13
1910—	0,02	0,14	0,24	0,89	0,68	1,04	1,01	1,01	0,59	0,21		0,35
1920—	0,03		0,10	0,30	0,40	1,21	1,84	1,51	0,83	0,20		0,43
1930—		0,05		0,17	0,34	0,49	0,73	0,61	0,56	0,05		0,10
1940—		0,01	0,03	0,11	0,31	0,30	0,33	0,40	0,24	0,06	0,01	0,13
1950—		0,02		0,13	0,27	0,62	1,35	1,30	1,02	0,40		0,13
1960—	0,02	0,03		0,03	0,24	0,42	1,04	1,69	1,11	0,24	0,02	0,02
1970—72				0,09	0,18	0,71	0,76	2,35	2,09	0,49		

TBC LUNGE ALT

weiblich

Jahr \ Alter	absolute Häufigkeit												Σ Diagnose	Σ gesamt
	0—1	2—9	10—	20—	30—	40—	50—	60—	70—	80—	90—	X		
1841—69				1									1	303
1870—												1	1	364
1880—				1		2	1						4	706
1890—			1	5	1	10	6	4	2	1		1	31	910
1900—		1	3	15	24	26	26	25	12	3		3	138	1746
1910—		1	9	15	29	30	36	43	20	6	1	11	201	2880
1920—	1	6	4	10	16	34	46	43	25	8		12	205	3002
1930—		1		4	3	10	10	28	10	4		1	71	2807
1940—			1	2	8	15	15	16	14	3		9	83	3998
1950—	1	2	3	4	8	27	22	43	39	9		6	164	4125
1960—				3	3	13	12	38	45	17	2		133	4011
1970—72					3	7	3	22	16	10		1	62	1654
Σ Diagn.	2	11	21	60	95	174	177	262	183	61	3	45	1094	
Σ gesamt	5135	1361	1051	2241	2462	2954	3521	3570	2388	668	65	1090		26506

Jahr \ Alter	relative Häufigkeit (bezogen auf Alter)											
	0—1	2—9	10—	20—	30—	40—	50—	60—	70—	80—	90—	X
1841—69				0,04								
1870—												0,09
1880—				0,04		0,07	0,03					
1890—			0,10	0,22	0,04	0,34	0,17	0,11	0,08	0,15		0,09
1900—		0,07	0,29	0,67	0,97	0,88	0,74	0,70	0,50	0,45		0,28
1910—		0,07	0,86	0,67	1,17	1,02	1,02	1,20	0,84	0,90	1,54	1,01
1920—	0,02	0,44	0,38	0,45	0,65	1,15	1,31	1,20	1,05	1,20		1,10
1930—		0,07		0,18	0,12	0,34	0,28	0,78	0,42	0,60		0,09
1940—			0,10	0,09	0,32	0,51	0,43	0,45	0,59	0,45		0,83
1950—	0,02	0,15	0,29	0,18	0,32	0,91	0,62	1,20	1,63	1,35		0,55
1960—				0,13	0,12	0,44	0,34	1,06	1,88	2,54	3,08	
1970—72					0,12	0,24	0,09	0,62	0,67	1,50		0,09

Jahr \ Alter	relative Häufigkeit (bezogen auf Jahr)											
	0—1	2—9	10—	20—	30—	40—	50—	60—	70—	80—	90—	X
1841—69				0,33								
1870—												0,27
1880—				0,14		0,28	0,14					
1890—			0,11	0,55	0,11	1,10	0,66	0,44	0,22	0,11		0,11
1900—		0,06	0,17	0,86	1,37	1,49	1,49	1,43	0,69	0,17		0,17
1910—		0,03	0,31	0,52	1,01	1,04	1,25	1,49	0,69	0,21	0,03	0,38
1920—	0,03	0,19	0,13	0,33	0,53	1,13	1,53	1,43	0,83	0,26		0,40
1930—		0,04		0,14	0,11	0,36	0,36	1,00	0,36	0,14		0,04
1940—			0,03	0,05	0,20	0,38	0,38	0,40	0,35	0,08		0,23
1950—	0,02	0,05	0,08	0,10	0,19	0,66	0,54	1,05	0,95	0,22		0,15
1960—				0,07	0,07	0,32	0,30	0,95	1,22	0,42	0,05	
1970—72					0,18	0,42	0,18	1,33	0,97	0,60		0,06

männlich

Alter / Jahr	altersgewichtete Häufigkeit											
	0—1	2—9	10—	20—	30—	40—	50—	60—	70—	80—	90—	X
1841 —69				4,8		22,4						0,8
1870 —									97,5			
1880—						7,2						
1890—			1,6	3,6	22,4	14	31,5	183,4	47,2			0,6
1900—		3,8	4,7	4,4	29,4	70	87,5	281,2	266	132,3		0,9
1910—	1,2	4,4	4,8	11,4	25,5	61,6	94,6	223,6	200	79,2		1,7
1920—	1		2,5	6,5	22,4	76,8	116,8	240	224,4	53,6		2,2
1930—		1,7		4,2	15,4	34	48	87,5	121,9	13,6		0,4
1940—		0,6	0,9	2	12,8	20	30,8	70,2	59,2	28,4	6,8	0,6
1950—		1,4		7,3	22,4	40,7	65,6	156	128,1	55,2		1,9
1960—	0,7	3		1,8	21	37,7	59,5	145,6	122,4	25,5	1,9	1
1970—72				6,6	13,2	52,8	56,1	174,9	155,1	36,3		

weiblich

Alter / Jahr	altersgewichtete Häufigkeit											
	0—1	2—9	10—	20—	30—	40—	50—	60—	70—	80—	90—	X
1841 —69				1,2								
1870 —												0,4
1880—				0,9		6,2	8,4					
1890—			1,1	3,6	2	25	28,2	444	97,6	137,5		1
1900—		1,7	2,7	6,2	22,6	46,8	75,4	147,5	229,2	137,4		1
1910—		0,6	4,1	5,1	18,9	39	72	189,2	194	109,8	7,2	2
1920—	1,3	6	2,1	3,7	13,6	40,8	73,6	154,8	180	80		2
1930—		1		1,7	2,4	18	16	86,8	72	39,2		0,2
1940—			0,5	0,9	6,6	14,7	21,5	43,2	92,4	37,5		3,6
1950—	0,7	2,6	3	3,5	7,6	25,4	20,5	77,4	109,2	54		1,8
1960—				2,7	4,2	15,6	14,4	57	85,5	44,2	5,8	
1970—72					9,9	23,1	9,9	72,6	52,8	33		3,3

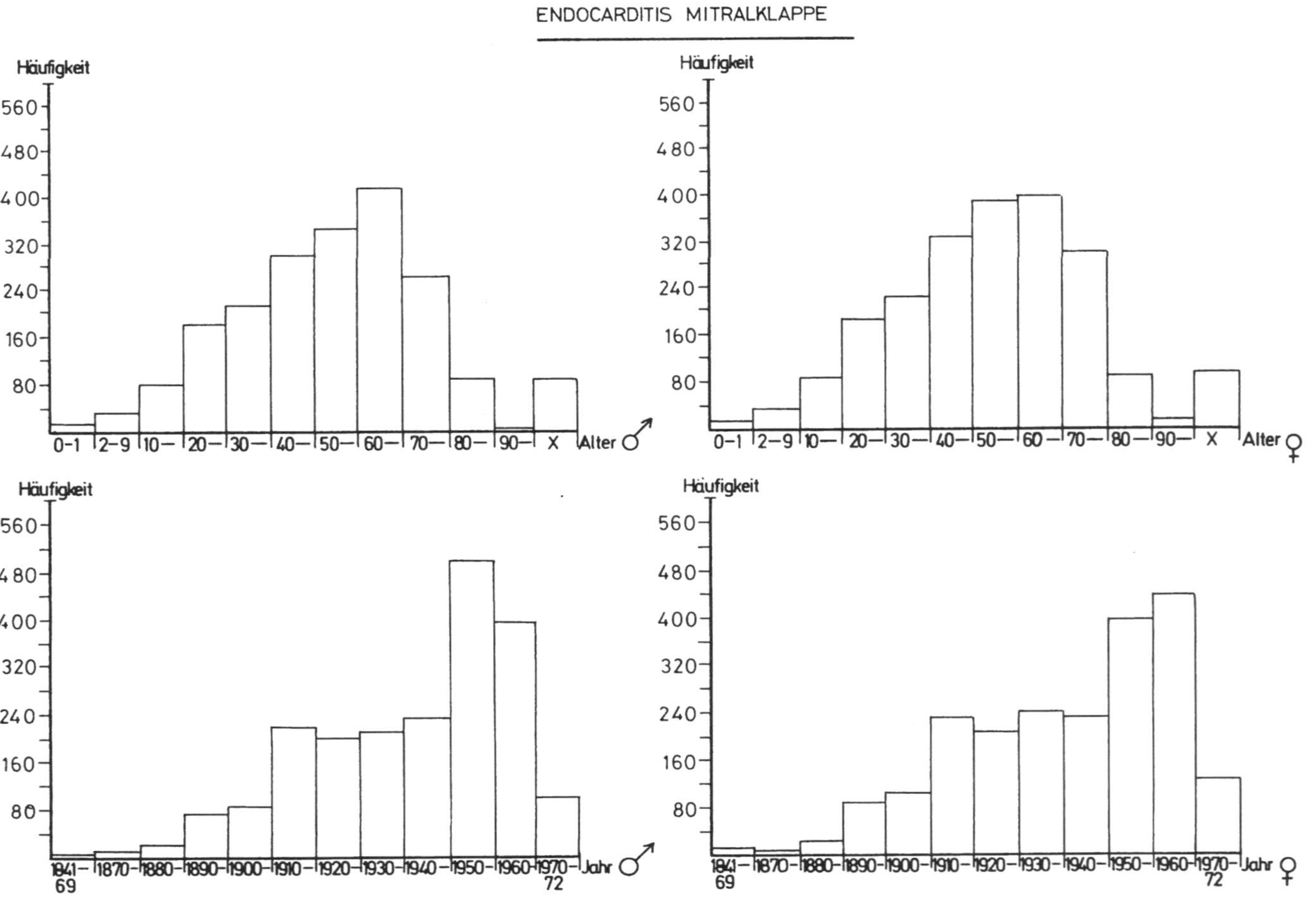

ENDOCARDITIS MITRALKLAPPE
Häufigkeit
560 480 400 320 240 160 80
0-1 2-9 10— 20— 30— 40— 50— 60— 70— 80— 90— X Alter ♂
Häufigkeit
560 480 400 320 240 160 80
0-1 2-9 10— 20— 30— 40— 50— 60— 70— 80— 90— X Alter ♀
Häufigkeit
560 480 400 320 240 160 80
1841—1870—1880—1890—1900—1910—1920—1930—1940—1950—1960—1970— Jahr ♂
69   72
Häufigkeit
560 480 400 320 240 160 80
1841—1870—1880—1890—1900—1910—1920—1930—1940—1950—1960—1970— Jahr ♀
69   72

ENDOCARDITIS MITRALKLAPPE
(gewichtet)
Häufigkeit
Alter
Jahr

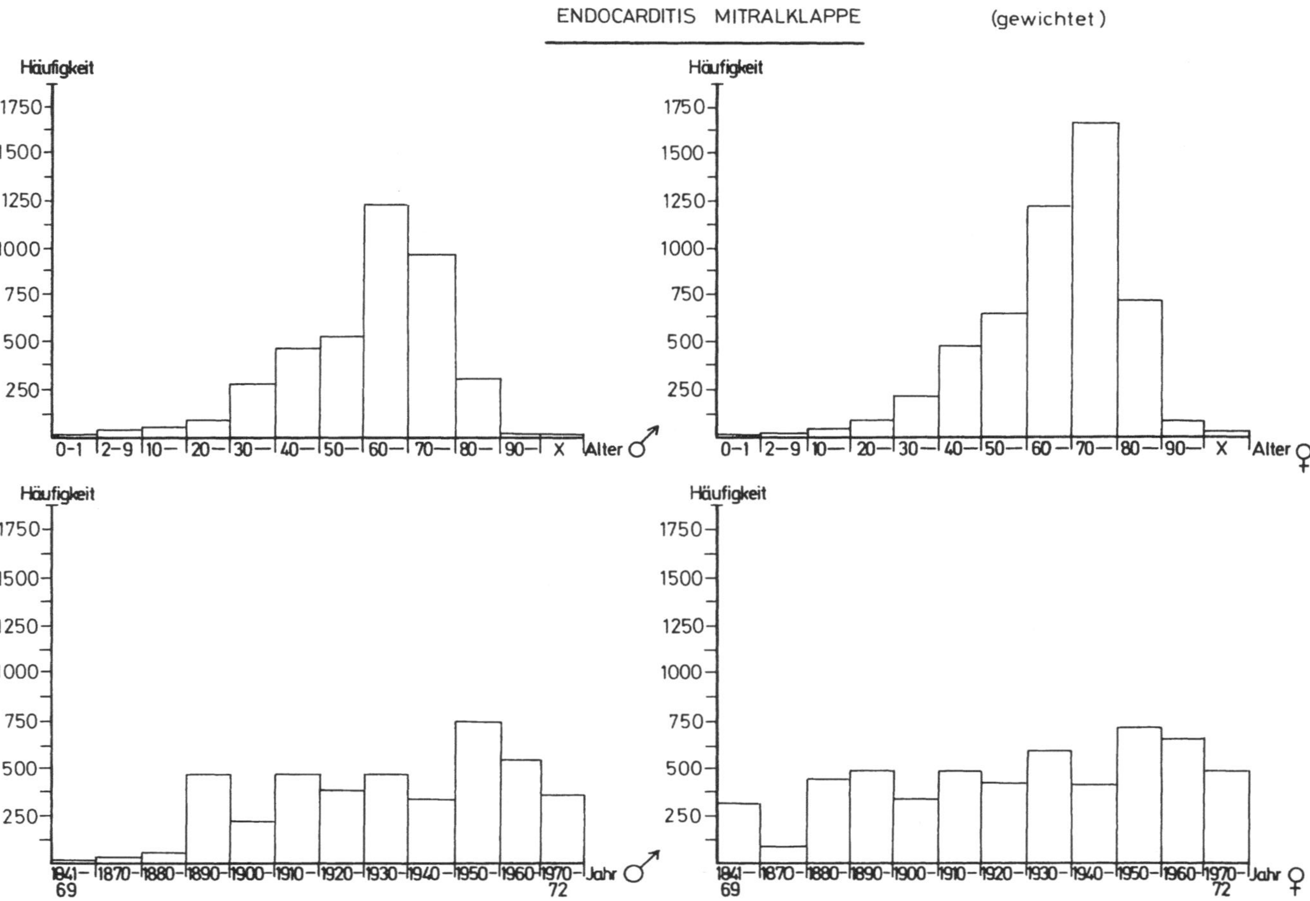

263

ENDOCARDITIS MITRALKLAPPE

männlich

Alter / Jahr	absolute Häufigkeit												Σ Diagnose	Σ gesamt
	0—1	2—9	10—	20—	30—	40—	50—	60—	70—	80—	90—	X		
1841 —69				4	1								5	483
1870 —				4	1	2							7	779
1880 —			1	6	4	4	2	1					18	1095
1890 —		2	6	17	6	13	14	9	6	1		3	77	1329
1900 —	3	3	12	9	15	14	11	12	1			2	82	2229
1910 —	1	4	16	46	35	40	21	29	15	6		8	221	4249
1920 —	2	8	15	30	20	27	33	30	11	2		7	185	3974
1930 —		2	8	15	26	25	36	37	23	5		15	192	4087
1940 —		9	13	27	39	36	28	38	11	5		33	239	6761
1950 —	2	5	6	12	33	67	114	119	90	32	1	11	492	6007
1960 —	1	1	4	10	24	53	79	116	74	24	2	3	391	6145
1970 —72		1			7	10	11	28	33	8			98	2250
Σ Diagn.	9	35	81	180	211	291	349	419	264	83	3	82	2007	
Σ gesamt	6527	1688	1590	3823	3600	4611	5822	5942	3242	767	33	1743		39388

Alter / Jahr	relative Häufigkeit (bezogen auf Alter)											
	0—1	2—9	10—	20—	30—	40—	50—	60—	70—	80—	90—	X
1841 —69				0,10	0,03							
1870 —				0,10	0,03	0,04						
1880 —			0,06	0,16	0,11	0,09	0,03	0,02				
1890 —		0,12	0,38	0,44	0,17	0,28	0,24	0,15	0,19	0,13		0,17
1900 —	0,05	0,18	0,75	0,24	0,42	0,30	0,19	0,20	0,03			0,11
1910 —	0,02	0,24	1,01	1,20	0,97	0,87	0,36	0,49	0,46	0,78		0,46
1920 —	0,03	0,47	0,94	0,78	0,56	0,59	0,57	0,50	0,34	0,26		0,40
1930 —		0,12	0,50	0,39	0,72	0,54	0,62	0,62	0,71	0,65		0,86
1940 —		0,53	0,82	0,71	1,08	0,78	0,48	0,64	0,34	0,65		1,89
1950 —	0,03	0,30	0,38	0,31	0,92	1,45	1,96	2,00	2,78	4,17	3,03	0,63
1960 —	0,02	0,06	0,25	0,26	0,67	1,15	1,36	1,95	2,28	3,13	6,06	0,17
1970 —72		0,06			0,19	0,22	0,19	0,47	1,02	1,04		

Alter / Jahr	relative Häufigkeit (bezogen auf Jahr)											
	0—1	2—9	10—	20—	30—	40—	50—	60—	70—	80—	90—	X
1841 —69				0,83	0,21							
1870 —				0,51	0,13	0,26						
1880 —			0,09	0,55	0,36	0,36	0,18	0,09				
1890 —		0,15	0,45	1,28	0,45	0,98	1,05	0,68	0,45	0,08		0,23
1900 —	0,13	0,13	0,54	0,40	0,67	0,63	0,49	0,54	0,04			0,09
1910 —	0,02	0,09	0,38	1,08	0,82	0,94	0,49	0,68	0,35	0,14		0,19
1920 —	0,05	0,20	0,38	0,75	0,50	0,68	0,83	0,75	0,28	0,05		0,18
1930 —		0,05	0,20	0,37	0,64	0,61	0,88	0,91	0,56	0,12		0,37
1940 —		0,13	0,19	0,40	0,58	0,53	0,41	0,56	0,16	0,07		0,49
1950 —	0,03	0,08	0,10	0,20	0,55	1,12	1,90	1,98	1,50	0,53	0,02	0,18
1960 —	0,02	0,02	0,07	0,16	0,39	0,86	1,29	1,89	1,20	0,39	0,03	0,05
1970 —72		0,04			0,31	0,44	0,49	1,24	1,47	0,36		

ENDOCARDITIS MITRALKLAPPE

weiblich

Jahr \ Alter	absolute Häufigkeit												Σ Diagnose	Σ gesamt
	0—1	2—9	10—	20—	30—	40—	50—	60—	70—	80—	90—	X		
1841—69				4	2	1			1			1	9	303
1870—				2		4		1				1	8	364
1880—			4	3	5	3		1	1	1			18	706
1890—		1	7	14	9	20	13	17	3			3	87	910
1900—	1	3	6	17	19	22	15	10	8			4	105	1746
1910—	2	3	22	35	37	39	43	24	10	4	1	11	231	2880
1920—	2	6	18	42	38	33	30	31	10	8		7	225	3002
1930—	1	4	5	18	34	35	51	46	29	5	2	9	239	2807
1940—	1	6	9	20	26	38	38	33	20	1		39	231	3998
1950—		6	6	14	21	54	91	93	80	14	3	13	395	4125
1960—	3	1	4	9	28	59	83	106	105	36	3		437	4011
1970—72			1	4	1	17	22	32	30	15	1		123	1654
Σ Diagn.	10	30	82	182	220	325	386	394	297	84	10	88	2108	
Σ gesamt	5135	1361	1051	2241	2462	2954	3521	3570	2388	668	65	1090		26506

Jahr \ Alter	relative Häufigkeit (bezogen auf Alter)											
	0—1	2—9	10—	20—	30—	40—	50—	60—	70—	80—	90—	X
1841—69				0,18	0,08	0,03			0,04			0,09
1870—				0,09		0,14		0,03				0,09
1880—			0,38	0,13	0,20	0,10		0,03	0,04	0,15		
1890—		0,07	0,67	0,62	0,37	0,68	0,37	0,48	0,12			0,28
1900—	0,02	0,22	0,57	0,75	0,77	0,74	0,43	0,28	0,34			0,37
1910—	0,04	0,22	2,09	1,54	1,50	1,32	1,22	0,67	0,42	0,60	1,54	1,01
1920—	0,04	0,44	1,71	1,85	1,54	1,12	0,85	0,87	0,42	1,20		0,64
1930—	0,02	0,30	0,48	0,79	1,38	1,18	1,45	1,29	1,21	0,75	3,08	0,83
1940—	0,02	0,44	0,86	0,88	1,06	1,29	1,08	0,92	0,84	0,15		3,58
1950—		0,44	0,57	0,62	0,85	1,83	2,58	2,61	3,35	2,10	4,62	1,19
1960—	0,06	0,07	0,38	0,40	1,14	2,00	2,36	2,97	4,40	5,39	4,62	
1970—72			0,10	0,18	0,04	0,58	0,62	0,90	1,26	2,25	1,54	

Jahr \ Alter	relative Häufigkeit (bezogen auf Jahr)											
	0—1	2—9	10—	20—	30—	40—	50—	60—	70—	80—	90—	X
1841—69				1,32	0,66				0,33			0,33
1870—				0,55		1,10		0,27				0,27
1880—			0,57	0,42	0,71	0,42		0,14	0,14	0,14		
1890—		0,11	0,77	1,54	0,99	2,20	1,43	1,87	0,33			0,33
1900—	0,06	0,17	0,34	0,97	1,09	1,26	0,86	0,57	0,46			0,23
1910—	0,07	0,10	0,76	1,22	1,28	1,35	1,49	0,83	0,35	0,14	0,03	0,38
1920—	0,07	0,20	0,60	1,40	1,27	1,10	1,00	1,03	0,33	0,27		0,23
1930—	0,04	0,14	0,17	0,64	1,21	1,25	1,82	1,64	1,03	0,18	0,07	0,32
1940—	0,03	0,15	0,23	0,50	0,65	0,95	0,95	0,83	0,50	0,03		0,98
1950—		0,15	0,15	0,34	0,51	1,32	2,23	2,28	1,26	0,34	0,07	0,32
1960—	0,07	0,02	0,10	0,22	0,70	1,47	2,07	2,64	2,62	0,90	0,07	
1970—72			0,06	0,24	0,06	1,03	1,33	1,93	1,81	0,91	0,06	

männlich

Alter / Jahr	altersgewichtete Häufigkeit											
	0—1	2—9	10—	20—	30—	40—	50—	60—	70—	80—	90—	X
1841—69				6,4	6,3							
1870—				4,8	3,7	16,8						
1880—			2,4	7,8	8,4	14,4	13,8	23,1				
1890—		8,2	9,6	15,5	19,2	45,5	63	117,9	141,6	36,1		1,8
1900—	8,7	5,7	12,9	6,7	21	35	30,8	88,8	19			0,6
1910—	1,2	3	7,7	13,8	30,8	56	46,2	150,8	120	52,8		0,9
1920—	2	7,7	9,5	16,2	28	43,2	52,8	120	74,8	13,4		0,9
1930—		1,7	7,2	9	28,6	42,5	57,6	129,5	121,9	34		1,35
1940—		5	9,9	6,8	23,8	36	42	98,8	40,7	35,5		1
1950—	1,2	7	7,8	10,9	46,2	73,7	92,3	238	189	73,6	13,5	2,6
1960—	0,7	1,5	5,6	8,9	33,6	74,2	73,5	162,4	133,2	40,8	3,8	2,9
1970—72		3,3			23,1	33	36,3	92,4	108,9	26,4		

weiblich

Alter / Jahr	altersgewichtete Häufigkeit											
	0—1	2—9	10—	20—	30—	40—	50—	60—	70—	80—	90—	X
1841—69				4,8	10,8	9,5			263,4			3,8
1870—				2,6		30,8		60,7				0,4
1880—			8,4	2,6	10	9,3		21,8	82,3	275		
1890—		3,2	7,7	10,1	18	50	61,1	188,7	146,4			3
1900—	3,5	5,1	5,4	7	17,9	39,6	43,5	59	152,8			1,3
1910—	3	1,8	10,1	11,9	24,1	50,7	86	105,6	97	73,2	7,2	2
1920—	2,6	6	9,5	15,5	32,3	39,6	48	96,1	72	80		1,2
1930—	1,5	3,9	4	7,7	27,5	45,5	81,6	142,6	208,8	49	8,6	2
1940—	0,8	3,2	4,5	9,4	21,6	37,2	54,4	89,1	132	12,5		15,6
1950—	2,5	7,8	6	12,3	20	50,8	84,6	167,4	224	84	42,9	3,9
1960—		1,3	7,2	8,2	39,2	70,8	99,6	159	199,5	93,6	8,7	
1970—72			3,3	13,2	3,3	56,1	72,6	105,6	99	49,5	3,3	

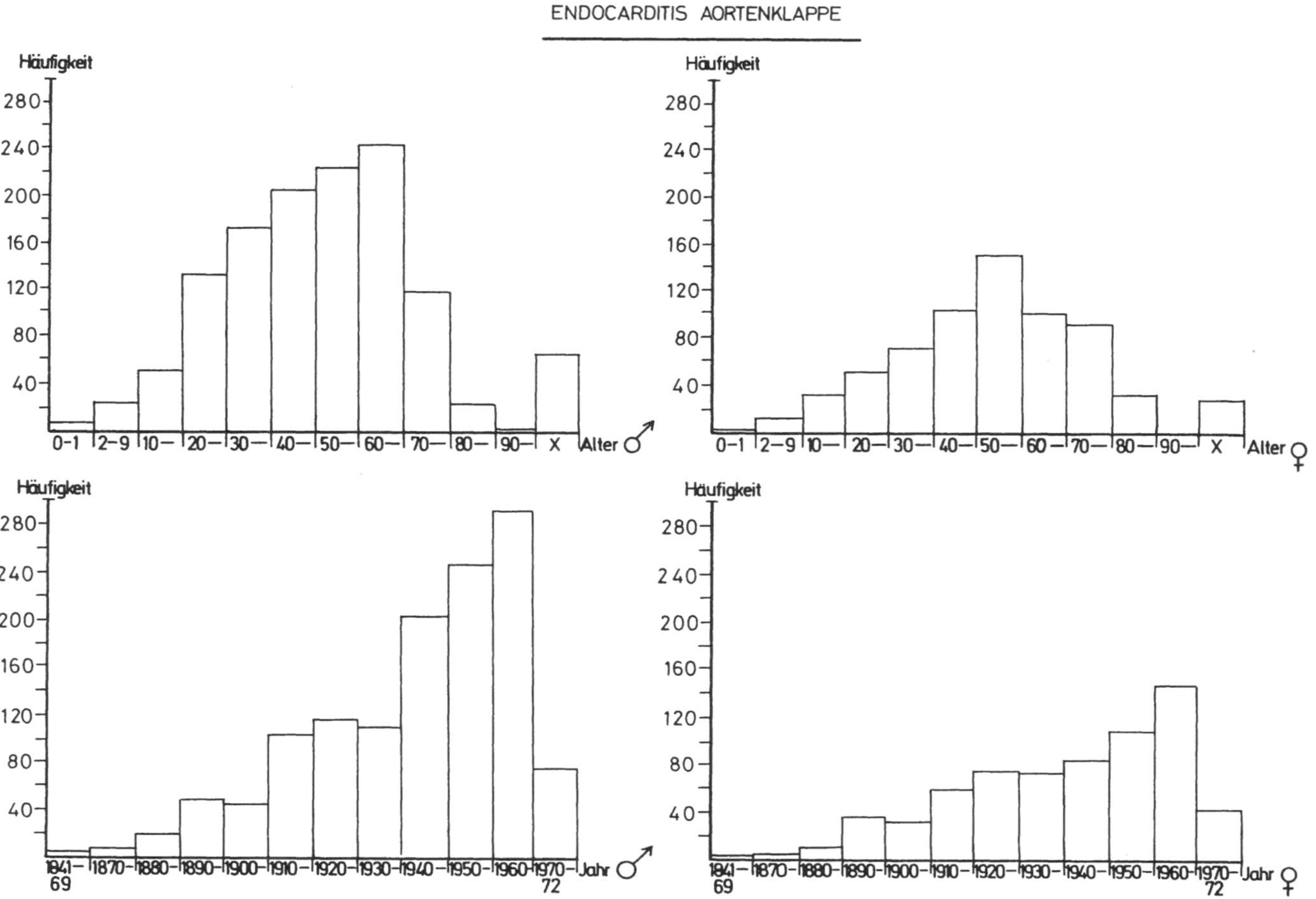

ENDOCARDITIS AORTENKLAPPE
Häufigkeit
280 240 200 160 120 80 40
0-1 2-9 10- 20- 30- 40- 50- 60- 70- 80- 90- X Alter ♂
Häufigkeit
280 240 200 160 120 80 40
0-1 2-9 10- 20- 30- 40- 50- 60- 70- 80- 90- X Alter ♀
Häufigkeit
280 240 200 160 120 80 40
1841-69 1870- 1880- 1890- 1900- 1910- 1920- 1930- 1940- 1950- 1960- 1970-72 Jahr ♂
Häufigkeit
280 240 200 160 120 80 40
1841-69 1870- 1880- 1890- 1900- 1910- 1920- 1930- 1940- 1950- 1960- 1970-72 Jahr ♀

ENDOCARDITIS AORTENKLAPPE   (gewichtet)

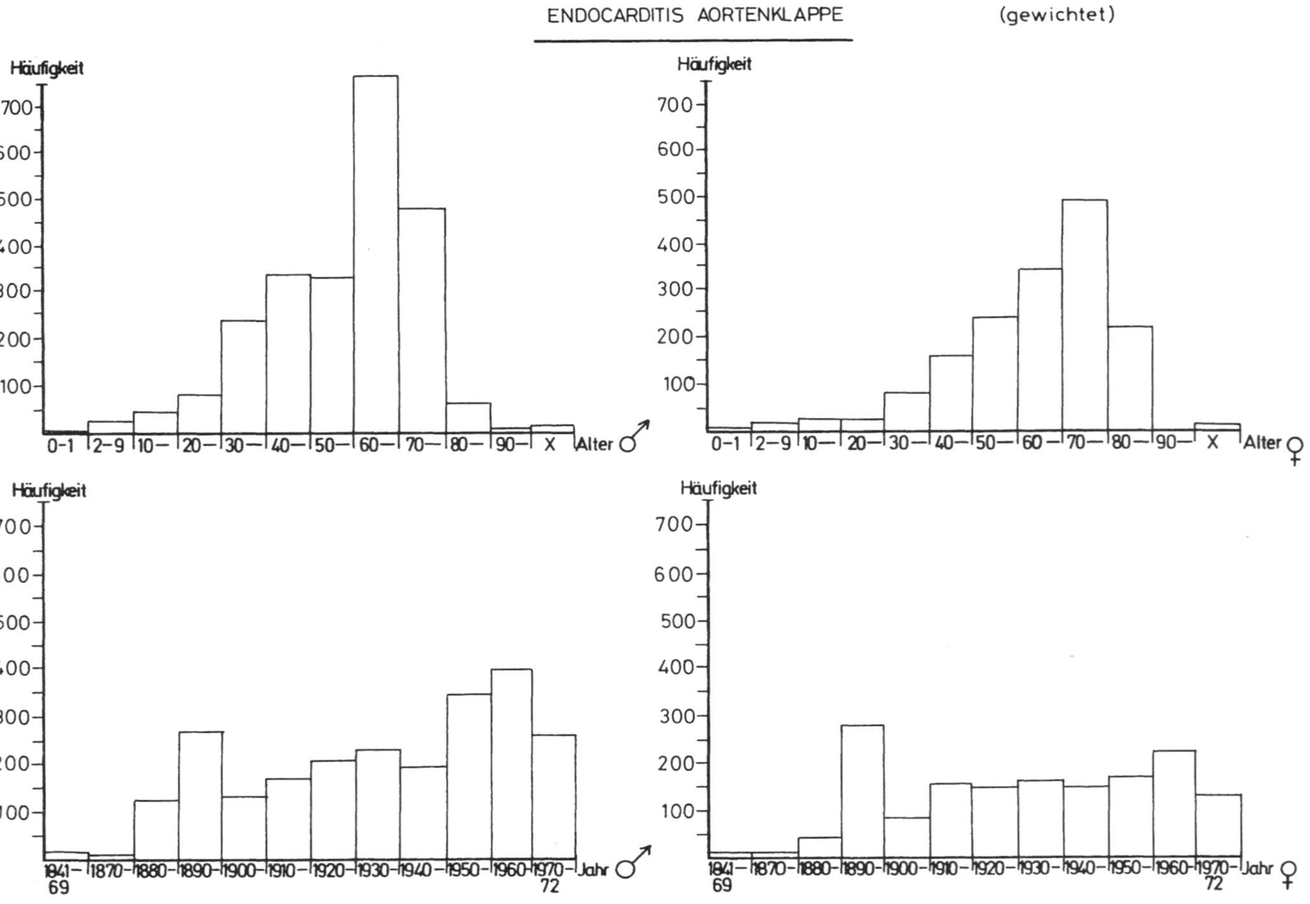

ENDOCARDITIS AORTENKLAPPE

männlich

Alter \ Jahr	absolute Häufigkeit												Σ Diagnose	Σ gesamt
	0—1	2—9	10—	20—	30—	40—	50—	60—	70—	80—	90—	X	Diagnose	gesamt
1841 —69				4	1								5	483
1870 —				2	1			2				1	6	779
1880 —		1		3	6	4	2	1	1				18	1095
1890 —			4	11	3	11	10	6	3			2	50	1329
1900—			10	7	9	9	4	4	2			1	46	2229
1910—		1	6	17	23	30	6	10	4			7	104	4249
1920—		5	9	26	15	20	14	15	4	2		7	117	3974
1930—		1	6	9	13	15	26	21	8	2		9	110	4087
1940—	1	8	10	31	44	24	28	24	5			28	203	6761
1950—	4	4	2	12	23	43	54	55	35	5		6	243	6007
1960—	1	2	3	12	25	43	68	77	42	13		3	289	6145
1970—72	1	1			11	10	10	27	15	1	1		77	2250
Σ Diagn.	7	23	50	134	174	209	222	242	119	23	1	64	1268	
Σ gesamt	6527	1688	1590	3823	3600	4611	5822	5942	3242	767	33	1743		39388

Alter \ Jahr	relative Häufigkeit (bezogen auf Alter)											
	0—1	2—9	10—	20—	30—	40—	50—	60—	70—	80—	90—	X
1841 —69				0,10	0,03							
1870—				0,05	0,03			0,03				0,06
1880—		0,06		0,08	0,17	0,09	0,04	0,02	0,03			
1890—			0,25	0,29	0,08	0,24	0,17	0,10	0,09			0,11
1900—			0,63	0,18	0,25	0,20	0,07	0,07	0,06			0,06
1910—		0,06	0,38	0,44	0,64	0,65	0,10	0,17	0,12			0,40
1920—		0,30	0,57	0,68	0,42	0,43	0,24	0,25	0,12	0,26		0,40
1930—		0,06	0,38	0,24	0,36	0,33	0,45	0,35	0,24	0,26		0,52
1940—	0,02	0,47	0,63	0,81	1,22	0,52	0,48	0,40	0,15			1,61
1950—	0,06	0,24	0,13	0,31	0,64	0,93	0,93	0,93	1,08	0,65		0,34
1960—	0,02	0,12	0,19	0,31	0,69	0,93	1,17	1,30	1,30	1,69		0,17
1970—72	0,02	0,06			0,31	0,22	0,17	0,45	0,46	0,13	3,03	

Alter \ Jahr	relative Häufigkeit (bezogen auf Jahr)											
	0—1	2—9	10—	20—	30—	40—	50—	60—	70—	80—	90—	X
1841 —69				0,83	0,21							
1870 —				0,26	0,13			0,26				0,13
1880—		0,09		0,27	0,55	0,36	0,18	0,09	0,09			
1890—			0,30	0,83	0,23	0,83	0,75	0,45	0,23			0,15
1900—			0,45	0,31	0,40	0,40	0,18	0,18	0,09			0,04
1910—		0,02	0,14	0,40	0,54	0,71	0,14	0,24	0,09			0,16
1920—		0,13	0,23	0,65	0,38	0,50	0,35	0,38	0,10	0,05		0,18
1930—		0,02	0,15	0,22	0,32	0,37	0,64	0,51	0,20	0,05		0,22
1940—	0,01	0,12	0,15	0,46	0,65	0,35	0,41	0,35	0,07			0,41
1950—	0,07	0,07	0,03	0,20	0,38	0,72	0,90	0,92	0,58	0,13		0,10
1960—	0,02	0,03	0,05	0,20	0,41	0,70	1,11	1,25	0,68	0,21		0,05
1970—72	0,04	0,04			0,49	0,44	0,44	1,20	0,67	0,04	0,04	

ENDOCARDITIS AORTENKLAPPE

weiblich

Alter / Jahr	0—1	2—9	10—	20—	30—	40—	50—	60—	70—	80—	90—	X	Σ Diagnose	Σ gesamt
						absolute Häufigkeit								
1841 — 69					2								2	303
1870—				1	1							1	3	364
1880—				1	1	3	1	1				1	8	706
1890—		1	3	4	5	4	9	6	3			3	38	910
1900—		2	3	7	6	6	3	5	1			1	34	1746
1910—	1	1	5	4	12	10	9	6	7	1		2	58	2880
1920—		1	9	15	8	11	15	8	2	5			74	3002
1930—		1	4	5	10	11	18	10	6	3		4	72	2807
1940—	1	2	8	7	12	9	12	12	6	2		10	81	3998
1950—		3	2	5	5	19	31	15	19	5		6	110	4125
1960—		3	1	3	8	22	31	27	37	11			143	4011
1970—72			1		1	6	8	9	9	7			41	1654
Σ Diagn.	2	14	36	52	70	102	137	99	90	34		28	664	
Σ gesamt	5135	1361	1051	2241	2462	2954	3521	3570	2388	668	65	1090		26506

Alter / Jahr	0—1	2—9	10—	20—	30—	40—	50—	60—	70—	80—	90—	X
			relative Häufigkeit (bezogen auf Alter)								
1841 —69					0,08							
1870 —				0,04		0,03						0,09
1880 —				0,04	0,04	0,10	0,03	0,03				0,09
1890 —		0,07	0,29	0,18	0,20	1,13	0,26	0,17	0,13			0,28
1900 —		0,15	0,29	0,31	0,24	0,20	0,09	0,14	0,04			0,09
1910 —	0,02	0,07	0,48	0,18	0,49	0,34	0,26	0,17	0,29	0,15		0,18
1920 —		0,07	0,86	0,66	0,32	0,37	0,43	0,22	0,08	0,75		
1930 —		0,07	0,38	0,22	0,41	0,37	0,51	0,28	0,25	0,45		0,37
1940 —	0,02	0,15	0,76	0,31	0,49	0,30	0,34	0,34	0,25	0,30		0,92
1950 —		0,22	0,19	0,22	0,20	0,64	0,88	0,42	0,80	0,75		0,55
1960 —		0,22	0,10	0,13	0,32	0,74	0,88	0,76	1,55	1,65		
1970 —72			0,10		0,04	0,20	0,23	0,25	0,38	1,05		

Alter / Jahr	0—1	2—9	10—	20—	30—	40—	50—	60—	70—	80—	90—	X
			relative Häufigkeit (bezogen auf Jahr)								
1841 — 69					0,66							
1870—				0,27		0,27						0,27
1880—				0,14	0,14	0,42	0,14	0,14				0,14
1890—		0,11	0,33	0,44	0,55	0,44	0,99	0,66	0,33			0,33
1900—		0,11	0,17	0,40	0,34	0,34	0,17	0,29	0,06			0,06
1910—	0,03	0,03	0,17	0,14	0,42	0,35	0,31	0,21	0,24	0,03		0,07
1920—		0,03	0,30	0,50	0,27	0,37	0,50	0,27	0,07	0,17		
1930—		0,04	0,14	0,18	0,36	0,39	0,64	0,36	0,21	0,11		0,14
1940—	0,03	0,05	0,20	0,18	0,30	0,23	0,30	0,30	0,15	0,05		0,25
1950—		0,07	0,05	0,12	0,12	0,47	0,76	0,36	0,47	0,12		0,15
1960—		0,07	0,02	0,07	0,20	0,55	0,77	0,67	0,92	0,27		
1970 — 72			0,06		0,06	0,36	0,48	0,54	0,54	0,42		

männlich

Alter / Jahr	altersgewichtete Häufigkeit											
	0—1	2—9	10—	20—	30—	40—	50—	60—	70—	80—	90—	X
1841—69				6,4	6,3							
1870—				2,4	3,7			79,8				0,1
1880—		2,7		3,9	12,6	14,4	13,8	23,1	52,3			
1890—			6 4	10	9 6	38 5	45	78 6	70 8			1 2
1900—			9 3	5 2	12 6	22 5	11 2	29 6	38			0 3
1910—		0,7	2,9	5,1	20,2	42	13,2	62	32			0,8
1920—		4,8	5,7	14	21	32	22,4	60	27,2	13,4		0,9
1930—		0,9	5,4	5,4	14,3	25,5	41,6	73,5	42,4	13,6		0,8
1940—	0,7	4,4	4,5	7,8	26,8	24	42	62,4	18,5			0,8
1950—	2,4	5,6	2,6	10,9	32,2	47,3	43,7	110	73,5	11,5		1,4
1960—	0,7	3	4,2	10,7	35	60,2	63,2	107,8	75,6	22,1		2,9
1970—72	0,3	3,3			36,3	33	33	89,1	49,5	3,3	3,3	

weiblich

Alter / Jahr	altersgewichtete Häufigkeit											
	0—1	2—9	10—	20—	30—	40—	50—	60—	70—	80—	90—	X
1841—69					10,8							
1870—				1,3		7,7						0,4
1880—				0,9	2	9,3	8,4	21,8				1,1
1890—		3,2	3,3	2,9	10	10	42,3	66,6	146,4			3
1900—		3,8	2,7	2,9	5,6	10,8	8,7	29,5	19,1			0,3
1910—	1,5	0,6	2,3	1,4	7,8	13	18	26,4	67,9	18,3		0,4
1920—		1	4,8	5,6	6,8	13,2	24	28,8	14,4	50		
1930—		1	3,2	2,2	8,1	14,3	28,8	31	43,2	29,4		0,9
1940—	0,8	1,1	4	3,3	10	8,8	17,2	32,4	39,6	25		4
1950—		3,9	2	4,4	4,8	17,9	28,8	27	53,2	30		1,8
1960—		3,9	1,8	2,7	11,2	26,4	37,2	40,5	70,3	28,6		
1970—72			3,3		3,3	19,8	26,4	29,7	29,7	23,1		

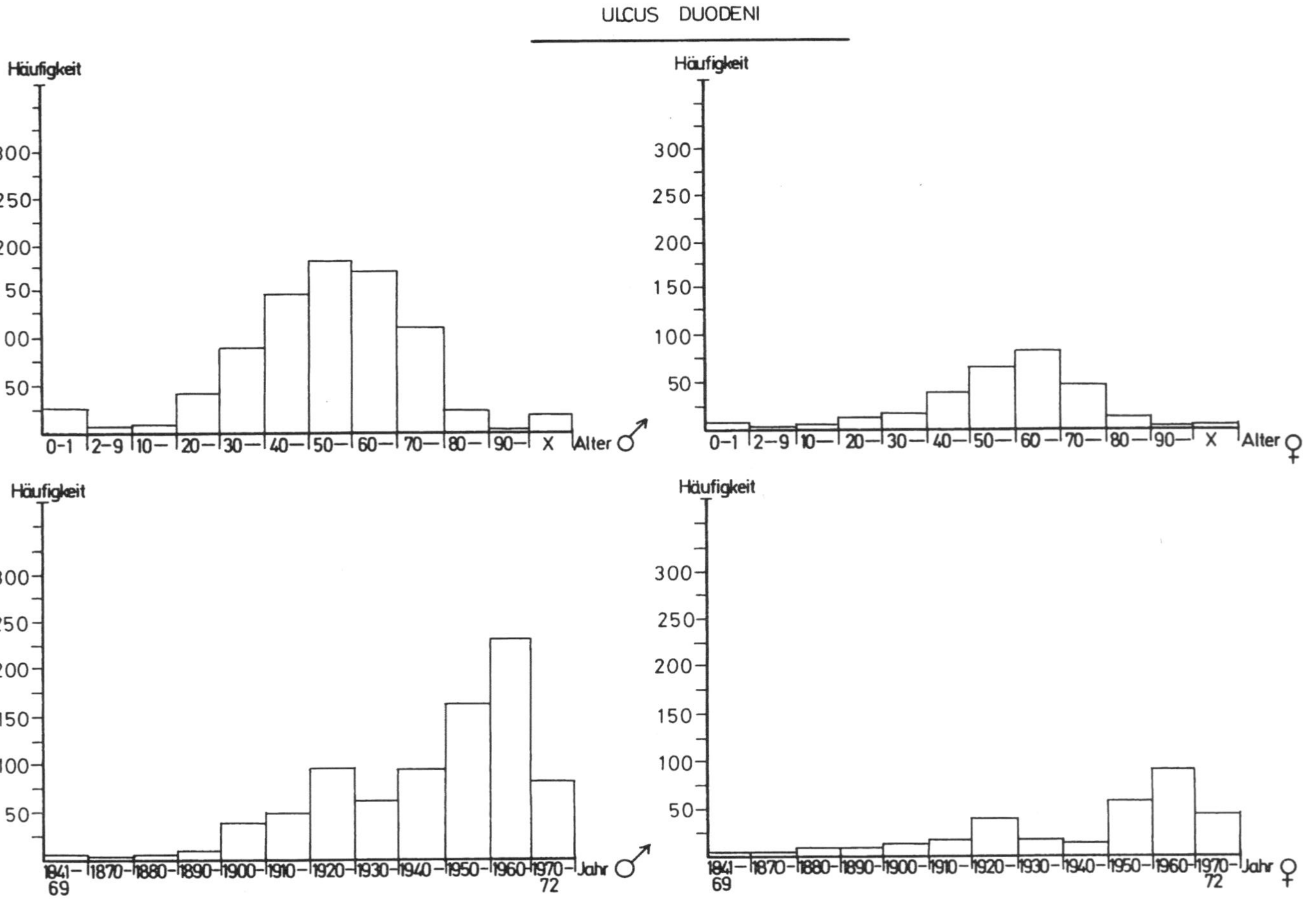

ULCUS   DUODENI
Häufigkeit
300
250
200
150
100
50
0-1 2-9 10— 20— 30— 40— 50— 60— 70— 80— 90— X Alter ♂
Häufigkeit
300
250
200
150
100
50
0-1 2-9 10— 20— 30— 40— 50— 60— 70— 80— 90— X Alter ♀
Häufigkeit
300
250
200
150
100
50
1841— 1870— 1880— 1890— 1900— 1910— 1920— 1930— 1940— 1950— 1960— 1970— Jahr ♂
69 72
Häufigkeit
300
250
200
150
100
50
1841— 1870— 1880— 1890— 1900— 1910— 1920— 1930— 1940— 1950— 1960— 1970— Jahr ♀
69 72

ULCUS   DUODENI
(gewichtet)
Häufigkeit
420 360 300 240 180 120 60
0-1 2-9 10- 20- 30- 40- 50- 60- 70- 80- 90- X Alter ♂
Häufigkeit
420 360 300 240 180 120 60
0-1 2-9 10- 20- 30- 40- 50- 60- 70- 80- 90- X Alter ♀
Häufigkeit
420 360 300 240 180 120 60
1941-69 1870- 1880- 1890- 1900- 1910- 1920- 1930- 1940- 1950- 1960- 1970-72 Jahr ♂
Häufigkeit
420 360 300 240 180 120 60
1941-69 1870- 1880- 1890- 1900- 1910- 1920- 1930- 1940- 1950- 1960- 1970-72 Jahr ♀

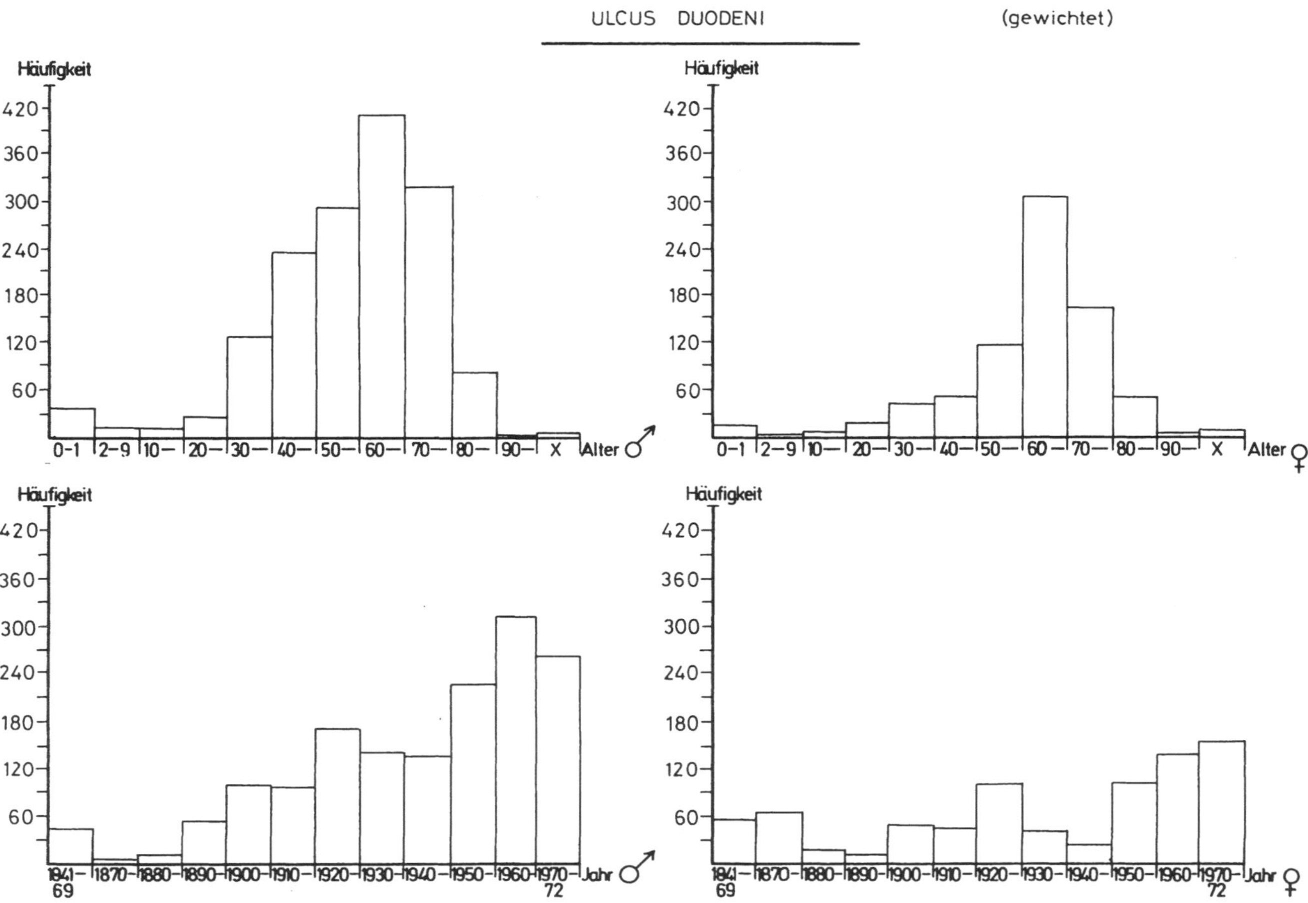

273

ULCUS DUODENI

männlich

Alter / Jahr	absolute Häufigkeit												Σ Diagnose	Σ gesamt
	0—1	2—9	10—	20—	30—	40—	50—	60—	70—	80—	90—	X		
1841—69				1	1		2						4	483
1870—			1										1	779
1880—		1		2	2								5	1095
1890—					1	3	6	1				1	12	1329
1900—	7	1	1	3	6	7	9	3					37	2229
1910—	2		1	5	8	18	8	3	2	1		1	49	4249
1920—	6		3	10	12	28	18	12	2	1		6	98	3974
1930—	3	1	1	6	12	12	13	11	6	1		3	69	4087
1940—	3	2	1	6	14	24	13	12	9	1		11	96	6761
1950—		1		3	12	24	57	29	32	2		1	161	6007
1960—	5	2	2	5	16	20	49	78	40	11	1		229	6145
1970—72					5	12	6	23	26	8			80	2250
Σ Diagn.	26	8	10	41	89	148	181	172	117	25	1	23	841	
Σ gesamt	6527	1688	1590	3823	3600	4611	5822	5942	3242	767	33	1743		39388

Alter / Jahr	relative Häufigkeit (bezogen auf Alter)											
	0—1	2—9	10—	20—	30—	40—	50—	60—	70—	80—	90—	X
1841—69				0,03	0,03		0,03					
1870—			0,06									
1880—		0,06		0,05	0,06							
1890—					0,03	0,07	0,10	0,02				0,06
1900—	0,11	0,06	0,06	0,08	0,17	0,15	0,15	0,05				
1910—	0,03		0,06	0,13	0,22	0,39	0,14	0,05	0,06	0,13		0,06
1920—	0,09		0,19	0,26	0,33	0,61	0,31	0,20	0,06	0,13		0,34
1930—	0,05	0,06	0,06	0,16	0,33	0,26	0,22	0,19	0,18	0,13		0,17
1940—	0,05	0,12	0,06	0,16	0,39	0,52	0,22	0,20	0,27	0,13		0,63
1950—		0,06		0,08	0,33	0,52	0,98	0,49	0,99	0,26		0,06
1960—	0,08	0,12	0,13	0,13	0,44	0,43	0,84	1,31	1,23	1,43	3,03	
1970—72					0,14	0,26	0,10	0,39	0,80	1,04		

Alter / Jahr	relative Häufigkeit (bezogen auf Jahr)											
	0—1	2—9	10—	20—	30—	40—	50—	60—	70—	80—	90—	X
1841—69				0,21	0,21		0,41					
1870—			0,13									
1880—		0,09		0,18	0,18							
1890—					0,08	0,23	0,45	0,08				0,08
1900—	0,31	0,04	0,04	0,13	0,27	0,31	0,40	0,13				
1910—	0,05		0,02	0,12	0,19	0,42	0,19	0,07	0,05	0,02		0,02
1920—	0,15		0,08	0,25	0,30	0,70	0,45	0,30	0,05	0,03		0,15
1930—	0,07	0,02	0,02	0,15	0,29	0,29	0,32	0,27	0,15	0,02		0,07
1940—	0,04	0,03	0,01	0,09	0,21	0,35	0,19	0,18	0,13	0,01		0,16
1950—		0,02		0,05	0,20	0,40	0,95	0,48	0,53	0,03		0,02
1960—	0,08	0,03	0,03	0,08	0,26	0,33	0,80	1,27	0,65	0,18	0,02	
1970—72					0,22	0,53	0,27	1,02	1,16	0,36		

ULCUS DUODENI

weiblich

Alter / Jahr	absolute Häufigkeit												Σ Diagnose	Σ gesamt
	0—1	2—9	10—	20—	30—	40—	50—	60—	70—	80—	90—	X		
1841—69				1				1					2	303
1870—				1				1					2	364
1880—					1	2	1						4	706
1890—					1	1	1						3	910
1900—	2			2			3	2	1				10	1746
1910—	2		1	1	3	5		3				1	16	2880
1920—	2	1	2	4	5	5	7	7	5	1			39	3002
1930—	1					4	4	8				2	19	2807
1940—				2	2	2	3	5				1	15	3998
1950—					3	6	22	18	9	2			60	4125
1960—	1	1	2	2	3	9	18	21	20	8	1		86	4011
1970—72				3	1	3	10	12	13	3		1	46	1654
Σ Diagn.	8	2	5	16	19	37	69	78	48	14	1	5	302	
Σ gesamt	5135	1361	1051	2241	2462	2954	3521	3570	2388	668	65	1090		26506

Alter / Jahr	relative Häufigkeit (bezogen auf Alter)											
	0—1	2—9	10—	20—	30—	40—	50—	60—	70—	80—	90—	X
1841—69				0,04				0,03				
1870—				0,04				0,03				
1880—					0,04	0,07	0,03					
1890—					0,04	0,03	0,03					
1900—	0,09			0,09			0,09	0,06	0,04			
1910—	0,04		0,10	0,04	0,12	0,17		0,08				0,09
1920—	0,04	0,07	0,19	0,18	0,20	0,17	0,20	0,20	0,21	0,15		
1930—	0,02					0,14	0,11	0,22				0,18
1940—				0,09	0,08	0,07	0,09	0,14				0,09
1950—					0,12	0,20	0,62	0,50	0,38	0,30		
1960—	0,02	0,07	0,19	0,09	0,12	0,30	0,51	0,59	0,84	1,20	1,54	
1970—72				0,13	0,04	0,10	0,28	0,34	0,54	0,45		0,09

Alter / Jahr	relative Häufigkeit (bezogen auf Jahr)											
	0—1	2—9	10—	20—	30—	40—	50—	60—	70—	80—	90—	X
1841—69				0,33				0,33				
1870—				0,27				0,27				
1880—					0,14	0,28	0,14					
1890—					0,11	0,11	0,11					
1900—	0,11			0,11			0,17	0,11	0,06			
1910—	0,07		0,03	0,03	0,10	0,17		0,10				0,03
1920—	0,07	0,03	0,07	0,17	0,17	0,23	0,23	0,17	0,03			
1930—	0,04					0,14	0,28	0,14				0,07
1940—				0,05	0,05	0,05	0,08	0,13				0,03
1950—					0,07	0,15	0,54	0,44	0,22	0,05		
1960—	0,02	0,02	0,05	0,05	0,07	0,22	0,45	0,52	0,50	0,20	0,02	
1970—72				0,18	0,06	0,18	0,60	0,72	0,78	0,18		0,06

männlich

Jahr \ Alter	altersgewichtete Häufigkeit											
	0—1	2—9	10—	20—	30—	40—	50—	60—	70—	80—	90—	X
1841—69				1,6	6,3		382					
1870—			3,6									
1880—		2,7		2,6	4,2							
1890—					3,2	10,5	27	13,1				0,6
1900—	20,3	1,9	0,93	2,22	8,4	17,5	25,5	22,2				
1910—	2,4		0,5	1,5	7	25,2	17,6	15,6	16	8,8		0,1
1920—	6		1,9	5,4	16,8	44,8	288	48	13,6	6,7		0,8
1930—	3,3	0,9	0,9	3,6	13,2	20,4	20,8	38,5	31,8	6,8		0,3
1940—	2	1,1	0,5	1,5	8,5	24	19,5	31,2	33,3	7,1		0,3
1950—		1,4		2,7	16,8	26,4	46,2	58	67,2	4,6		0,2
1960—	3,3	3	2,8	4,5	22,4	29	45,6	109,2	72	18,7	1,9	
1970—72					16,5	39,6	19,8	75,9	85,8	26,4		

weiblich

Jahr \ Alter	altersgewichtete Häufigkeit											
	0—1	2—9	10—	20—	30—	40—	50—	60—	70—	80—	90—	X
1841—69				1,2				54,9				
1870—				1,3				60,7				
1880—					2	6,2	8,4					
1890—					2	2,5	4,7					
1900—	7			0,8		8,7	11,8	19,5				
1910—	3		0,5	0,3	19,5	6,5		13,2				0,2
1920—	2,6	1	1,1	1,5	4,3	6	11,2	25,2	36	10		
1930—	1,5					5,2	6,4	24,8				0,4
1940—				0,9	1,7	2	4,3	13,5				0,4
1950—					2,9	5,6	20,5	32,4	25,2	12		
1960—	0,8	1,3	3,6	1,8	4,2	10,8	21,6	31,5	38	20,8	2,9	
1970—72				9,9	3,3	9,9	33	39,6	42,9	9,9		3,3

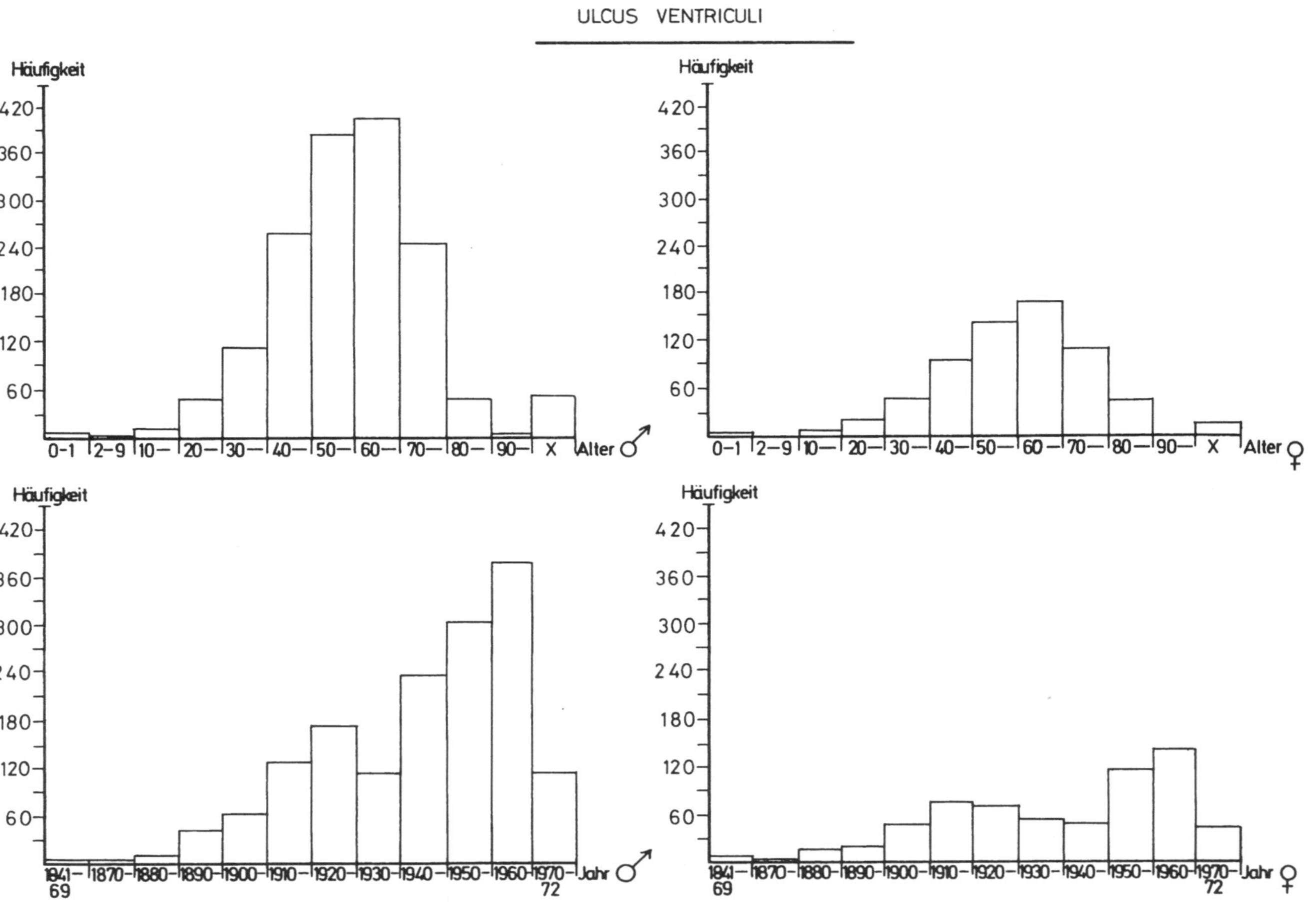

ULCUS VENTRICULI
Häufigkeit
420 360 300 240 180 120 60
0-1 2-9 10- 20- 30- 40- 50- 60- 70- 80- 90- X Alter ♂
Alter ♀
Häufigkeit
1941-69 1870- 1880- 1890- 1900- 1910- 1920- 1930- 1940- 1950- 1960- 1970-72 Jahr ♂
Jahr ♀

ULCUS   VENTRICULI   (gewichtet)

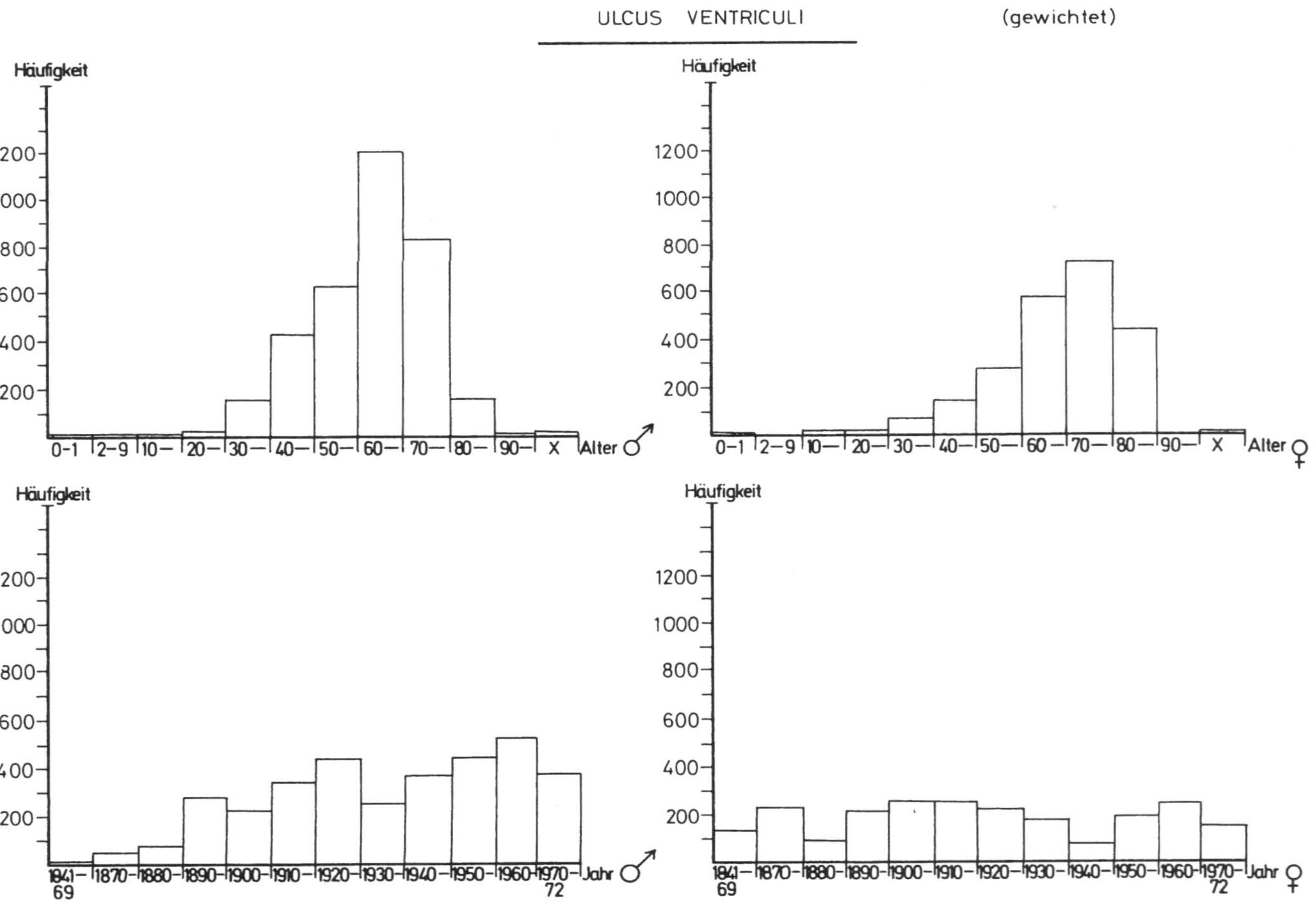

ULCUS   VENTRICULI

männlich

Alter / Jahr	absolute Häufigkeit												Σ Diagnose	Σ gesamt
	0—1	2—9	10—	20—	30—	40—	50—	60—	70—	80—	90—	X		
1841 —69				1			1					3	5	483
1870 —		1			1	3	1						6	779
1880 —	1	1				3	2	2	2			1	12	1095
1890 —			1	5	5	9	13	8	3				44	1329
1900 —			2	5	8	14	17	13	1			1	61	2229
1910 —			2	9	16	36	29	17	13	2		4	128	4249
1920 —	2	1		8	11	42	48	37	13	3		10	175	3974
1930 —		1	3	5	12	23	25	24	13	2		9	117	4087
1940 —			1	8	27	43	53	54	24	2		21	233	6761
1950 —				3	10	42	94	87	55	8		2	301	6007
1960 —	4			3	19	27	84	125	84	21	2	2	371	6145
1970 —72				1	5	12	13	36	35	13			1 15	2250
Σ Diagn.	7	4	9	48	117	253	380	403	241	51	2	53	1568	
Σ gesamt	6527	1688	1590	3823	3600	4611	5822	5942	3242	767	33	1743		39388

Alter / Jahr	relative Häufigkeit (bezogen auf Alter)											
	0—1	2—9	10—	20—	30—	40—	50—	60—	70—	80—	90—	X
1841 —69				0,03		0,02						0,17
1870 —		0,06			0,03	0,07	0,02					
1880 —	0,02	0,06			0,08	0,04	0,03	0,03				0,06
1890 —			0,06	0,13	0,14	0,20	0,22	0,13	0,09			
1900 —			0,13	0,13	0,22	0,30	0,29	0,22	0,03			0,06
1910 —			0,13	0,24	0,44	0,78	0,50	0,29	0,40	0,26		0,23
1920 —	0,03	0,06		0,21	0,31	0,91	0,82	0,62	0,40	0,39		0,57
1930 —		0,06	0,19	0,13	0,33	0,50	0,43	0,40	0,40	0,26		0,52
1940 —			0,06	0,21	0,75	0,93	0,91	0,91	0,74	0,26		1,20
1950 —				0,08	0,28	0,91	1,61	1,46	1,70	1,04		0,12
1960 —	0,06			0,08	0,53	0,59	1,44	2,10	2,59	2,74	6,06	0,12
1970 —72				0,03	0,14	0,26	0,22	0,61	1,08	1,69		

Alter / Jahr	relative Häufigkeit (bezogen auf Jahr)											
	0—1	2—9	10—	20—	30—	40—	50—	60—	70—	80—	90—	X
1841 —69				0,21			0,21					0,62
1870 —		0,13			0,13	0,39	0,13					
1880 —	0,09	0,09			0,27	0,18	0,18	0,18				0,09
1890 —			0,08	0,38	0,38	0,68	0,98	0,60	0,23			
1900 —			0,09	0,22	0,36	0,63	0,76	0,58	0,04			0,04
1910 —			0,05	0,21	0,38	0,85	0,68	0,40	0,31	0,05		0,09
1920 —	0,05	0,03		0,20	0,28	1,06	1,21	0,93	0,33	0,08		0,25
1930 —		0,02	0,07	0,12	0,29	0,56	0,61	0,59	0,32	0,05		0,22
1940 —			0,01	0,12	0,40	0,64	0,78	0,80	0,35	0,03		0,31
1950 —				0,05	0,17	0,70	1,56	1,45	0,92	0,13		0,03
1960 —	0,07			0,05	0,31	0,44	1,37	2,03	1,37	0,34	0,03	0,03
1970 —72				0,04	0,22	0,53	0,58	1,60	1,56	0,58		

ULCUS VENTRICULI

weiblich

Alter \ Jahr	absolute Häufigkeit												Σ Diagnose	Σ gesamt
	0—1	2—9	10—	20—	30—	40—	50—	60—	70—	80—	90—	X		
1841—69				1	4	1	1	1					8	303
1870—				1	1				1				3	364
1880—			1	1	2	5	3	2					14	706
1890—			1	3	5	1	3	4		1			18	910
1900—				5	7	11	13	11	1	2		1	51	1746
1910—			1	7	10	16	15	13	11	1		2	76	2880
1920—	1			1	8	14	19	12	12	3		2	72	3002
1930—	1			1	2	5	12	17	10	4		3	55	2807
1940—				1	5	5	16	12	4			7	50	3998
1950—					5	10	32	44	19	4		2	116	4125
1960—	1		5	3	3	17	12	43	34	20			138	4011
1970—72				1	6	5	11	17	9				49	1654
Σ Diagn.	3		8	24	53	91	131	170	109	44		17	650	
Σ gesamt	5135	1361	1051	2241	2462	2954	3521	3570	2388	668	65	1090		26506

Alter \ Jahr	relative Häufigkeit (bezogen auf Alter)											
	0—1	2—9	10—	20—	30—	40—	50—	60—	70—	80—	90—	X
1841—69				0,04	0,16	0,03	0,03	0,03				
1870—				0,04	0,04				0,04			
1880—			0,10	0,04	0,08	0,17	0,09	0,06				
1890—			0,10	0,13	0,20	0,03	0,09	0,11		0,15		
1900—				0,22	0,28	0,37	0,37	0,31	0,04	0,30		0,09
1910—			0,10	0,31	0,41	0,54	0,43	0,36	0,46	0,15		0,18
1920—	0,02			0,04	0,32	0,47	0,54	0,34	0,50	0,45		0,18
1930—	0,02			0,04	0,08	0,17	0,34	0,48	0,42	0,60		0,28
1940—				0,04	0,20	0,17	0,45	0,34	0,16			0,64
1950—					0,20	0,34	0,90	1,23	0,80	0,60		0,18
1960—	0,02		0,48	0,13	0,12	0,58	0,34	1,20	1,42	2,99		
1970—72					0,04	0,20	0,14	0,31	0,71	1,35		

Alter \ Jahr	relative Häufigkeit (bezogen auf Jahr)											
	0—1	2—9	10—	20—	30—	40—	50—	60—	70—	80—	90—	X
1841—69				0,33	1,32	0,33	0,33	0,33				
1870—				0,27	0,27				0,27			
1880—			0,14	0,14	0,28	0,71	0,42	0,28				
1890—			0,11	0,33	0,55	0,11	0,33	0,44		0,11		
1900—				0,29	0,40	0,63	0,74	0,63	0,06	0,11		0,06
1910—			0,03	0,07	0,35	0,56	0,52	0,45	0,38	0,03		0,07
1920—	0,03			0,03	0,27	0,47	0,63	0,40	0,40	0,10		0,07
1930—	0,04			0,04	0,07	0,18	0,43	0,61	0,50	0,14		0,11
1940—				0,03	0,13	0,13	0,40	0,30	0,10			0,18
1950—					0,12	0,24	0,78	1,08	0,47	0,10		0,05
1960—	0,02		0,12	0,07	0,07	0,42	0,30	1,08	0,85	0,50		
1970—72					0,06	0,36	0,30	0,66	1,03	0,54		

männlich

Alter / Jahr	altersgewichtete Häufigkeit											
	0—1	2—9	10—	20—	30—	40—	50—	60—	70—	80—	90—	X
1841—69				1,6			19,1					0,8
1870—		5,6			3,7	25,2	13,6					
1880—	11	2,7			6,3	7,2	13,8	46,2				0,5
1890—			1,6	4,6	16	31,5	58,5	104,8	70,8			
1900—			1,9	3,7	11,2	34	47,6	96,2	19			0,3
1910—			1	2,7	14,1	50,4	63,8	88,4	104	17,6		0,4
1920—	2	1		4,3	15,4	67,2	76,8	148	88,4	20,1		13
1930—		0,9	2,7	3	13,2	39,1	40	84	68,9	13,6		0,8
1940—			0,5	2	16,5	43	79,5	140,4	88,8	14,2		0,6
1950—				2,7	14	46,2	76,1	174	115,5	18,4		0,5
1960—	2,6			2,7	26,6	39,2	78,1	175	151,2	35,7	3,8	1,9
1970—72				3,3	16,5	39,6	42,9	118,8	115,5	42,9		

weiblich

Alter / Jahr	altersgewichtete Häufigkeit											
	0—1	2—9	10—	20—	30—	40—	50—	60—	70—	80—	90—	X
1841—69				1,2	21,6	9,5	38,2	54,9				
1870—				1,3	4				220			
1880—			2,1	0,9	4	15,5	25,2	43,6				
1890—			1,1	2,2	10	2,5	14,1	44,4		137,5		
1900—				2,1	6,6	19,8	37,7	64,9	19,1	91,6		
1910—			0,5	2,4	6,5	20,8	30	57,2	106,7	18,3		0,4
1920—	1,3			0,4	6,8	16,8	30,4	43,2	86,4	30		0,3
1930—	1,5			0,4	1,6	6,5	19,2	52,7	72	39,2		0,7
1940—				0,5	4,2	4,9	22,9	32,4	26,4			2,8
1950—					4,8	9,4	29,8	79,2	53,2	24		0,6
1960—	0,8		9	2,7	4,2	20,4	14,4	64,5	64,6	52		
1970—72					3,3	19,8	16,5	36,3	56,1	29,7		

CHOLELITHIASIS

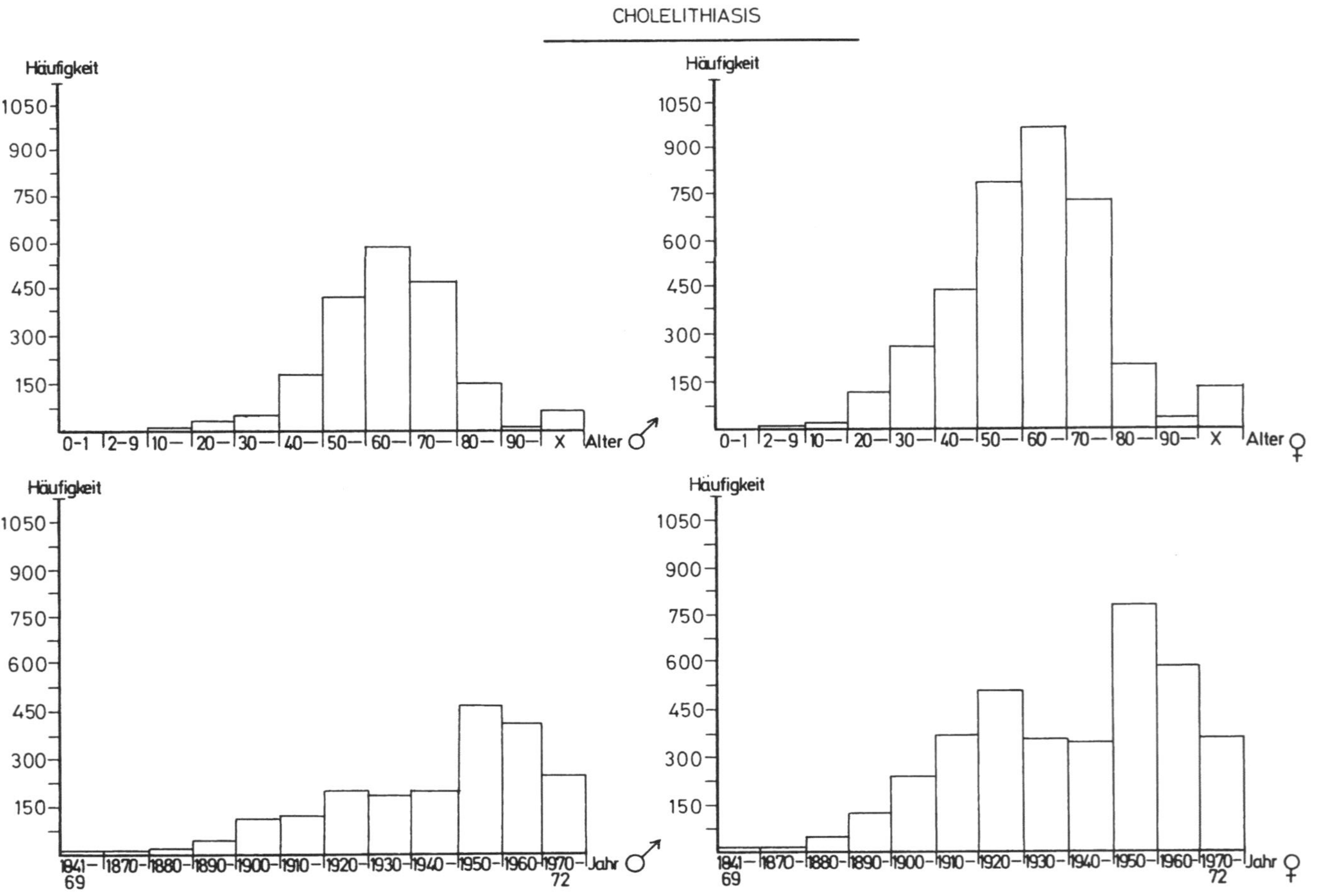

CHOLELITHIASIS

(gewichtet)

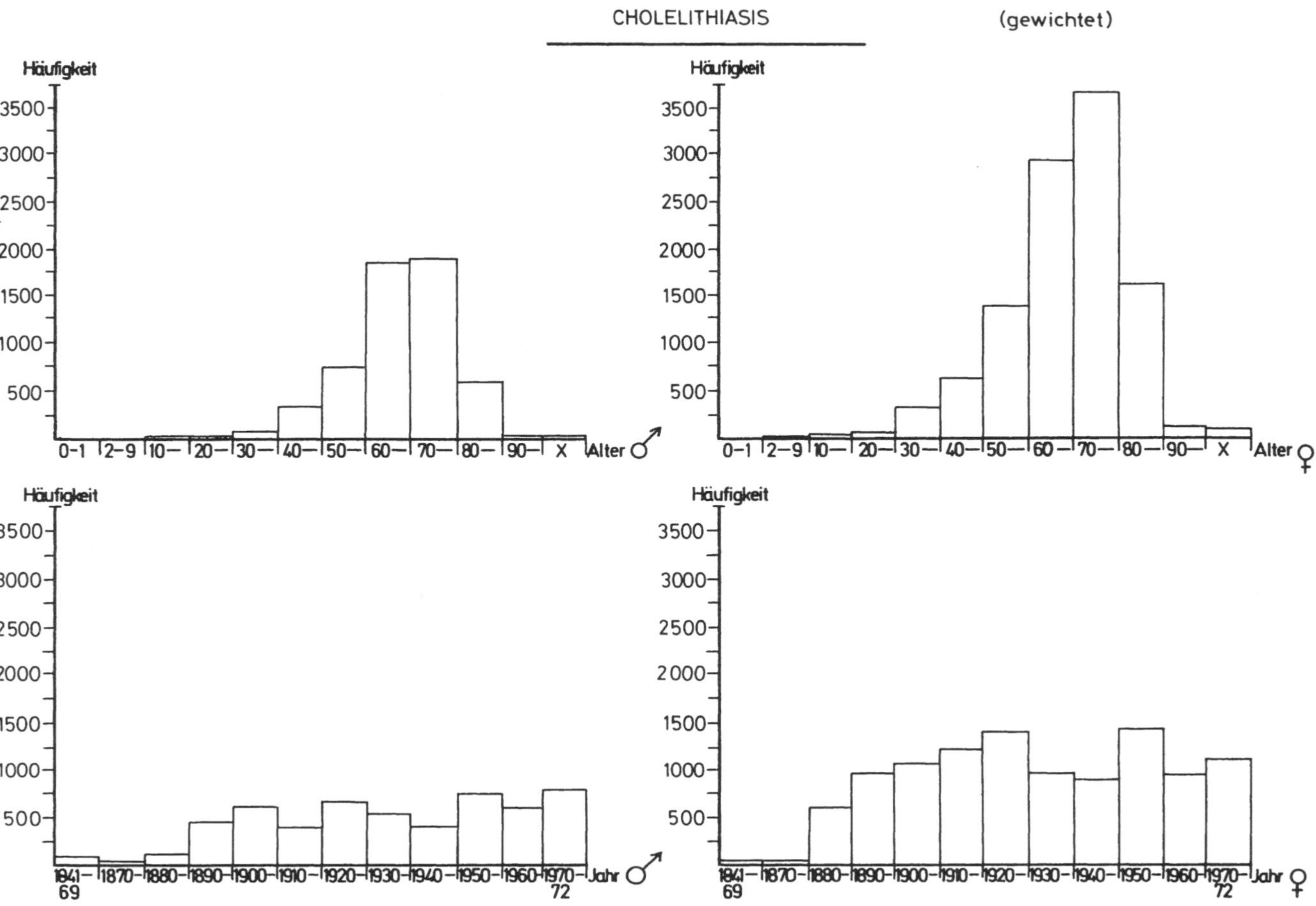

CHOLELITHIASIS

männlich

Alter / Jahr	absolute Häufigkeit												Σ Diagnose	Σ gesamt
	0—1	2—9	10—	20—	30—	40—	50—	60—	70—	80—	90—	X		
1841—69				1		3	1					1	6	483
1870—						1	1						2	779
1880—				1	2	5	2	1				1	12	1095
1890—			2	5	6	11	12	9				3	48	1329
1900—		1	5	8	14	31	28	12	2			3	104	2229
1910—		1	4	6	21	29	20	23	6			5	115	4249
1920—		1	5	7	21	48	56	37	13			10	198	3974
1930—		1	2	3	16	66	48	27	10			3	176	4087
1940—		1	1	3	13	39	47	46	6	2		28	186	6761
1950—			2	12	39	115	125	113	35			12	453	6007
1960—				8	19	65	163	108	47			1	411	6145
1970—72				4	17	12	88	80	32				233	2250
Σ Diagn.			5	21	58	169	425	590	456	151	2	67	1944	
Σ gesamt	6527	1688	1590	3823	3600	4611	5822	5942	3242	767	33	1743		39388

Alter / Jahr	relative Häufigkeit (bezogen auf Alter)											
	0—1	2—9	10—	20—	30—	40—	50—	60—	70—	80—	90—	X
1841—69					0,03		0,05	0,02				0,06
1870—						0,02	0,02					
1880—					0,03	0,04	0,09	0,03	0,03			0,06
1890—				0,05	0,14	0,13	0,19	0,20	0,28			0,17
1900—			0,06	0,13	0,22	0,30	0,53	0,47	0,37	0,26		0,17
1910—			0,06	0,10	0,17	0,46	0,50	0,34	0,71	0,78		0,29
1920—			0,06	0,13	0,19	0,46	0,82	0,94	1,14	1,69		0,57
1930—			0,06	0,05	0,08	0,35	1,13	0,81	0,83	1,30		0,17
1940—			0,06	0,03	0,08	0,28	0,67	0,79	1,42	0,78	6,06	1,61
1950—					0,05	0,33	0,85	1,98	2,10	3,49	4,56	0,69
1960—					0,22	0,41	1,12	2,74	3,33	6,13		0,06
1970—72					0,11	0,37	0,21	1,48	2,47	4,17		

Alter / Jahr	relative Häufigkeit (bezogen auf Jahr)											
	0—1	2—9	10—	20—	30—	40—	50—	60—	70—	80—	90—	X
1841—69					0,21		0,62	0,21				0,21
1870—						0,13	0,13					
1880—					0,09	0,18	0,46	0,18	0,09			0,09
1890—				0,15	0,38	0,45	0,83	0,90	0,68			0,23
1900—			0,04	0,22	0,36	0,63	1,39	1,26	0,54	0,09		0,13
1910—			0,02	0,09	0,14	0,49	0,68	0,47	0,54	0,14		0,12
1920—			0,03	0,13	0,18	0,53	1,21	1,41	0,93	0,33		0,25
1930—			0,02	0,05	0,07	0,39	1,61	1,17	0,66	0,24		0,07
1940—			0,01	0,01	0,04	0,19	0,58	0,70	0,68	0,09	0,03	0,41
1950—				0,03	0,20	0,65	1,91	2,08	1,88	0,58		0,20
1960—					0,13	0,31	1,06	2,65	1,76	0,76		0,02
1970—72					0,18	0,76	0,53	3,91	3,56	1,42		

CHOLELITHIASIS

weiblich

Jahr \ Alter	absolute Häufigkeit												Σ Diagnose	Σ gesamt
	0—1	2—9	10—	20—	30—	40—	50—	60—	70—	80—	90—	X		
1841—69				3	1							2	6	303
1870—				2	2	1						2	7	364
1880—				5	8	12	5	6	1	1		1	39	706
1890—			1	5	23	29	27	24	6	1		2	118	910
1900—			1	17	33	45	53	53	18	2		6	228	1746
1910—			2	28	50	62	72	76	48	7	2	22	369	2880
1920—			2	27	47	90	113	107	62	23		25	496	3002
1930—			1	9	28	49	105	104	46	6	1	12	361	2807
1940—			3	3	19	31	74	94	57	8	1	37	327	3998
1950—		1	1	7	31	75	187	222	178	40	2	12	756	4125
1960—				9	16	30	89	170	171	56	5	3	549	4011
1970—72			1	1	5	15	40	88	137	57	4	3	351	1654
Σ Diagn.		1	12	116	262	440	765	944	724	201	15	127	3607	
Σ gesamt	5135	1361	1051	2241	2462	2954	3521	3570	2388	668	65	1090		26506

Jahr \ Alter	relative Häufigkeit (bezogen auf Alter)											
	0—1	2—9	10—	20—	30—	40—	50—	60—	70—	80—	90—	X
1841—69				0,13		0,03						0,18
1870—				0,09	0,08	0,03						0,18
1880—				0,22	0,32	0,41	0,14	0,17	0,04	0,15		0,09
1890—			0,10	0,22	0,93	0,98	0,77	0,67	0,25	0,15		0,18
1900—			0,10	0,76	1,34	1,52	1,51	1,48	0,75	0,30		0,55
1910—			0,19	1,23	2,03	2,10	2,04	2,13	2,01	1,05	3,08	2,02
1920—			0,19	1,19	1,91	3,05	3,21	3,00	2,60	3,44		2,29
1930—			0,10	0,40	1,14	1,66	2,98	2,91	1,93	0,90	1,54	1,10
1940—			0,29	0,13	0,77	1,05	2,10	2,63	2,39	1,20	1,54	3,39
1950—	0,07	0,10	0,31	1,26	2,54	5,31	6,22	7,45	5,99	3,08		1,10
1960—				0,40	0,65	1,02	2,53	4,76	7,16	8,38	7,69	0,28
1970—72			0,10	0,04	0,20	0,51	1,14	2,46	5,74	8,53	6,15	0,28

Jahr \ Alter	relative Häufigkeit (bezogen auf Jahr)											
	0—1	2—9	10—	20—	30—	40—	50—	60—	70—	80—	90—	X
1841—69				0,99		0,33						0,66
1870—				0,55	0,55	0,27						0,55
1880—				0,71	1,13	1,70	0,71	0,85	0,14	0,14		0,14
1890—			0,11	0,55	2,53	3,19	2,97	2,64	0,66	0,11		0,22
1900—			0,06	0,97	1,89	2,58	3,04	3,04	1,03	0,11		0,34
1910—			0,07	0,97	1,74	2,15	2,50	2,64	1,67	0,24	0,07	0,76
1920—			0,07	0,90	1,57	3,00	3,76	3,56	2,07	0,77		0,83
1930—			0,04	0,32	1,00	1,75	3,74	3,71	1,64	0,21	0,04	0,43
1940—			0,08	0,08	0,48	0,78	1,85	2,35	1,43	0,20	0,03	0,93
1950—		0,02	0,02	0,17	0,76	1,84	4,58	5,43	4,36	0,98	0,05	0,29
1960—				0,22	0,40	0,75	2,22	4,24	4,26	1,40	0,12	0,07
1970—72			0,06	0,06	0,30	0,91	2,42	5,32	8,28	3,45	0,24	0,18

männlich

Jahr \ Alter	altersgewichtete Häufigkeit											
	0—1	2—9	10—	20—	30—	40—	50—	60—	70—	80—	90—	X
1841 —69					6,3		57,3	67,8				0,3
1870—						8,4	13,6					
1880—					2,1	7,2	34,5	46,2	52,3			0,5
1890—				1,8	16	14	49,5	157,2	2124			1,8
1900—			0,9	3,7	11,2	35	86,8	207,2	228	88,2		0,9
1910—			0,5	1,2	5,3	29,4	63,8	104	184	52,8		0,6
1920—			0,6	2,7	9,8	33,6	76,8	224	251,6	87,1		1,3
1930—			0,9	1,2	3,3	27,2	1056	168	143,1	68		0,3
1940—			05	03	18	13	585	122 2	1702	42 6	13 6	08
1950—				1,8	16,8	42,9	93,2	250	2373	80,5		2,9
1960—					11,2	27,6	60,5	2282	194,4	79,9		1
1970—72					13,2	56,1	39,6	2904	264	1056		

weiblich

Jahr \ Alter	altersgewichtete Häufigkeit											
	0—1	2—9	10—	20—	30—	40—	50—	60—	70—	80—	90—	X
1841 —69				3,6		9,5						7,6
1870—				2,6	8	7,7						0,9
1880—				4,4	16	37,2	42	1308	82,3	275		1,1
1890—			1,1	3,6	46	72,5	126,9	266,4	292,8	137,5		2
1900—			0,9	7	31	81	153,7	312,7	343,8	91,6		2
1910—			9,2	17	32,5	80,6	144	334,4	465,6	128,1	14,4	4
1920—			1,1	10	40	108	180,8	385,2	446,4	230		4,3
1930—			0,8	3,9	22,7	63,7	168	322,4	331,2	58,8	4,3	2,6
1940—			1,5	1,4	15,8	30,4	1058	2538	376,2	100	7,2	14,8
1950—		1,3	1	6,2	29,5	70,5	173,9	3996	4984	240	28,6	3,6
1960—				8,2	22,4	36	1068	255	3249	145,6	14,5	9,9
1970—72			3,3	3,3	16,5	49,5	132	2904	452,1	188,1	13,2	9,9

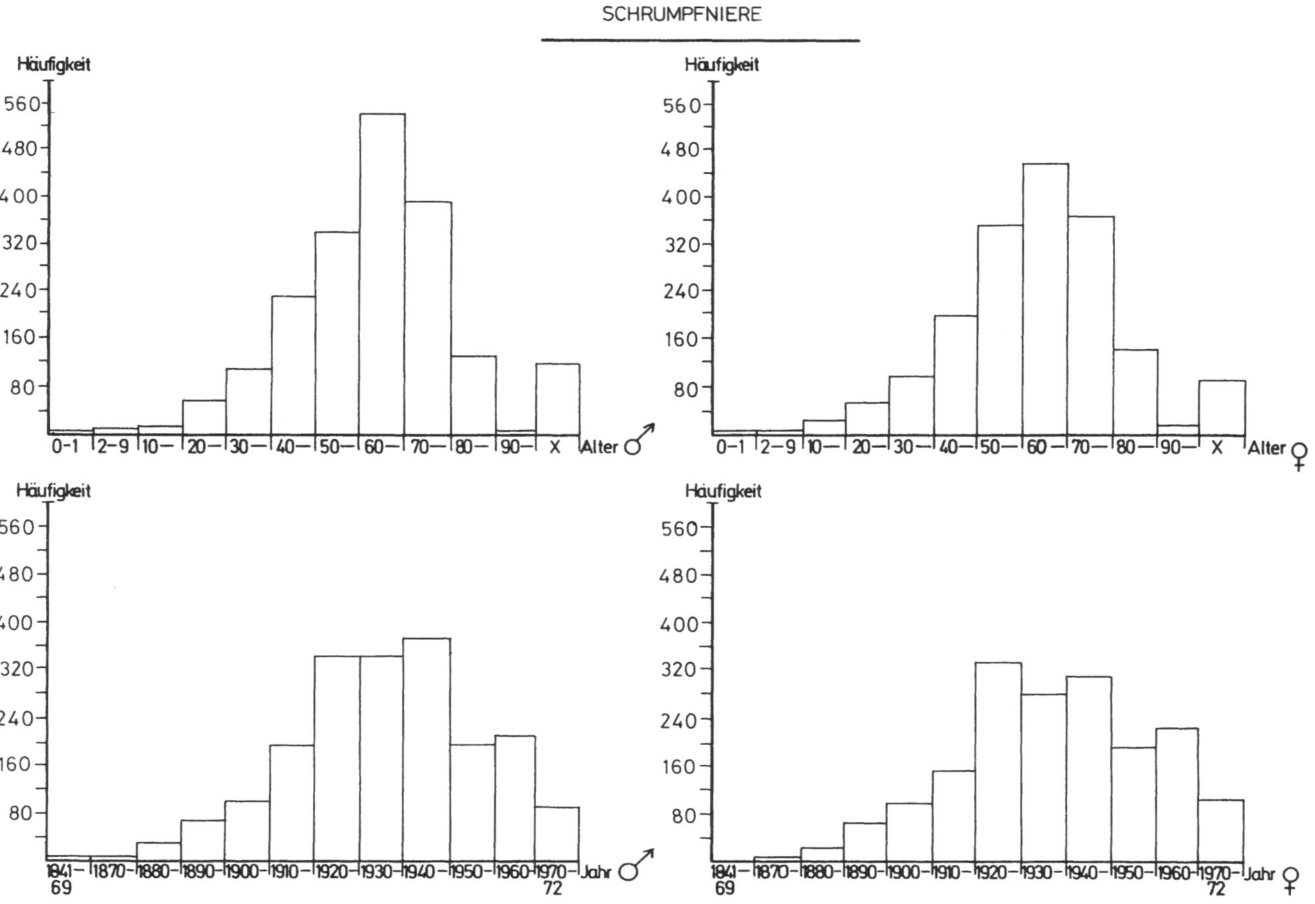

SCHRUMPFNIERE
Häufigkeit
0-1 2-9 10- 20- 30- 40- 50- 60- 70- 80- 90- X Alter ♂
Häufigkeit
0-1 2-9 10- 20- 30- 40- 50- 60- 70- 80- 90- X Alter ♀
Häufigkeit
1841-69 1870- 1880- 1890- 1900- 1910- 1920- 1930- 1940- 1950- 1960- 1970-72 Jahr ♂
Häufigkeit
1841-69 1870- 1880- 1890- 1900- 1910- 1920- 1930- 1940- 1950- 1960- 1970-72 Jahr ♀

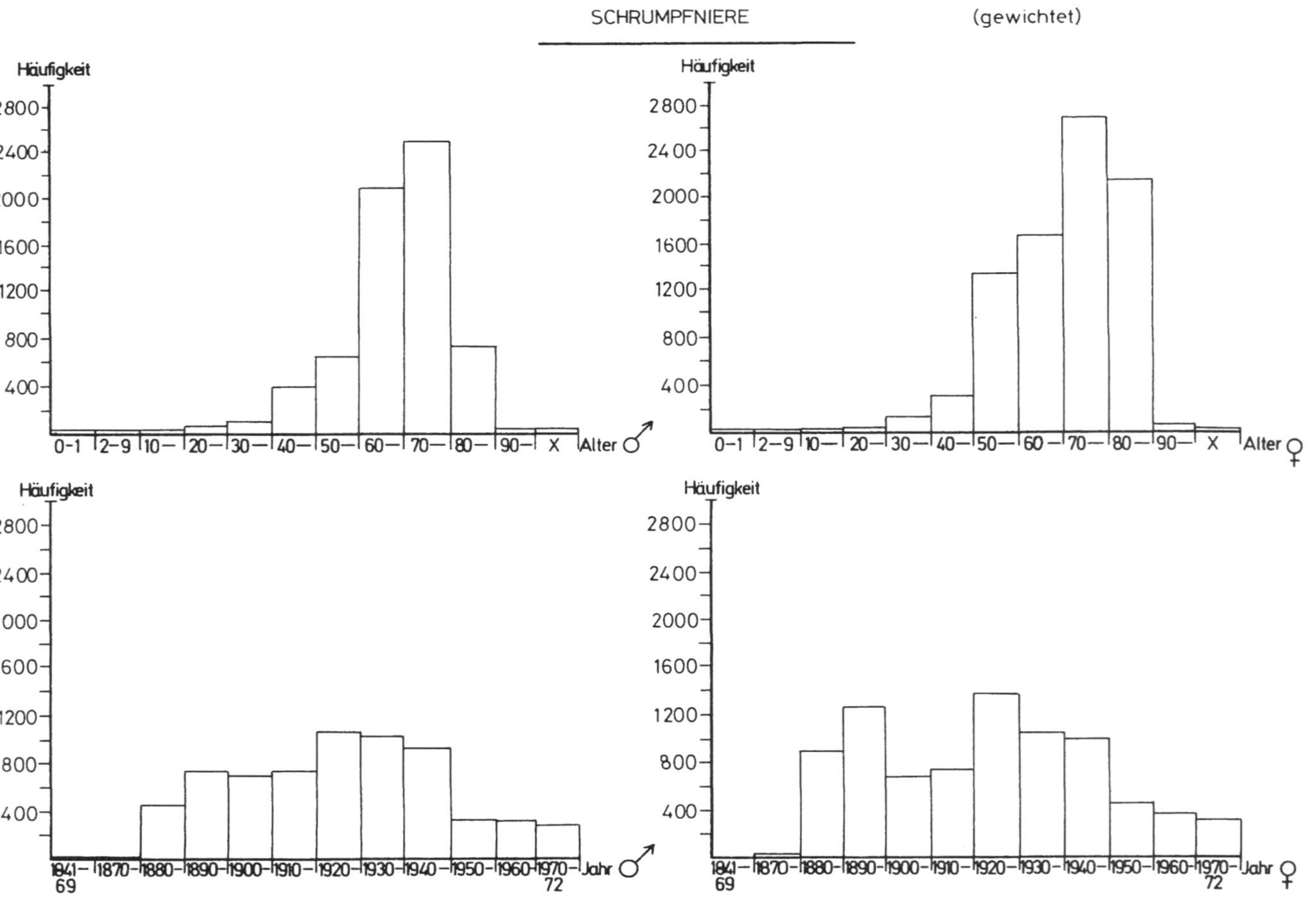

SCHRUMPFNIERE
(gewichtet)
Häufigkeit
2800
2400
2000
1600
1200
800
400
0-1 2-9 10- 20- 30- 40- 50- 60- 70- 80- 90- X Alter ♂
0-1 2-9 10- 20- 30- 40- 50- 60- 70- 80- 90- X Alter ♀
1941-69 1870- 1880- 1890- 1900- 1910- 1920- 1930- 1940- 1950- 1960- 1970-72 Jahr ♂
1941-69 1870- 1880- 1890- 1900- 1910- 1920- 1930- 1940- 1950- 1960- 1970-72 Jahr ♀

SCHRUMPFNIERE

männlich

absolute Häufigkeit

Alter / Jahr	0—1	2—9	10—	20—	30—	40—	50—	60—	70—	80—	90—	X	Σ Diagnose	Σ gesamt
1841 —69			1	1		1							3	483
1870 —												1	1	779
1880 —				1	4	8	5	7	3	1		4	33	1095
1890 —				3	6	11	15	24	13				72	1329
1900 —		1		4	10	11	14	35	15	2		4	96	2229
1910 —	1		1	11	16	37	31	57	35	5		4	198	4249
1920 —	1	3		6	11	50	71	91	64	25		18	340	3974
1930 —	1		2	9	14	30	70	92	67	29	1	25	340	4087
1940 —		3	4	9	23	36	47	100	77	20	1	53	373	6761
1950 —	1	1	2	8	11	18	38	50	48	15		4	196	6007
1960 —	1	3	2	6	18	19	31	64	46	18	3	1	212	6145
1970 —72			1	3	1	8	16	24	23	8		1	85	2250
Σ Diagn.	5	11	13	61	114	229	338	544	391	123	5	115	1949	
Σ gesamt	6527	1688	1590	3823	3600	4611	5822	5942	3242	767	33	1743		39388

relative Häufigkeit (bezogen auf Alter)

Alter / Jahr	0—1	2—9	10—	20—	30—	40—	50—	60—	70—	80—	90—	X
1841 —69			0,06	0,03		0,02						
1870 —												0,06
1880 —				0,03	0,11	0,17	0,09	0,12	0,09	0,13		0,23
1890 —				0,08	0,17	0,24	0,26	0,40	0,40			
1900 —		0,06		0,10	0,28	0,24	0,24	0,59	0,46	0,26		0,23
1910 —	0,02		0,06	0,29	0,44	0,80	0,53	0,96	1,08	0,65		0,23
1920 —	0,02	0,18		0,16	0,31	1,08	1,22	1,53	1,97	3,26	3,03	1,03
1930 —	0,02		0,13	0,24	0,39	0,65	1,20	1,55	2,07	3,78	3,03	1,43
1940 —		0,18	0,25	0,24	0,64	0,78	0,81	1,68	2,38	2,61		3,04
1950 —	0,02	0,06	0,13	0,21	0,31	0,39	0,65	0,84	1,48	1,96	9,09	0,23
1960 —	0,02	0,18	0,13	0,16	0,50	0,41	0,53	1,08	1,42	2,35		0,06
1970 —72			0,06	0,08	0,03	0,17	0,27	0,40	0,71	1,04		0,06

relative Häufigkeit (bezogen auf Jahr)

Alter / Jahr	0—1	2—9	10—	20—	30—	40—	50—	60—	70—	80—	90—	X
1841 —69			0,21	0,21		0,21						
1870 —												0,13
1880 —				0,09	0,37	0,74	0,46	0,64	0,27	0,09		0,37
1890 —				0,23	0,45	0,83	1,13	1,80	0,97			
1900 —		0,04		0,18	0,45	0,49	0,63	1,57	0,67	0,09		0,18
1910 —	0,02		0,02	0,26	0,38	0,87	0,73	1,34	0,82	0,12		0,09
1920 —	0,03	0,08		0,15	0,28	1,26	1,79	2,29	1,61	0,63		0,45
1930 —	0,02		0,05	0,22	0,34	0,73	1,71	2,25	1,64	0,71	0,02	0,61
1940 —		0,04	0,06	0,13	0,34	0,53	0,70	1,48	1,14	0,30	0,01	0,78
1950 —	0,02	0,02	0,03	0,13	0,18	0,30	0,63	0,83	0,80	0,25		0,07
1960 —	0,02	0,05	0,03	0,10	0,29	0,31	0,50	1,04	0,75	0,29	0,05	0,02
1970 —72			0,04	0,13	0,04	0,36	0,71	1,07	1,02	0,36		0,04

SCHRUMPFNIERE

weiblich

Jahr \ Alter	absolute Häufigkeit												Σ Diagnose	Σ gesamt
	0—1	2—9	10—	20—	30—	40—	50—	60—	70—	80—	90—	X		
1841 — 69														303
1870—				1	1	2						1	5	364
1880—			1	3	1	5	5	3	2	2			22	706
1890—				7	5	10	14	18	9	3		3	69	910
1900—				4	8	11	20	38	9	3		1	94	1746
1910—	1			10	11	11	38	43	32	4		7	157	2880
1920—	1	2	5	7	17	37	60	75	71	29	3	17	324	3002
1930—			3	13	20	31	67	69	49	23	1	4	280	2807
1940—	1	1	2	5	15	36	52	72	57	17	2	46	306	3998
1950—	1	1	7	4	4	14	32	57	47	20	1	3	191	4125
1960—		1	3	2	14	29	42	64	45	21	3		224	4011
1970—72			4	2	2	7	17	16	36	19	1	1	105	1654
Σ Diagn.	4	5	25	58	98	193	347	455	357	141	11	83	1777	
Σ gesamt	5135	1361	1051	2241	2462	2954	3521	3570	2388	668	65	1090		26506

Jahr \ Alter	relative Häufigkeit (bezogen auf Alter)											
	0—1	2—9	10—	20—	30—	40—	50—	60—	70—	80—	90—	X
1841 —69												
1870—				0,04	0,04	0,07						0,09
1880—			0,10	0,13	0,04	0,17	0,14	008	0,08	030		
1890—				0,31	0,20	0,34	0,40	050	0,38	0,45		0,28
1900—				0,18	0,32	0,37	0,57	106	0,38	0,27		0,09
1910—	0,02			0,44	0,45	0,37	1,08	1,20	1,34	0,60		0,64
1920—	0,02	0,15	0,48	0,31	0,69	1,25	1,70	2,10	2,97	4,34	4,62	1,56
1930—			0,29	0,58	0,81	105	190	193	205	344	154	0,37
1940—	0,02	007	0,19	0,22	0,61	1,22	148	2,02	2,39	2,54	3,08	4,22
1950—	0,02	0,07	0,67	0,19	0,16	0,47	0,91	1,60	197	299	1,54	028
1960—		0,07	0,29	0,09	0,57	0,98	1,19	1,79	1,88	3,14	4,62	
1970—72			0,38	0,09	0,08	0,24	0,48	0,45	1,51	2,84	1,54	0,09

Jahr \ Alter	relative Häufigkeit (bezogen auf Jahr)											
	0—1	2—9	10—	20—	30—	40—	50—	60—	70—	80—	90—	X
1841 —69												
1870—				0,27	0,27	0,55						0,27
1880—			0,14	0,42	0,14	0,71	0,71	0,42	0,28	0,28		
1890—				0,77	0,55	1,10	1,54	1,98	0,99	0,33		033
1900—				0,23	0,46	0,63	1,15	2,18	0,52	0,18		006
1910—	0,03			0,35	0,38	0,38	1,32	1,49	1,11	0,14		024
1920—	0,03	0,07	0,17	0,23	0,57	1,23	2,00	2,50	2,37	0,97	0,10	057
1930—			0,11	0,46	0,71	1,10	2,39	246	1,75	0,82	0,04	0,14
1940—	003	003	0,05	0,13	0,38	0,90	130	1,80	1,43	0,43	0,05	1,15
1950—	0,02	0,02	0,17	0,10	0,10	0,37	0,78	1,40	1,15	0,49	0,02	007
1960—		0,02	0,07	0,05	0,35	0,72	105	1,60	1,12	0,52	0,07	
1970 —72			0,24	0,12	0,12	0,42	103	0,97	2,18	1,15	0,06	0,06

männlich

Alter / Jahr	altersgewichtete Häufigkeit											
	0—1	2—9	10—	20—	30—	40—	50—	60—	70—	80—	90—	X
1841—69			4,5	1,6		11,2						
1870—												0,1
1880—				1,3	8,4	28,8	34,5	161,7	156,9	41			1,9
1890—				2,7	19,2	38,5	67,5	314,4	306,8				
1900—		1,9		3	14	27,5	39,2	259	285	88,2			1,2
1910—	1,2		0,5	3,3	14,1	51,8	68,2	296,4	280	44			0,4
1920—	1	2,9		3,2	15,4	80	113,6	264	435,2	167,5			2,3
1930—	1,1		1,8	5,4	15,4	51	112	322	355	197,2	6,8		2,3
1940—		1,7	1,8	2,3	14	36	70,5	260	384,9	142	6,8		1,6
1950—	0,6	1,4	2,6	7,3	15,4	19,8	30,8	100	100,8	34,4			1
1960—	0,7	4,5	2,8	5,3	25,2	26,6	28,8	89,6	82,8	30,6	5,7		1
1970—72			3,3	9,9	3,3	26,4	52,8	79,2	75,9	26,4			3,3

weiblich

Alter / Jahr	altersgewichtete Häufigkeit											
	0—1	2—9	10—	20—	30—	40—	50—	60—	70—	80—	90—	X
1841—69												
1870—				1,3	4	15,4							0,4
1880—			2,1	2,6	2	15,5	109	65,4	164,6	550			
1890—				5	10	25	155,4	199,8	439,2	412,5			3
1900—				1,6	7,5	19,8	118	224,2	171,9	137,4			0,3
1910—	1,5			3,4	7,2	14,3	167,2	189,2	310,4	73,2			1,3
1920—	1,3	2	2,7	2,6	14,5	44,4	216	270	511,2	290	18,3		2,9
1930—			2,4	5,6	16,2	40,3	207,7	213,9	352,8	225,4	4,3		0,9
1940—	0,8	0,4	1	2,4	12,5	35,3	140,4	194,4	376,2	212,5	14,4		18,4
1950—	0,7	1,3	7	3,5	3,8	13,2	57,6	102,6	131,6	120	14,3		0,9
1960—		1,3	5,4	1,8	19,6	34,8	63	96	85,5	54,6	8,7		
1970—72			13,2	6,6	6,6	23,1	561	52,8	118,8	62,7	3,3		3,3

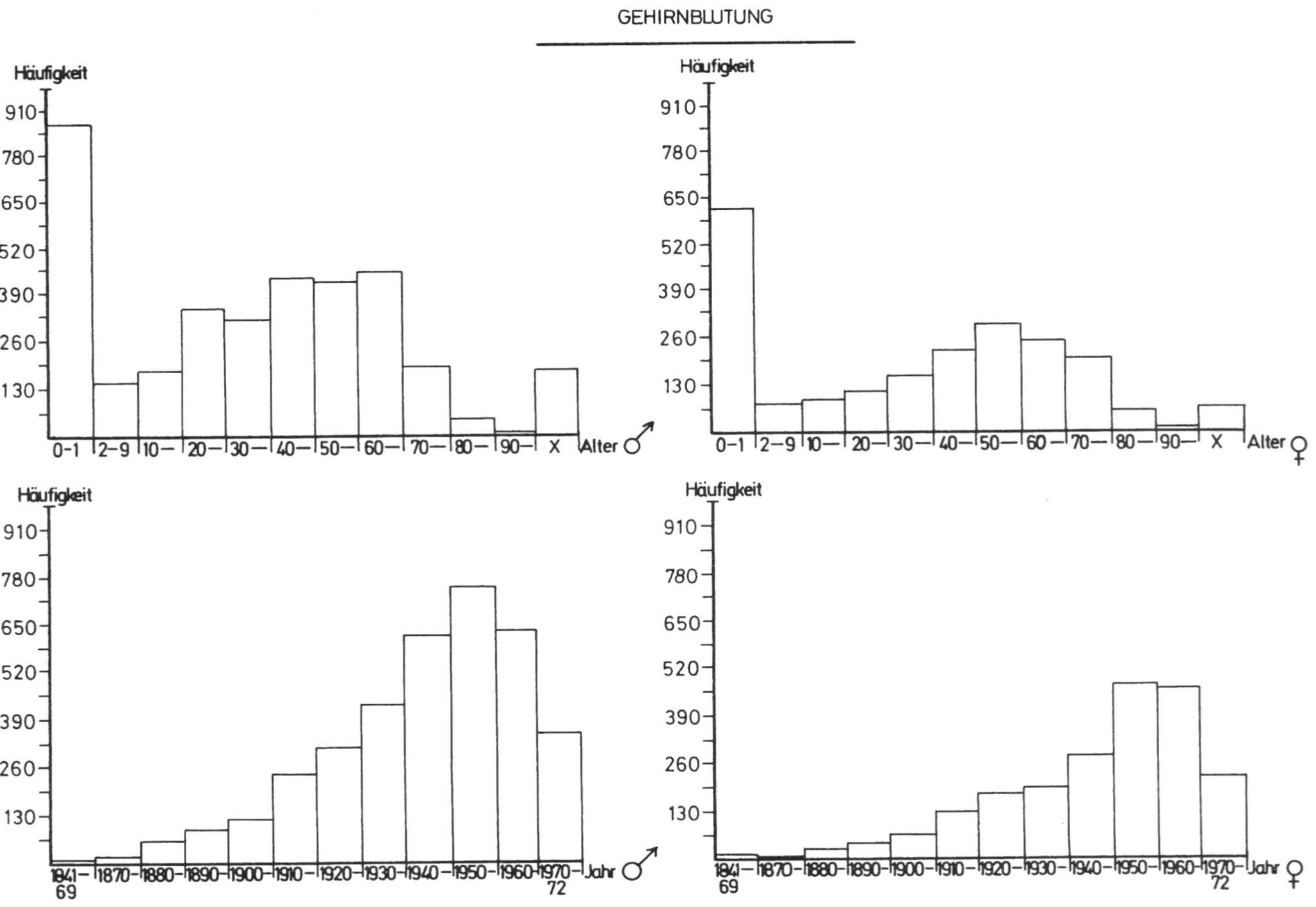
GEHIRNBLUTUNG
Häufigkeit
910
780
650
520
390
260
130
0-1 2-9 10- 20- 30- 40- 50- 60- 70- 80- 90- X Alter ♂
Häufigkeit
910
780
650
520
390
260
130
0-1 2-9 10- 20- 30- 40- 50- 60- 70- 80- 90- X Alter ♀
Häufigkeit
910
780
650
520
390
260
130
1941- 1870- 1880- 1890- 1900- 1910- 1920- 1930- 1940- 1950- 1960- 1970- Jahr ♂
69   72
Häufigkeit
910
780
650
520
390
260
130
1941- 1870- 1880- 1890- 1900- 1910- 1920- 1930- 1940- 1950- 1960- 1970- Jahr ♀
69   72

GEHIRNBLUTUNG (gewichtet)
Häufigkeit
1400 1200 1000 800 600 400 200
0-1 2-9 10- 20- 30- 40- 50- 60- 70- 80- 90- X Alter ♂
Häufigkeit
1400 1200 1000 800 600 400 200
0-1 2-9 10- 20- 30- 40- 50- 60- 70- 80- 90- X Alter ♀
Häufigkeit
1400 1200 1000 800 600 400 200
1941-69 1870- 1880- 1890- 1900- 1910- 1920- 1930- 1940- 1950- 1960- 1970-72 Jahr ♂
Häufigkeit
1400 1200 1000 800 600 400 200
1941-69 1870- 1880- 1890- 1900- 1910- 1920- 1930- 1940- 1950- 1960- 1970-72 Jahr ♀

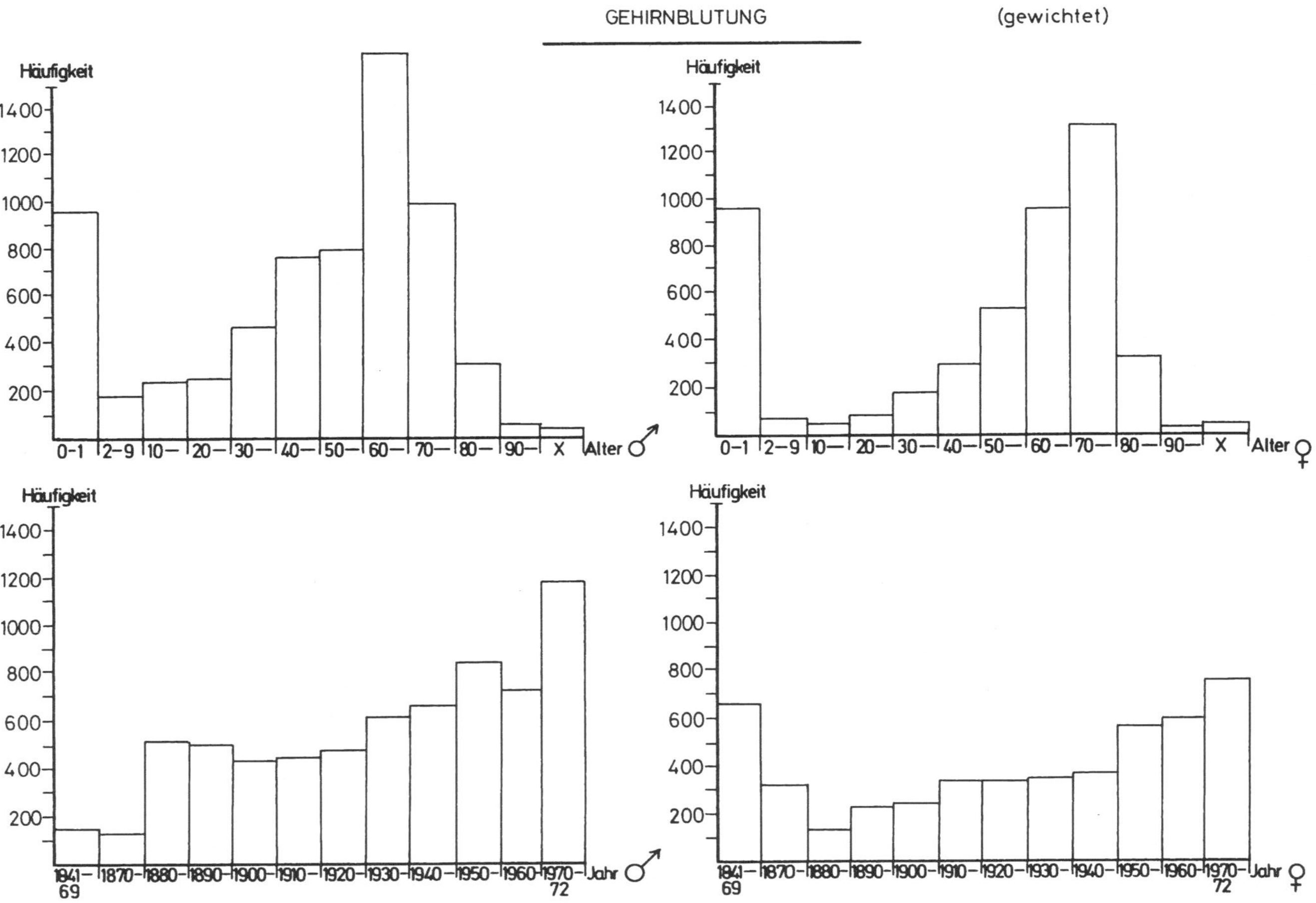

293

GEHIRNBLUTUNG

männlich

Alter / Jahr	absolute Häufigkeit												Σ Diagnose	Σ gesamt
	0—1	2—9	10—	20—	30—	40—	50—	60—	70—	80—	90—	X		
1841 —69				1	1		1	2				1	6	483
1870 —			3	1	2	4	3	1				2	16	779
1880 —	2		5	6	6	16	6	9	3			8	61	1095
1890 —	4	1	7	7	16	22	9	7	4	2		7	86	1329
1900 —	9	4	10	17	21	16	15	14	4	1	1	9	121	2229
1910 —	27	13	12	56	26	27	31	17	14	5		15	243	4249
1920 —	93	8	20	40	16	48	40	29	8	2		13	317	3974
1930 —	111	19	23	44	47	32	45	42	12	4		32	411	4087
1940 —	109	27	28	86	61	83	55	62	26	5	2	69	613	6761
1950 —	227	25	21	51	48	100	101	91	60	8		8	740	6007
1960 —	210	18	19	29	44	52	82	102	62	9	1	5	633	6145
1970 —72	81	18	20	15	26	35	43	63	31	9	1	3	345	2250
Σ Diagn.	873	133	168	353	314	435	431	439	224	45	5	172	3592	
Σ gesamt	6527	1688	1590	3823	3600	4611	5822	5942	3242	767	33	1743		39388

Alter / Jahr	relative Häufigkeit (bezogen auf Alter)											
	0—1	2—9	10—	20—	30—	40—	50—	60—	70—	80—	90—	X
1841 —69				0,03	0,03		0,02	0,03				0,06
1870 —			0,19	0,03	0,06	0,09	0,05	0,02				0,11
1880 —	0,03		0,31	0,16	0,17	0,35	0,10	0,15	0,09			0,46
1890 —	0,06	0,06	0,44	0,18	0,44	0,48	0,15	0,12	0,12	0,26		0,40
1900 —	0,14	0,24	0,63	0,44	0,58	0,35	0,26	0,24	0,12	0,13	3,03	0,52
1910 —	0,41	0,77	0,75	1,46	0,72	0,59	0,53	0,29	0,43	0,65		0,86
1920 —	1,42	0,47	1,26	1,05	0,44	1,04	0,69	0,49	0,25	0,26		0,75
1930 —	1,70	1,13	1,45	1,15	1,31	0,69	0,77	0,71	0,37	0,52		1,84
1940 —	1,67	1,60	1,76	2,25	1,69	1,80	0,94	1,04	0,80	0,65	6,06	3,96
1950 —	3,48	1,48	1,32	1,33	1,33	2,17	1,73	1,53	1,85	1,04		0,46
1960 —	3,22	1,07	1,19	0,76	1,22	1,13	1,41	1,72	1,91	1,17	3,03	0,29
1970 —72	1,24	1,07	1,26	0,39	0,72	0,76	0,74	1,06	0,96	1,17	3,03	0,17

Alter / Jahr	relative Häufigkeit (bezogen auf Jahr)											
	0—1	2—9	10—	20—	30—	40—	50—	60—	70—	80—	90—	X
1841 —69				0,21	0,21		0,21	0,41				0,21
1870 —			0,39	0,13	0,26	0,51	0,39	0,13				0,26
1880 —	0,18	0,46		0,55	0,55	1,46	0,55	0,82	0,27			0,73
1890 —	0,30	0,08	0,53	0,53	1,20	1,66	0,68	0,53	0,30	0,15		0,53
1900 —	0,40	0,18	0,45	0,76	0,94	0,72	0,67	0,63	0,18	0,04	0,04	0,40
1910 —	0,64	0,31	0,28	1,32	0,61	0,64	0,73	0,40	0,33	0,12		0,35
1920 —	2,34	0,20	0,50	1,01	0,40	1,21	1,01	0,73	0,20	0,05		0,33
1930 —	2,72	0,46	0,56	1,08	1,15	0,78	1,10	1,03	0,29	0,10		0,78
1940 —	1,61	0,40	0,41	1,27	0,90	1,23	0,81	0,92	0,38	0,07	0,03	1,02
1950 —	3,78	0,42	0,35	0,85	0,80	1,66	1,68	1,51	1,00	0,13		0,13
1960 —	3,42	0,29	0,31	0,47	0,72	0,85	1,33	1,66	1,01	0,15	0,02	0,08
1970 —72	3,60	0,80	0,89	0,67	1,16	1,56	1,91	2,80	1,38	0,40	0,04	0,13

GEHIRNBLUTUNG

weiblich

Alter / Jahr	absolute Häufigkeit												Σ Diagnose	Σ gesamt
	0—1	2—9	10—	20—	30—	40—	50—	60—	70—	80—	90—	X		
1841—69	1				2	2		4	1			1	11	303
1870—	1						1		1			1	4	364
1880—			1	2	3	7	7	2				3	25	706
1890—			4	2	5	7	4	10	1			1	34	910
1900—	7	3	5	11	7	5	10	7	4	1		2	62	1746
1910—	20	6	6	15	11	11	17	25	9	2	1	7	130	2880
1920—	72	3	8	15	17	17	11	13	10	6		4	176	3002
1930—	72	8	4	16	13	22	23	15	13	1		3	190	2807
1940—	65	13	17	11	18	34	35	26	14	1		33	267	3998
1950—	150	13	14	23	21	55	75	65	46	7		7	476	4125
1960—	151	14	12	18	27	42	53	59	62	20	2		460	4011
1970—72	64	10	5	8	17	10	36	23	32	18	2	2	227	1654
Σ Diagn.	603	70	76	121	141	212	272	249	193	56	5	64	2062	
Σ gesamt	5135	1361	1051	2241	2462	2954	3521	3570	2388	668	65	1090		26506

Alter / Jahr	relative Häufigkeit (bezogen auf Alter)											
	0—1	2—9	10—	20—	30—	40—	50—	60—	70—	80—	90—	X
1841—69	0,02				0,08	0,07		0,11	0,04			0,09
1870—	0,02					0,03		0,04				0,09
1880—			0,10	0,09	0,12	0,24	0,20	0,06				0,28
1890—			0,38	0,09	0,20	0,24	0,11	0,28	0,04			0,09
1900—	0,14	0,22	0,48	0,49	0,28	0,17	0,28	0,20	0,16	0,15		0,18
1910—	0,39	0,44	0,57	0,66	0,45	0,37	0,48	0,70	0,38	0,30	1,54	0,64
1920—	1,40	0,22	0,76	0,66	0,69	0,58	0,31	0,36	0,42	0,90		0,37
1930—	1,40	0,59	0,38	0,71	0,53	0,74	0,65	0,42	0,54	0,15		0,28
1940—	1,27	0,96	1,62	0,49	0,73	1,15	0,99	0,73	0,58	0,15		3,03
1950—	2,92	0,96	1,33	1,01	0,85	1,86	2,13	1,82	1,93	1,05		0,64
1960—	2,94	1,03	1,14	0,79	1,10	1,42	1,51	1,65	2,60	2,99	3,08	
1970—72	1,25	0,73	0,48	0,35	0,69	0,34	1,02	0,64	1,34	2,69	3,08	0,18

Alter / Jahr	relative Häufigkeit (bezogen auf Jahr)											
	0—1	2—9	10—	20—	30—	40—	50—	60—	70—	80—	90—	X
1841—69	0,33				0,66	0,66		1,32	0,33			0,33
1870—	0,27						0,27		0,27			0,27
1880—			0,14	0,28	0,42	0,99	0,99	0,28				0,42
1890—			0,44	0,22	0,55	0,77	0,44	1,10	0,11			0,11
1900—	0,40	0,17	0,29	0,63	0,40	0,29	0,57	0,40	0,23	0,06		0,11
1910—	0,69	0,21	0,21	0,52	0,38	0,38	0,59	0,87	0,31	0,07	0,03	0,24
1920—	2,40	0,10	0,27	0,50	0,57	0,57	0,37	0,43	0,33	0,20		0,13
1930—	2,57	0,29	0,14	0,57	0,46	0,78	0,82	0,53	0,46	0,04		0,11
1940—	1,63	0,33	0,43	0,28	0,45	0,85	0,88	0,65	0,35	0,03		0,83
1950—	3,67	0,32	0,34	0,56	0,51	1,35	1,84	1,59	1,13	0,17		0,17
1960—	3,76	0,35	0,30	0,45	0,67	1,05	1,32	1,47	1,55	0,50	0,05	
1970—72	3,87	0,60	0,30	0,48	1,03	0,60	2,18	1,39	1,93	1,09	0,12	0,12

männlich

Alter / Jahr	altersgewichtete Häufigkeit											
	0—1	2—9	10—	20—	30—	40—	50—	60—	70—	80—	90—	X
1841—69				1,6	6,3		19,1	1356				0,3
1870—			10,8	1,2	7,4	33,6	40,8	39,9				0,2
1880—	22		12	7,8	12,6	57,6	41,4	207,9	156,9			3,8
1890—	54,8	4,1	11,2	6,4	51,2	77	40,5	91,7	94,4	72,2		4,1
1900—	26,1	7,6	9,3	12,6	294	40	42	103,6	76	44,1	27	2,6
1910—	324	9,6	5,8	16,8	22,9	37,8	68,2	88,4	112	44		1,7
1920—	93	7,7	12,6	21,6	22,4	76,8	68	116	54,4	13,4		1,7
1930—	122,1	16,2	20,7	26,4	51,7	54,4	72	147	63,6	27,2		2,9
1940—	70,9	14,9	12,6	21,5	37,2	83	104,5	161,2	96,2	35,5	13,6	2,1
1950—	133,9	35	27,3	46,4	67,2	110	81,8	182	126	18,4		1,9
1960—	1386	27	26,6	25,8	61,6	75,4	76,3	142,8	111,6	15,3	1,9	4,8
1970—72	267,3	59,4	66	49,5	85,8	115,5	141,9	207,9	102,3	29,7	3,3	9,9

weiblich

Alter / Jahr	altersgewichtete Häufigkeit											
	0—1	2—9	10—	20—	30—	40—	50—	60—	70—	80—	90—	X
1841—69	152				10,8	19		219,6	263,4			3,8
1870—	844						20,3		220			0,5
1880—			2,1	1,8	6	21,7	58,8	43,6				3,3
1890—			4,4	1,4	10	17,5	18,8	111	48,8			1
1900—	24,5	5,1	4,5	4,5	6,6	9	29	41,3	76,4	45,8		0,7
1910—	30	3,7	2,8	5,1	7,2	14,3	34	110	87,3	36,6	7,2	1,3
1920—	93,6	3	4,2	5,6	14,5	20,4	17,6	46,8	72	60		0,7
1930—	108	7,8	3,2	6,9	10,5	28,6	36,8	46,5	93,6	9,8		0,7
1940—	52,7	6,9	8,5	5,2	14,9	33,3	50,1	70,2	92,4	12,5		13,2
1950—	103,5	16,9	1,4	20,2	20	51,7	69,8	117	128,8	42		2,1
1960—	123,8	18,2	21,6	16,4	37,8	50,4	63,6	88,5	117,8	52	5,8	
1970—72	211,2	33	16,5	26,4	56,1	33	118,8	75,9	106,6	57,6	6,6	6,6

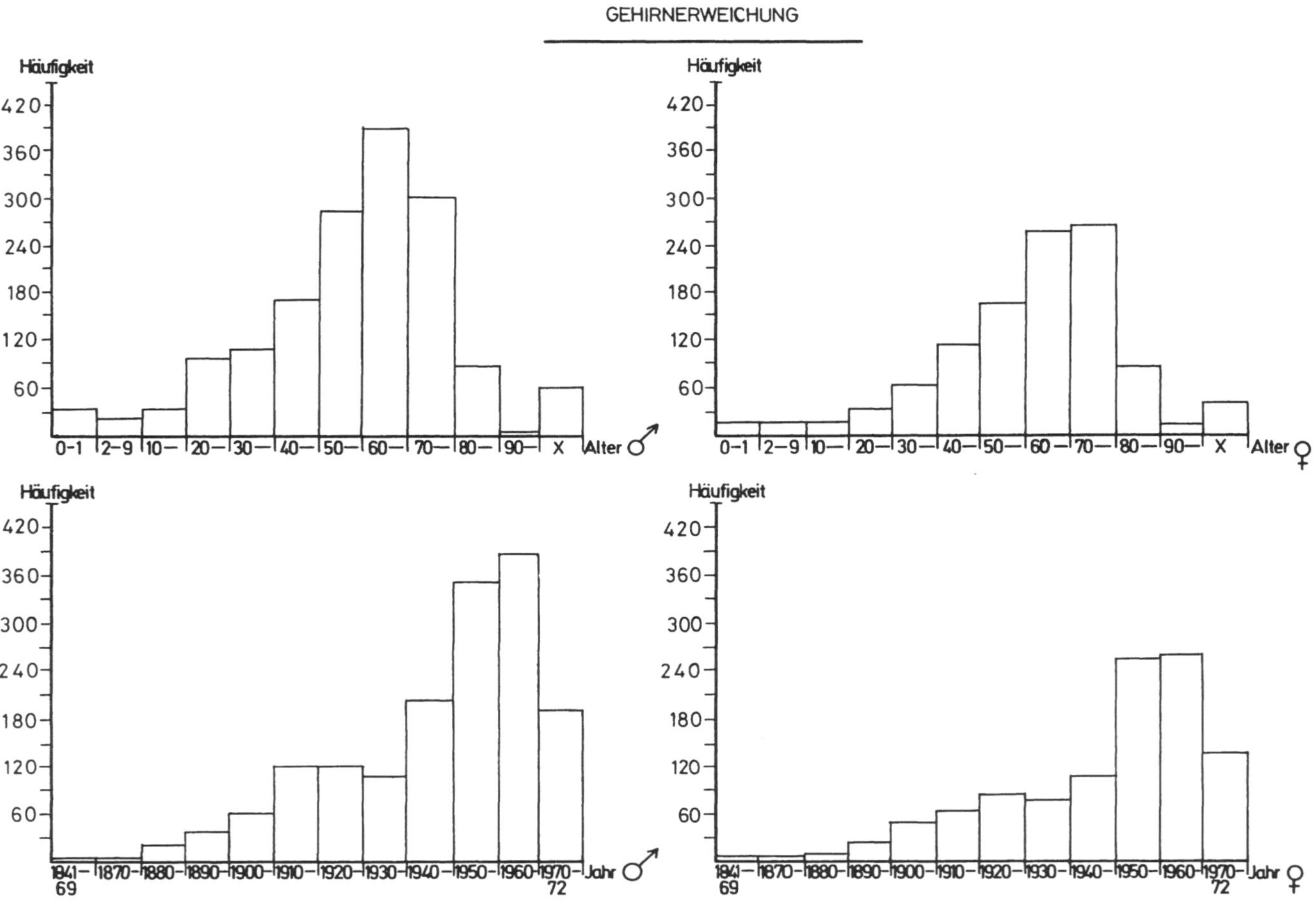
GEHIRNERWEICHUNG
Häufigkeit
420 360 300 240 180 120 60
0-1 2-9 10- 20- 30- 40- 50- 60- 70- 80- 90- X Alter ♂
Häufigkeit
420 360 300 240 180 120 60
0-1 2-9 10- 20- 30- 40- 50- 60- 70- 80- 90- X Alter ♀
Häufigkeit
420 360 300 240 180 120 60
1841- 1870- 1880- 1890- 1900- 1910- 1920- 1930- 1940- 1950- 1960- 1970- Jahr ♂
69 72
Häufigkeit
420 360 300 240 180 120 60
1841- 1870- 1880- 1890- 1900- 1910- 1920- 1930- 1940- 1950- 1960- 1970- Jahr ♀
69 72

298

GEHIRNERWEICHUNG   (gewichtet)

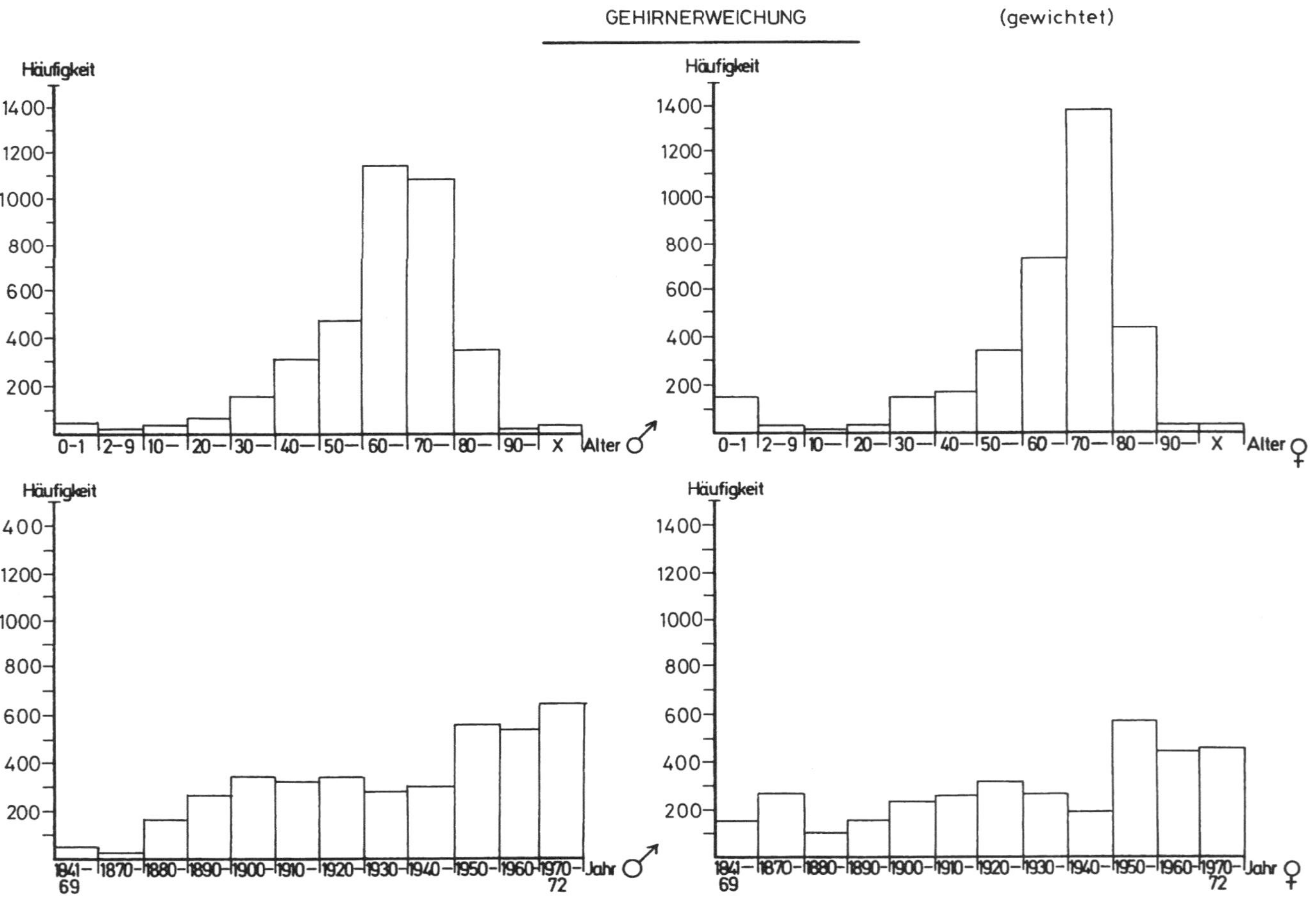

GEHIRNERWEICHUNG

männlich

Alter \ Jahr	absolute Häufigkeit 0—1	2—9	10—	20—	30—	40—	50—	60—	70—	80—	90—	X	Σ Diagnose	Σ gesamt
1841 —69			2		1	2	1						6	483
1870 —					3		1						4	779
1880 —			2	3	4	6	3	4				2	24	1 095
1890 —	1	1	2	5	7	6	3	6	3			1	35	1 329
1900 —	1	1	5	5	12	6	12	11	5	2			60	2 229
1910 —	4	4	6	22	12	14	17	14	15	4		6	118	4 249
1920 —	2	3	4	14	3	16	23	23	20	3		9	120	3 974
1930 —		1	3	5	8	10	18	24	17	5		14	105	4 087
1940 —	5	6	7	27	24	20	33	28	23	2	1	23	199	6 761
1950 —	15	3	3	5	16	42	74	90	81	19	1	3	352	6 007
1960 —	5	2	1	7	13	31	74	123	89	33	1	1	380	6 145
1970 —72	4	2		4	3	17	27	62	48	16		1	184	2 250
Σ Diagn.	37	23	35	97	106	170	286	385	301	84	3	60	1587	
Σ gesamt	6527	1688	1590	3823	3600	4611	5822	5942	3242	767	33	1743		39388

relative Häufigkeit (bezogen auf Alter)

Alter \ Jahr	0—1	2—9	10—	20—	30—	40—	50—	60—	70—	80—	90—	X
1841 —69			0,13		0,03	0,04	0,02					
1870 —					0,08		0,02					
1880 —			0,13	0,08	0,11	0,13	0,05	0,07				0,12
1890 —	0,02	0,06	0,13	0,13	0,19	0,13	0,05	0,10	0,09			0,06
1900 —	0,02	0,06	0,31	0,13	0,33	0,13	0,21	0,19	0,15	0,26		
1910 —	0,06	0,24	0,38	0,58	0,33	0,30	0,29	0,24	0,46	0,52		0,34
1920 —	0,03	0,18	0,25	0,37	0,08	0,35	0,40	0,39	0,62	0,39		0,52
1930 —		0,06	0,19	0,13	0,22	0,22	0,31	0,40	0,52	0,65		0,80
1940 —	0,08	0,36	0,44	0,71	0,67	0,44	0,57	0,47	0,71	0,26	3,03	1,32
1950 —	0,23	0,18	0,19	0,13	0,44	0,91	1,27	1,51	2,50	2,48	3,03	0,17
1960 —	0,08	0,12	0,06	0,18	0,36	0,67	1,27	2,07	2,75	4,30	3,03	0,06
1970 —72	0,06	0,12		0,10	0,08	0,37	0,46	1,04	1,48	2,09		0,06

relative Häufigkeit (bezogen auf Jahr)

Alter \ Jahr	0—1	2—9	10—	20—	30—	40—	50—	60—	70—	80—	90—	X
1841 —69			0,41		0,21	0,41	0,21					
1870 —					0,39		0,13					
1880 —			0,18	0,27	0,36	0,55	0,27	0,36				0,18
1890 —	0,08	0,08	0,15	0,38	0,53	0,45	0,23	0,45	0,23			0,08
1900 —	0,04	0,04	0,22	0,22	0,54	0,27	0,54	0,49	0,22	0,09		
1910 —	0,09	0,09	0,14	0,52	0,28	0,33	0,40	0,33	0,35	0,09		0,14
1920 —	0,05	0,08	0,10	0,35	0,08	0,40	0,58	0,58	0,50	0,08		0,23
1930 —		0,02	0,07	0,12	0,20	0,24	0,44	0,59	0,42	0,12		0,34
1940 —	0,07	0,09	0,10	0,40	0,35	0,30	0,49	0,41	0,34	0,03	0,01	0,34
1950 —	0,25	0,05	0,05	0,08	0,27	0,70	1,23	1,50	1,35	0,32	0,02	0,05
1960 —	0,08	0,03	0,02	0,11	0,21	0,50	1,20	2,00	1,45	0,54	0,02	0,02
1970 —72	0,18	0,09		0,18	0,13	0,76	1,20	2,76	2,13	0,71		0,04

GEHIRNERWEICHUNG

weiblich

Jahr \ Alter	absolute Häufigkeit												Σ Diagnose	Σ gesamt
	0—1	2—9	10—	20—	30—	40—	50—	60—	70—	80—	90—	X		
1841—69	1			2	1	1							5	303
1870—					1	1	2		1				5	364
1880—			1	1	1	2	1		1			1	8	706
1890—		1	1	3	4	5	3	7	1				25	910
1900—		2		4	4	5	16	14	4			2	51	1746
1910—		2		2	8	8	9	16	11	2		3	61	2880
1920—	5		4	4	7	6	8	15	20	7	1	7	84	3002
1930—				5	6	11	11	19	15	7		2	76	2807
1940—	1	1	3	4	13	19	12	18	11	1		25	108	3998
1950—	6	5	5	4	10	26	42	69	66	14		6	253	4125
1960—	3		1	2	5	23	37	67	89	27	3		257	4011
1970—72		3		2	1	8	21	27	47	26	1		136	1654
Σ Diagn.	16	14	15	33	61	115	162	252	266	84	5	46	1069	
Σ gesamt	5135	1361	1051	2241	2462	2954	3521	3570	2388	668	65	1090		26506

Jahr \ Alter	relative Häufigkeit (bezogen auf Alter)											
	0—1	2—9	10—	20—	30—	40—	50—	60—	70—	80—	90—	X
1841—69	0,02			0,09	0,04	0,03						
1870—					0,04	0,03	0,06		0,04			
1880—			0,10	0,04	0,04	0,07	0,03		0,04			0,09
1890—		0,07	0,10	0,13	0,16	0,17	0,09	0,20	0,04			
1900—		0,15		0,18	0,16	0,17	0,45	0,39	0,17			0,18
1910—		0,15		0,09	0,32	0,27	0,26	0,45	0,46	0,30		0,28
1920—	0,10		0,38	0,18	0,28	0,20	0,23	0,42	0,84	1,05	1,54	0,64
1930—				0,22	0,24	0,37	0,31	0,53	0,63	1,05		0,18
1940—	0,02	0,07	0,29	0,18	0,53	0,64	0,34	0,50	0,46	0,15		2,29
1950—	0,12	0,37	0,48	0,18	0,41	0,88	1,19	1,93	2,76	2,10		0,55
1960—	0,06		0,10	0,09	0,20	0,78	1,05	1,88	3,73	4,04	4,62	
1970—72		0,22		0,09	0,04	0,27	0,60	0,76	1,97	3,89	1,54	

Jahr \ Alter	relative Häufigkeit (bezogen auf Jahr)											
	0—1	2—9	10—	20—	30—	40—	50—	60—	70—	80—	90—	X
1841—69	0,33			0,66	0,33	0,33						
1870—					0,27	0,27	0,54		0,27			
1880—			0,14	0,14	0,14	0,28	0,14		0,14			0,14
1890—		0,11	0,11	0,33	0,44	0,55	0,33	0,77	0,11			
1900—		0,11		0,22	0,22	0,29	0,92	0,80	0,22			0,11
1910—		0,07		0,07	0,28	0,28	0,31	0,56	0,38	0,07		0,10
1920—	0,17		0,13	0,13	0,23	0,20	0,27	0,50	0,67	0,23	0,03	0,23
1930—				0,18	0,21	0,39	0,39	0,68	0,53	0,25		0,07
1940—	0,03	0,03	0,08	0,10	0,33	0,48	0,30	0,45	0,28	0,03		0,63
1950—	0,15	0,12	0,12	0,10	0,24	0,64	1,03	1,69	1,62	0,34		0,15
1960—	0,07		0,02	0,05	0,12	0,57	0,92	1,67	2,22	0,67	0,07	
1970—72		0,18		0,12	0,06	0,48	1,27	1,63	2,84	1,57	0,06	

männlich

Alter / Jahr	0—1	2—9	10—	20—	30—	40—	50—	60—	70—	80—	90—	X
	altersgewichtete Häufigkeit											
1841 —69			9		6,3	22,4	19,1					
1870 —					11,1	13,6						
1880—			4,8	3,9	8,4	21,6	20,7	92,4				0,9
1890—	13,7	4,1	3,2	4,6	22,4	21	13,5	78,6	70,8			0,6
1900—	2,9	1,9	4,7	3,7	16,8	15	336	81,4	95	88,2		
1910—	4,8	3	2,9	6,6	10,6	19,6	37,4	72,8	120	35,2		0,7
1920—	2	2,9	2,5	7,6	4,2	25,6	36,8	92	136	20,1		1,2
1930—		0,9	2,7	3	8,8	17	28,8	84	90,1	34		1,3
1940—	3,3	3,3	3,2	6,8	14,6	20	49,5	72,8	85,1	14,2	6,8	0,6
1950—	8,9	4,2	3,9	4,6	22,4	46,2	59,9	180	170,7	43,7	13,5	0,7
1960—	3,3	3	1,4	6,2	18,2	45	68,8	172,2	160,2	56,1	1,9	1
1970—72	13,2	6,6		13,2	9,9	56,1	89,1	204,6	158,4	52,8		33

weiblich

Alter / Jahr	0—1	2—9	10—	20—	30—	40—	50—	60—	70—	80—	90—	X
	altersgewichtete Häufigkeit											
1841 —69	152			2,4	5,4	9,5						
1870 —					4	7,7	40,6		220			
1880—			2,1	0,9	2	6,2	8,4		82,3			1,1
1890—		3,2	1,1	2,9	8	12,5	14,1	77,7	48,8			
1900—		3,4		1,6	3,8	9	46,4	82,6	76,4			0,7
1910—		1,2		0,7	5,2	10,4	18	70,4	106,7	36,6		0,5
1920—	6,5		2,1	1,5	6	7,2	12,8	54	144	70	6,1	1,2
1930—				2,2	4,9	14,3	17,6	58,9	108	68,6		0,4
1940—	0,8	0,5	1,5	1,9	10,8	18,6	17,2	48,6	72,6	12,5		10
1950—	4,1	6,5	5	3,5	95	24,4	39,1	124,2	184,8	84		1,8
1960—	2,5		1,8	1,8	7	27,6	44,4	100,5	169,1	70,2	8,7	
1970—72		9,9		6,6	3,3	26,4	69,3	89,1	155,1	85,8	3,3	

HERZINFARKT FRISCH

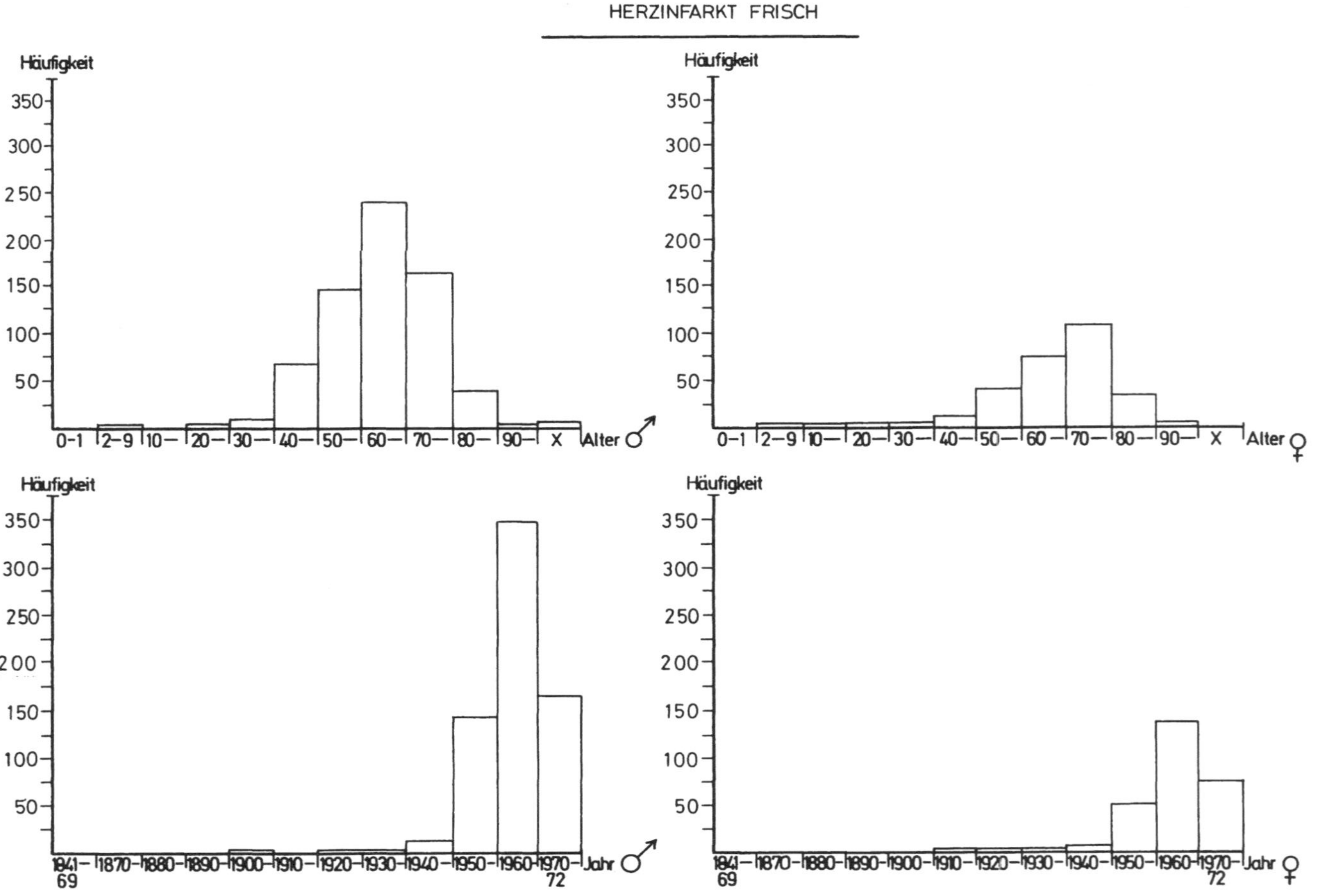

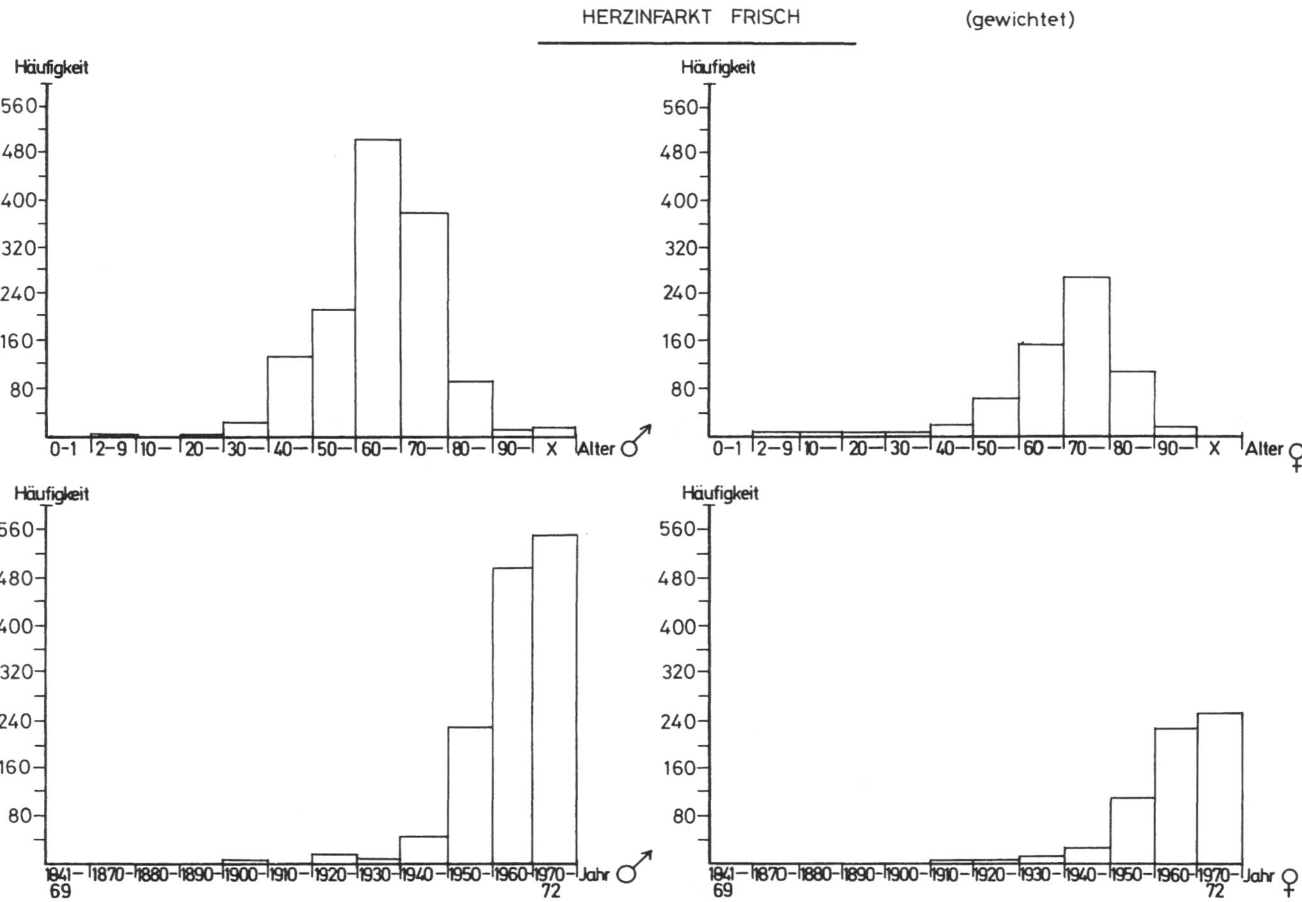

303

HERZINFARKT   FRISCH

männlich

Alter / Jahr	absolute Häufigkeit												Σ Diagnose	Σ gesamt
	0—1	2—9	10—	20—	30—	40—	50—	60—	70—	80—	90—	X		
1841—69														483
1870—														779
1880—														1095
1890—														1329
1900—					1								1	2229
1910—														4249
1920—						1		2	1				4	3974
1930—					1		1	1					3	4087
1940—					2	5	4	6	4			1	22	6761
1950—						18	38	41	44	3		1	145	6007
1960—		1		2	9	30	72	123	84	25	1	1	348	6145
1970—72					3	18	32	65	33	11	1	2	165	2250
Σ Diagn.		1		2	16	72	147	238	166	39	2	5	688	
Σ gesamt	6527	1688	1590	3823	3600	4611	5822	5942	3242	767	33	1743		39388

Alter / Jahr	relative Häufigkeit (bezogen auf Alter)											
	0—1	2—9	10—	20—	30—	40—	50—	60—	70—	80—	90—	X
1841—69												
1870—												
1880—												
1890—												
1900—					0,03							
1910—												
1920—						0,02		0,03	0,03			
1930—					0,03		0,02	0,02				
1940—					0,06	0,11	0,07	0,10	0,12			0,06
1950—						0,39	0,65	0,69	1,36	0,39		0,06
1960—		0,06		0,05	0,25	0,65	1,24	2,07	2,59	3,26	3,03	0,06
1970—72					0,08	0,39	0,55	1,09	1,02	1,43	3,03	0,12

Alter / Jahr	relative Häufigkeit (bezogen auf Jahr)											
	0—1	2—9	10—	20—	30—	40—	50—	60—	70—	80—	90—	X
1841—69												
1870—												
1880—												
1890—												
1900—					0,04							
1910—												
1920—						0,03		0,05	0,03			
1930—					0,02		0,02	0,02				
1940—					0,03	0,07	0,06	0,09	0,06			0,01
1950—						0,30	0,63	0,68	0,73	0,05		0,02
1960—		0,02		0,03	0,15	0,49	1,17	2,00	1,37	0,41	0,02	0,02
1970—72					0,13	0,80	1,42	2,89	1,47	0,49	0,04	0,09

HERZINFARKT FRISCH

weiblich

Alter / Jahr	absolute Häufigkeit												Σ Diagnose	Σ gesamt
	0—1	2—9	10—	20—	30—	40—	50—	60—	70—	80—	90—	X		
1841—69														303
1870—														364
1880—														706
1890—														910
1900—														1746
1910—								1					1	2880
1920—							2						2	3002
1930—				1					1				2	2807
1940—						1		3	1	1			6	3998
1950—		1				2	8	15	22	2			50	4125
1960—			1	2		7	20	39	55	11			135	4011
1970—72	1					1	9	16	29	16	2		74	1654
Σ Diagn.		1	1	2	2	11	39	74	108	30	2		270	
Σ gesamt	5135	1361	1051	2241	2462	2954	3521	3570	2388	668	65	1090		26506

Alter / Jahr	relative Häufigkeit (bezogen auf Alter)											
	0—1	2—9	10—	20—	30—	40—	50—	60—	70—	80—	90—	X
1841—69												
1870—												
1880—												
1890—												
1900—												
1910—								0,03				
1920—							0,06					
1930—				0,04					0,04			
1940—						0,03		0,08	0,04	0,15		
1950—			0,10			0,07	0,23	0,42	0,92	0,30		
1960—				0,04	0,08	0,24	0,57	1,09	2,30	1,65		
1970—72		00,7				0,03	0,26	0,45	1,21	2,40	308	

Alter / Jahr	relative Häufigkeit (bezogen auf Jahr)											
	0—1	2—9	10—	20—	30—	40—	50—	60—	70—	80—	90—	X
1841—69												
1870—												
1880—												
1890—												
1900—												
1910—								0,03				
1920—							0,07					
1930—				0,04					0,04			
1940—						0,03		0,08	0,03	0,03		
1950—			0,02			0,05	0,20	0,37	0,54	0,05		
1960—				0,02	0,05	0,17	0,50	0,97	1,37	0,27		
1970—72		0,06				0,06	0,54	0,97	1,75	0,97	0,12	

männlich

Jahr \ Alter	0—1	2—9	10—	20—	30—	40—	50—	60—	70—	80—	90—	X
	altersgewichtete Häufigkeit											
1841 —69												
1870—												
1880—												
1890—												
1900—					1,4							
1910—												
1920—						1,6		8	6,8			
1930—					1,1		1,6	3,5				
1940—					1,2	5	6	15,6	14,8			0,03
1950—						19,8	30,8	82	92,4	6,9		0,2
1960—		1,5		1,8	12,6	43,5	67	172,2	151,2	42,5	1,9	1
1970—72					9,9	59,4	1056	214,5	1089	36,3	3,3	6,6

weiblich

Jahr \ Alter	0—1	2—9	10—	20—	30—	40—	50—	60—	70—	80—	90—	X
	altersgewichtete Häufigkeit											
1841 —69												
1870—												
1880—												
1890—												
1900—												
1910—								4,4				
1920—							3,2					
1930—				0,4					7,2			
1940—						1		8,1	6,6	12,5		
1950—			1			2	7,4	27	61,6	12		
1960—				0,9	2,8	8,4	24	58,5	104,5	28,6		
1970—72		3,3				3,3	29,7	52,8	95,7	52,8	6,6	

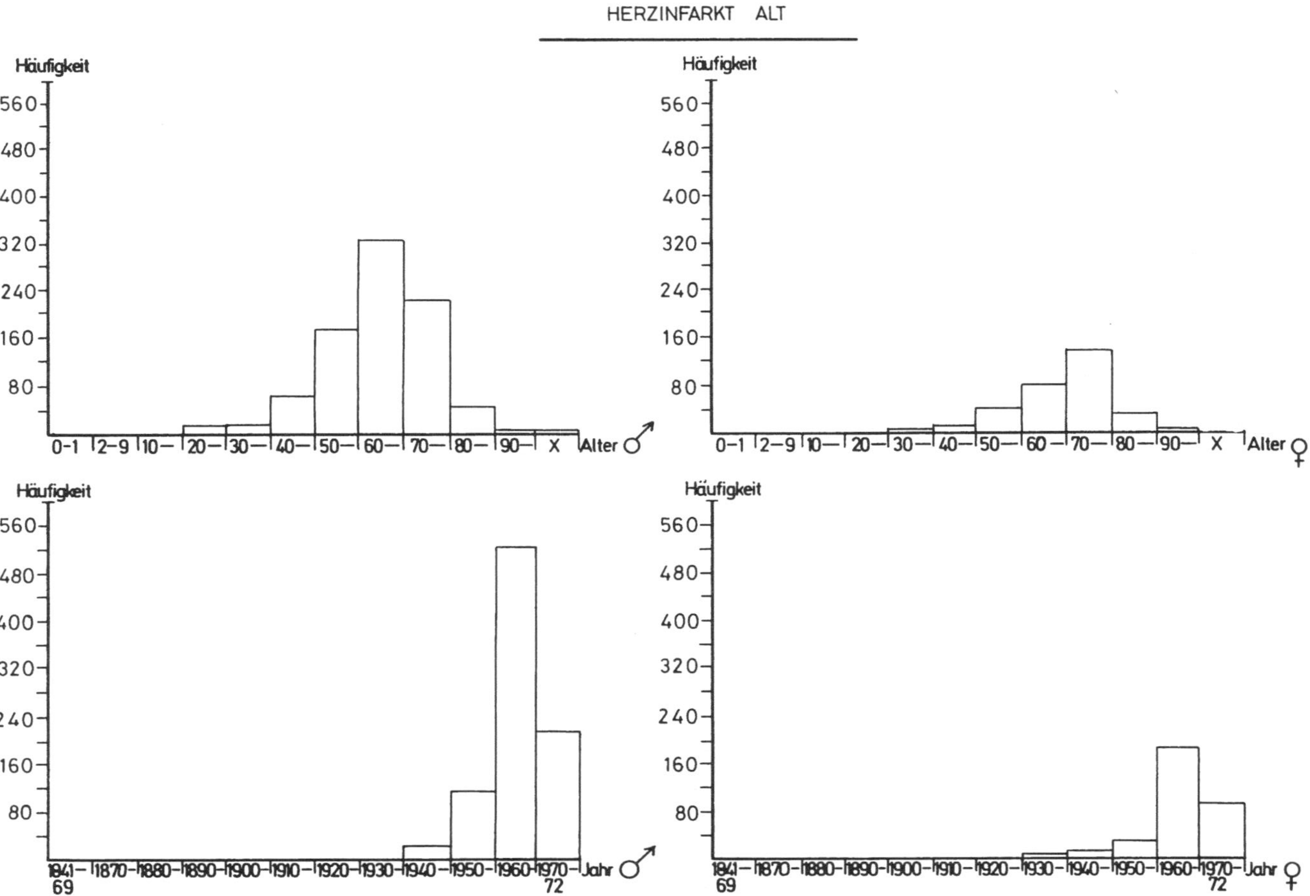

307

HERZINFARKT ALT   (gewichtet)

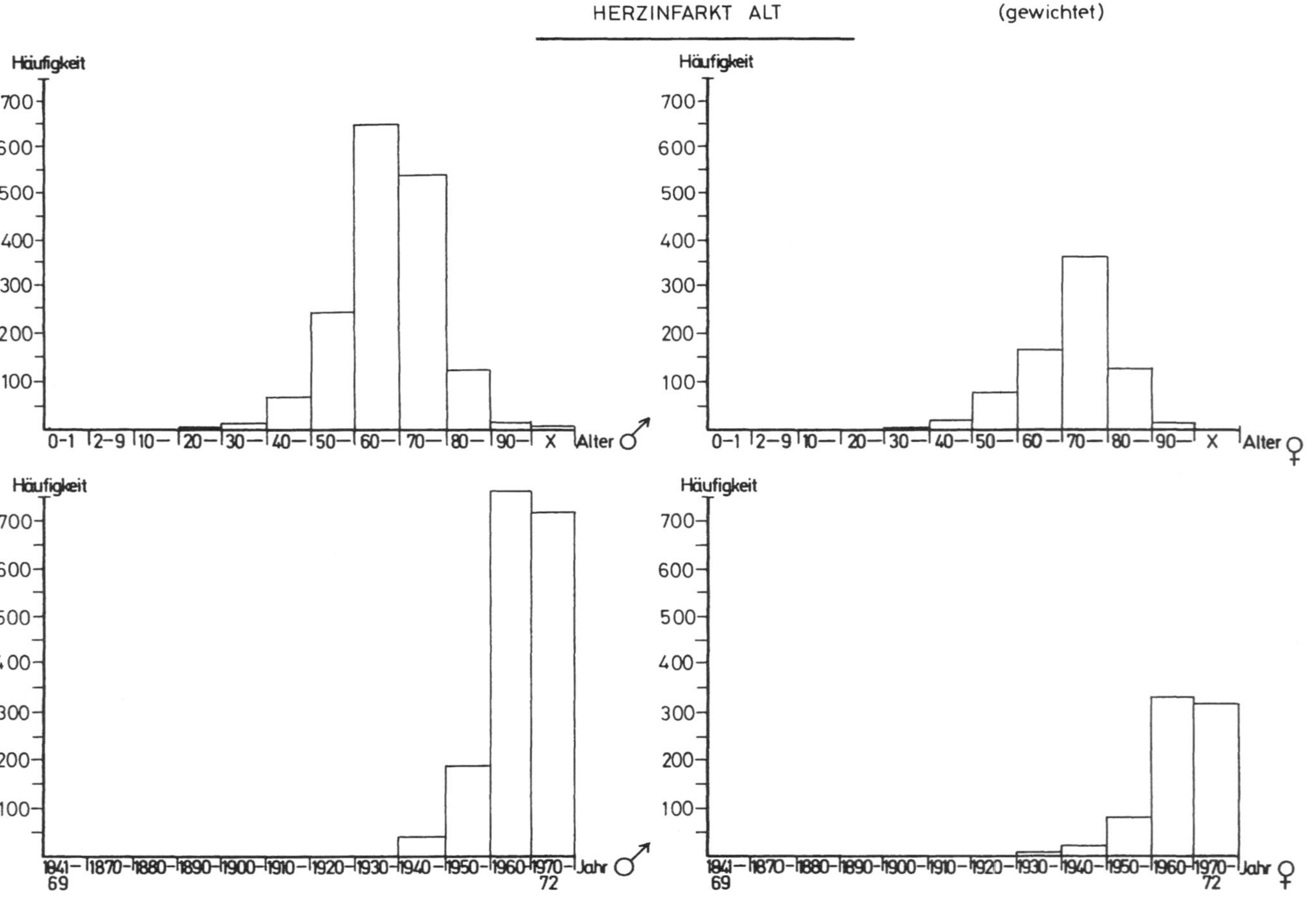

HERZINFARKT ALT

männlich

Alter \ Jahr	absolute Häufigkeit												Σ Diagnose	Σ gesamt
	0—1	2—9	10—	20—	30—	40—	50—	60—	70—	80—	90—	X		gesamt
1841 —69														483
1870 —														779
1880 —														1095
1890 —														1329
1900—														2229
1910—														4249
1920—														3974
1930—														4087
1940—				1		2	5	6	4				18	6761
1950—						12	30	41	26	5			114	6007
1960—			7	7	43	100	201	130	37		1	1	527	6145
1970—72					2	14	35	81	69	12	1	2	216	2250
Σ Diagn.				8	9	71	170	329	229	54	2	3	875	
Σ gesamt	6527	1688	1590	3823	3600	4611	5822	5942	3242	767	33	1743		39388

Alter \ Jahr	relative Häufigkeit (bezogen auf Alter)											
	0—1	2—9	10—	20—	30—	40—	50—	60—	70—	80—	90—	X
1841 —69												
1870—												
1880—												
1890—												
1900—												
1910—												
1920—												
1930—												
1940—				0,03		0,04	0,09	0.10	0,12			
1950—						0.26	0,52	0,69	0,80	0,65		
1960—				0,18	0,19	0,93	1,72	3,38	4,01	4,82	3,03	0,06
1970—72					0,06	0,30	0,60	1,36	2,13	1,56	3,03	0.12

Alter \ Jahr	relative Häufigkeit (bezogen auf Jahr)											
	0—1	2—9	10—	20—	30—	40—	50—	60—	70—	80—	90—	X
1841 —69												
1870 —												
1880—												
1890—												
1900—												
1910—												
1920—												
1930—												
1940—				0,01		0,03	0,07	0,09	0,06			
1950—						0,20	0,50	0,68	0,43	0,08		
1960—				0,11	0,11	0,70	1,63	3,27	2,12	0,60	0,02	0,02
1970—72					0,09	0,62	1,56	3,60	3,07	0,53	0,04	0,09

HERZINFARKT ALT

weiblich

Jahr \ Alter	absolute Häufigkeit												Σ Diagnose	Σ gesamt
	0—1	2—9	10—	20—	30—	40—	50—	60—	70—	80—	90—	X		
1841 — 69														303
1870—														364
1880—														706
1890—														910
1900—														1746
1910—														2880
1920—														3002
1930—						1							1	2807
1940—						1	1	1	1				4	3998
1950—					1		6	8	17	2			34	4125
1960—						7	30	54	82	15	2		190	4011
1970—72							10	19	43	23			95	1654
Σ Diagn.					1	9	47	82	143	40	2		324	
Σ gesamt	5135	1361	1051	2241	2462	2954	3521	3570	2388	668	65	1090		26506

Jahr \ Alter	relative Häufigkeit (bezogen auf Alter)											
	0—1	2—9	10—	20—	30—	40—	50—	60—	70—	80—	90—	X
1841 —69												
1870—												
1880—												
1890—												
1900—												
1910—												
1920—												
1930—						0,03						
1940—						0,03	0,03	0,03	0,04			
1950—					0,04		0,17	0,22	0,71	0,30		
1960—						0,24	0,85	1,51	3,39	2,25	3,08	
1970—72							0,28	0,53	180	3,44		

Jahr \ Alter	relative Häufigkeit (bezogen auf Jahr)											
	0—1	2—9	10—	20—	30—	40—	50—	60—	70—	80—	90—	X
1841 — 69												
1870—												
1880—												
1890—												
1900—												
1910—												
1920—												
1930—						0,04						
1940—						0,03	0,03	0,03	0,03			
1950—					0,02		0,15	0,20	0,42	0,05		
1960—						0,17	0,75	1,35	2,02	0,37	0,05	
1970 — 72							0,60	1,15	2,60	1,39		

männlich

Jahr	0—1	2—9	10—	20—	30—	40—	50—	60—	70—	80—	90—	X
1841—69												
1870—												
1880—												
1890—												
1900—												
1910—												
1920—												
1930—												
1940—				0,3		2	7,5	15,6	14,8			
1950—						13,2	24,3	82	54,6	11,5		
1960—				6,2	9,8	62,6	93	281,4	234	62,9	1,9	1
1970—72					6,6	46,2	115,5	267,3	227,7	39,6	3,3	6,6

weiblich

Jahr	0—1	2—9	10—	20—	30—	40—	50—	60—	70—	80—	90—	X
1841—69												
1870—												
1880—												
1890—												
1900—												
1910—												
1920—												
1930—						1,3						
1940—						1	1,4	2,7	6,6			
1950—					1		5,6	14,4	47,6	12		
1960—						8,4	36	81	155,8	39	5,8	
1970—72							33	62,7	141,9	75,9		

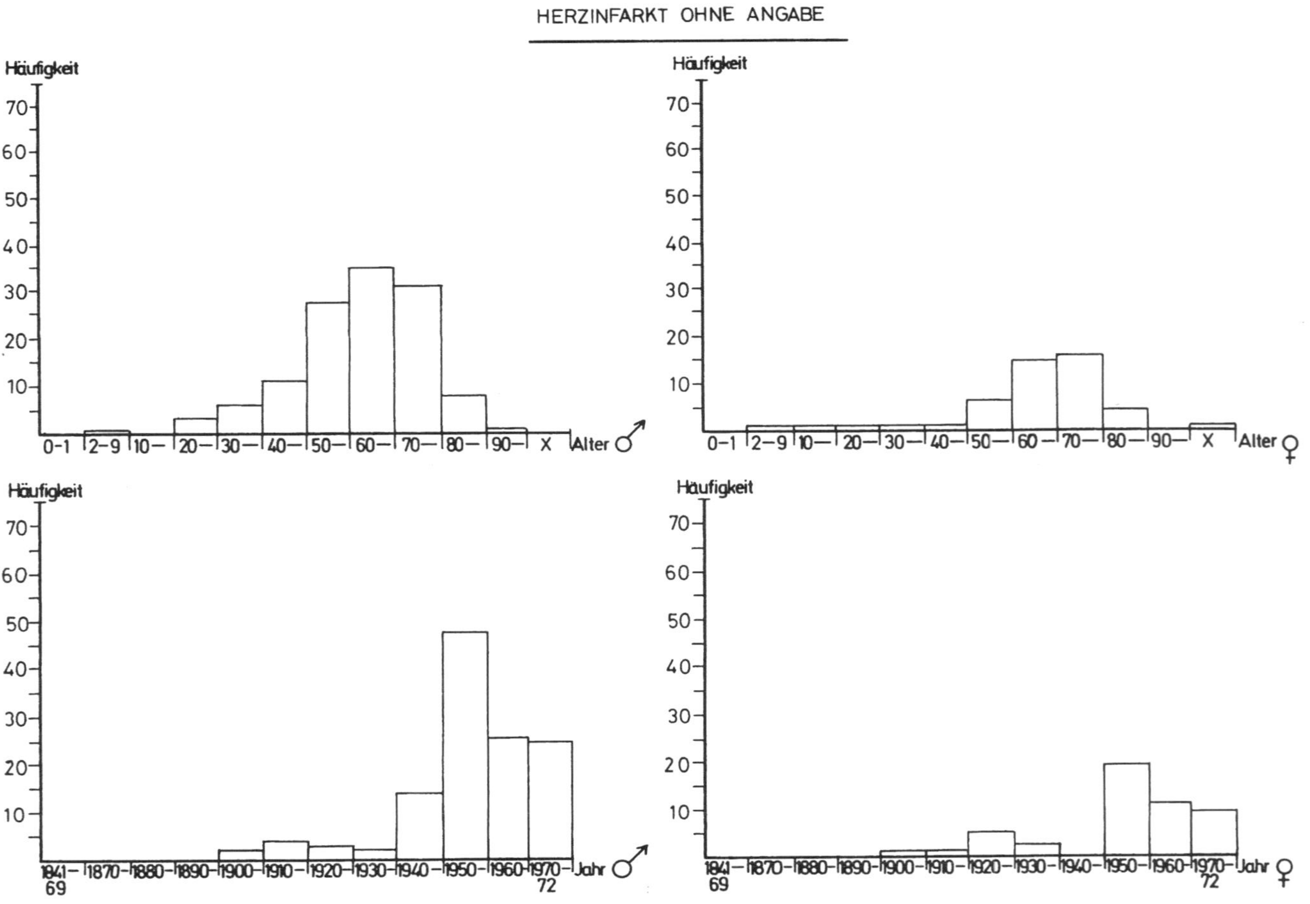
HERZINFARKT OHNE ANGABE
Häufigkeit
70
60
50
40
30
20
10
0-1 2-9 10- 20- 30- 40- 50- 60- 70- 80- 90- X Alter ♂
Häufigkeit
70
60
50
40
30
20
10
0-1 2-9 10- 20- 30- 40- 50- 60- 70- 80- 90- X Alter ♀
Häufigkeit
70
60
50
40
30
20
10
1941- 1870- 1880- 1890- 1900- 1910- 1920- 1930- 1940- 1950- 1960- 1970- Jahr ♂
69   72
Häufigkeit
70
60
50
40
30
20
10
1941- 1870- 1880- 1890- 1900- 1910- 1920- 1930- 1940- 1950- 1960- 1970- Jahr ♀
69   72

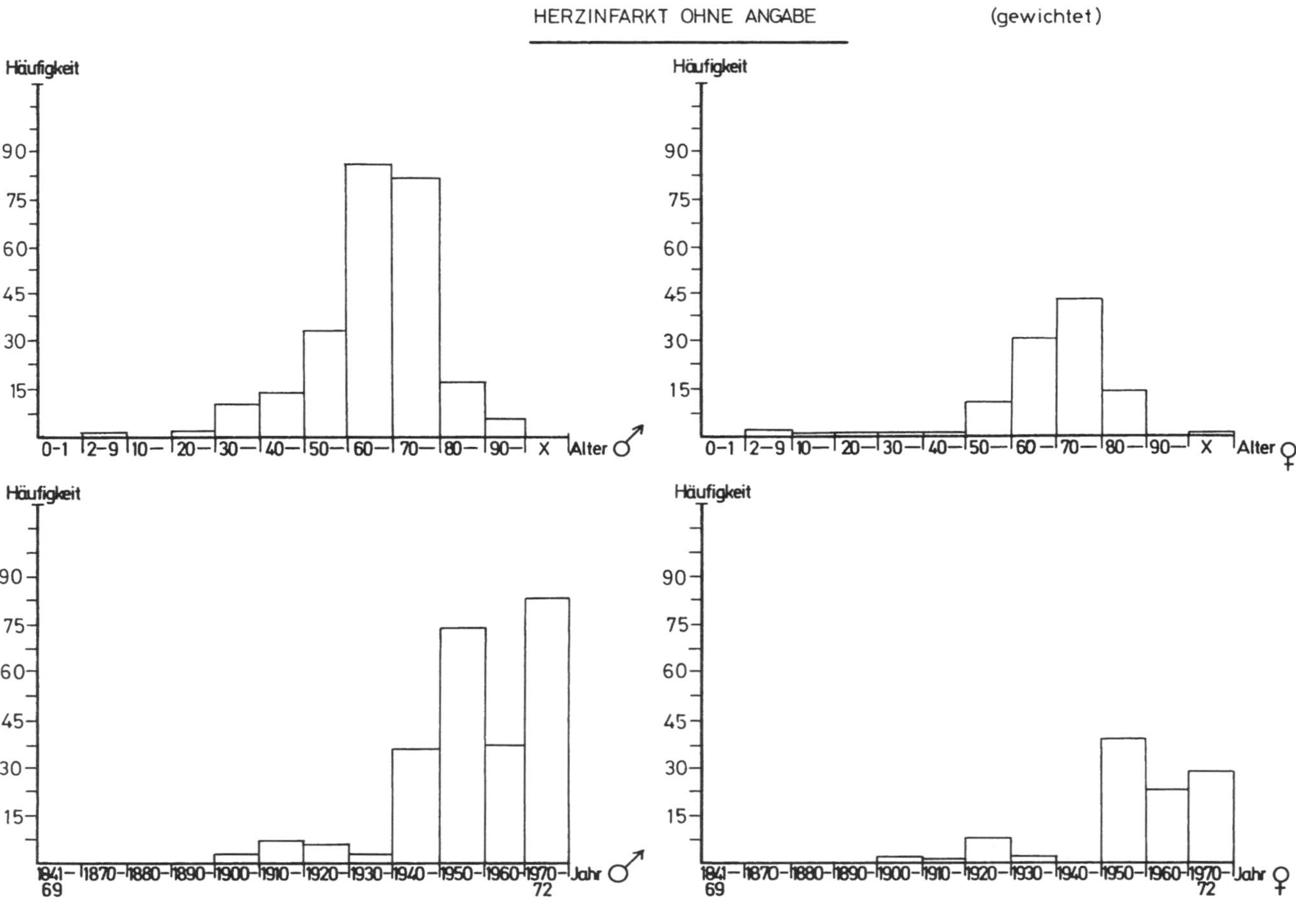

HERZINFARKT OHNE ANGABE
(gewichtet)
Häufigkeit
90 75 60 45 30 15
0-1 2-9 10- 20- 30- 40- 50- 60- 70- 80- 90- X Alter ♂
Häufigkeit
90 75 60 45 30 15
0-1 2-9 10- 20- 30- 40- 50- 60- 70- 80- 90- X Alter ♀
Häufigkeit
90 75 60 45 30 15
1941- 1870- 1880- 1890- 1900- 1910- 1920- 1930- 1940- 1950- 1960- 1970- Jahr ♂
69 72
Häufigkeit
90 75 60 45 30 15
1941- 1870- 1880- 1890- 1900- 1910- 1920- 1930- 1940- 1950- 1960- 1970- Jahr ♀
69 72

HERZINFARKT OHNE ANGABE

männlich

Jahr \ Alter	absolute Häufigkeit 0—1	2—9	10—	20—	30—	40—	50—	60—	70—	80—	90—	X	Σ Diagnose	Σ gesamt
1841—69														483
1870—														779
1880—														1095
1890—														1329
1900—					2								2	2229
1910—		1		1	1			1					4	4249
1920—				1		1		1					3	3974
1930—				1		1							2	4087
1940—					2	1	1	3	5		1		13	6761
1950—						5	16	11	12	4			48	6007
1960—						3	6	8	6	3			26	6145
1970—72					1		4	11	8	1			25	2250
Σ Diagn.		1		3	6	11	27	35	31	8	1		123	
Σ gesamt	6527	1688	1590	3823	3600	4611	5822	5942	3242	767	33	1743		39388

Jahr \ Alter	relative Häufigkeit (bezogen auf Alter) 0—1	2—9	10—	20—	30—	40—	50—	60—	70—	80—	90—	X
1841—69												
1870—												
1880—												
1890—												
1900—					0,06							
1910—		0,06		0,03	0,03			0,02				
1920—				0,03		0,02		0,02				
1930—				0,03		0,02						
1940—					0,06	0,02	0,02	0,05	0,15		3,03	
1950—						0,11	0,27	0,19	0,37	0,52		
1960—						0,07	0,10	0,13	0,19	0,39		
1970—72					0,03		0,07	0,19	0,25	0,13		

Jahr \ Alter	relative Häufigkeit (bezogen auf Jahr) 0—1	2—9	10—	20—	30—	40—	50—	60—	70—	80—	90—	X
1841—69												
1870—												
1880—												
1890—												
1900—					0,09							
1910—		0,02		0,02	0,02			0,02				
1920—				0,03		0,03		0,03				
1930—				0,02		0,02						
1940—					0,03	0,01	0,01	0,04	0,07		0,01	
1950—						0,08	0,27	0,18	0,20	0,07		
1960—						0,05	0,10	0,13	0,10	0,05		
1970—72					0,04		0,18	0,49	0,36	0,04		

HERZINFARKT OHNE ANGABE

weiblich

Alter / Jahr	absolute Häufigkeit												Σ Diagnose	Σ gesamt
	0—1	2—9	10—	20—	30—	40—	50—	60—	70—	80—	90—	X		
1841 — 69														303
1870—														364
1880—														706
1890—														910
1900—		1											1	1746
1910—					1								1	2880
1920—			1	1			2	1					5	3002
1930—							1					1	2	2807
1940—														3998
1950—						1	3	7	8				19	4125
1960—								5	4	3			12	4011
1970—72							1	2	4	2			9	1654
Σ Diagn.		1	1	1	1	1	7	15	16	5		1	49	
Σ gesamt	5135	1361	1051	2241	2462	2954	3521	3570	2388	668	65	1090		26506

Alter / Jahr	relative Häufigkeit (bezogen auf Alter)											
	0—1	2—9	10—	20—	30—	40—	50—	60—	70—	80—	90—	X
1841 —69												
1870—												
1880—												
1890—												
1900—		0,07										
1910—					0,04							
1920—			0,10	0,04			0,06	0,03				
1930—							0,03					0,09
1940—												
1950—						0,03	0,09	0,20	0,34			
1960—								0,14	0,17	0,45		
1970—72							0,03	0,06	0,17	0,30		

Alter / Jahr	relative Häufigkeit (bezogen auf Jahr)											
	0—1	2—9	10—	20—	30—	40—	50—	60—	70—	80—	90—	X
1841 —69												
1870—												
1880—												
1890—												
1900—		0,06										
1910—					0,03							
1920—			0,03	0,03			0,07	0,03				
1930—							0,04					0,04
1940—												
1950—						0,05	0,07	0,17	0,20			
1960—								0,12	0,10	0,07		
1970 — 72							0,06	0,12	0,24	0,12		

männlich

Jahr \ Alter	altersgewichtete Häufigkeit											
	0—1	2—9	10—	20—	30—	40—	50—	60—	70—	80—	90—	X
1841 —69												
1870 —												
1880—												
1890—												
1900—					2,8							
1910—		0,7		0,3	0,9			5,2				
1920—				0,5		1,6		4				
1930—				0,6		1,7						
1940—					1,2	1	1,5	7,8	18,5		6,8	
1950—						5,5	13	22	25,2	9,2		
1960—						4,4	5,6	11,2	10,8	5,1		
1970 —72					3,3		13,2	36,3	26,4	3,3		

weiblich

Jahr \ Alter	altersgewichtete Häufigkeit											
	0—1	2—9	10—	20—	30—	40—	50—	60—	70—	80—	90—	X
1841 —69												
1870 —												
1880—												
1890—												
1900—		1,7										
1910—					0,7							
1920—			0,5	0,4			3,2	3,6				
1930—							1,6					0,2
1940—												
1950—						1	2,8	12,6	22,4			
1960—								7,5	7,6	7,8		
1970 —72							3,3	6,6	13,2	6,6		

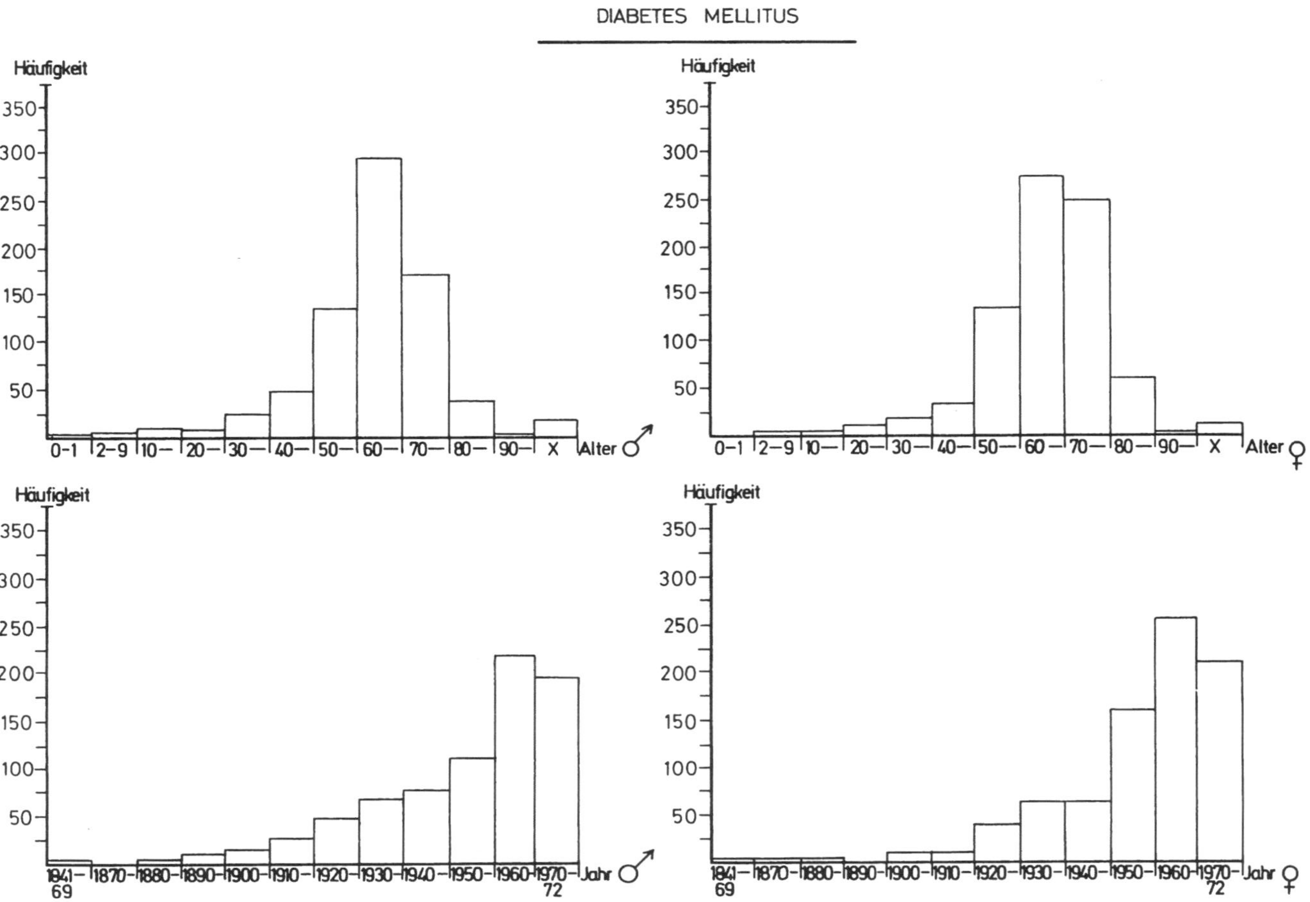

DIABETES MELLITUS
Häufigkeit
350
300
250
200
150
100
50
0-1 2-9 10- 20- 30- 40- 50- 60- 70- 80- 90- X Alter ♂
Häufigkeit
350
300
250
200
150
100
50
0-1 2-9 10- 20- 30- 40- 50- 60- 70- 80- 90- X Alter ♀
Häufigkeit
350
300
250
200
150
100
50
1941- 1870- 1880- 1890- 1900- 1910- 1920- 1930- 1940- 1950- 1960- 1970- Jahr ♂
69 72
Häufigkeit
350
300
250
200
150
100
50
1941- 1870- 1880- 1890- 1900- 1910- 1920- 1930- 1940- 1950- 1960- 1970- Jahr ♀
69 72

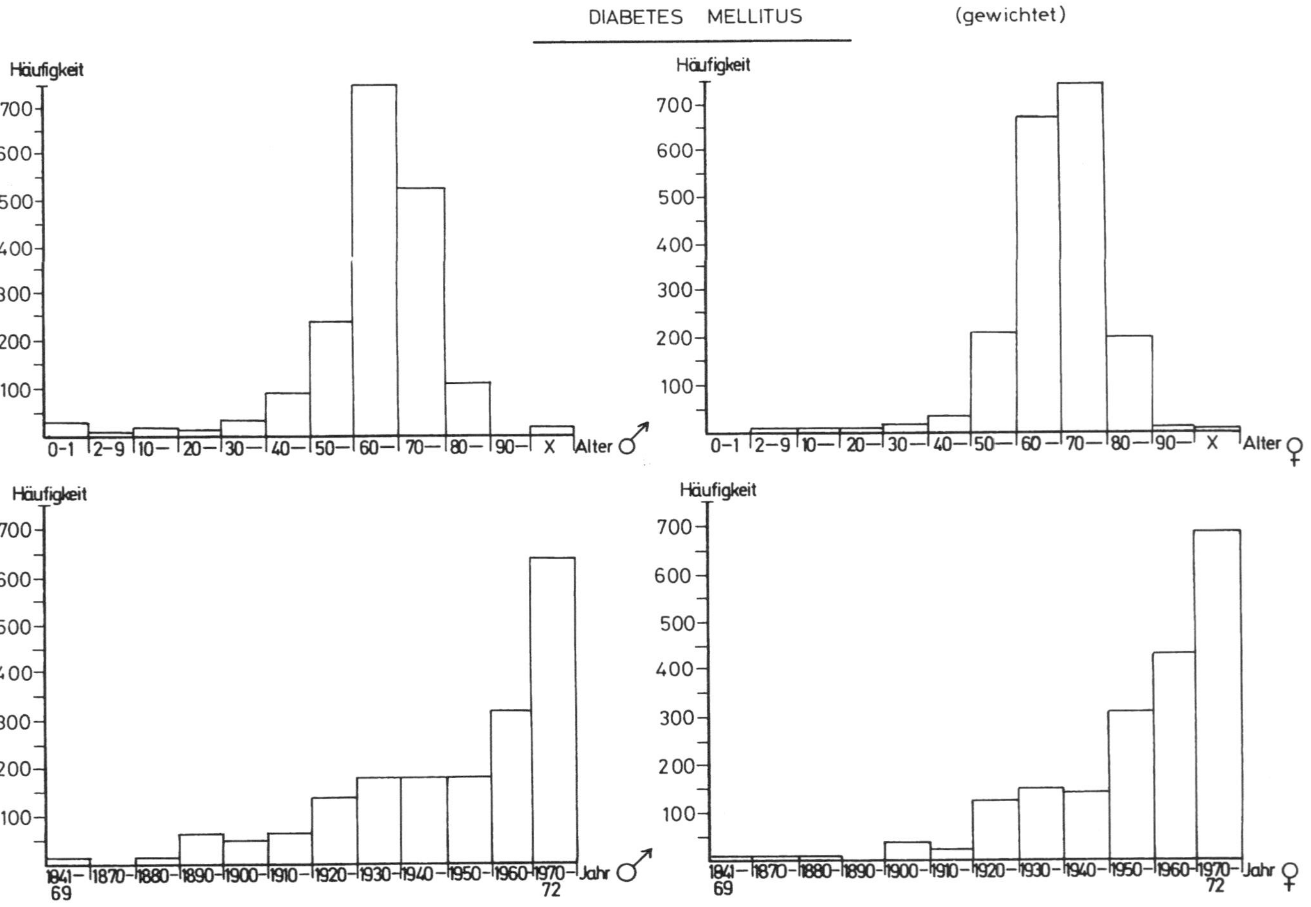

318

DIABETES MELLITUS

männlich

Jahr \ Alter	absolute Häufigkeit												Σ Diagnose	Σ gesamt
	0—1	2—9	10—	20—	30—	40—	50—	60—	70—	80—	90—	X		
1841—69			1	2									3	483
1870—														779
1880—					1	1							2	1095
1890—	2		1	1		1	1	2			1		9	1329
1900—					1	3	5	1	1				11	2229
1910—		1			3	6	7	5	1			2	25	4249
1920—			1			4	21	10	8				44	3974
1930—	1	1	1	1	4	8	18	26	6			2	68	4087
1940—		3			5	3	14	28	13	3		5	74	6761
1950—				1	4	7	21	33	32	5		4	107	6007
1960—			4	2	4	10	24	103	53	13		2	215	6145
1970—72					3	6	24	83	59	15		2	192	2250
Σ Diagn.	3	5	8	7	25	49	135	291	173	36	1	17	750	
Σ gesamt	6527	1688	1590	3823	3600	4611	5822	5942	3242	767	33	1743		39388

Jahr \ Alter	relative Häufigkeit (bezogen auf Alter)											
	0—1	2—9	10—	20—	30—	40—	50—	60—	70—	80—	90—	X
1841—69			0,06	0,05								
1870—												
1880—					0,03	0,02						
1890—	0,03		0,06	0,03		0,02	0,02	0,03			3,03	
1900—					0,03	0,07	0,09	0,02	0,03			
1910—		0,06			0,08	0,14	0,12	0,08	0,03			0,11
1920—			0,06			0,09	0,36	0,17	0,25			
1930—	0,02	0,06	0,06	0,03	0,11	0,17	0,31	0,44	0,18			0,11
1940—		0,18			0,14	0,07	0,24	0,47	0,40	0,39		0,29
1950—				0,03	0,11	0,15	0,36	0,56	0,99	0,65		0,23
1960—			0,25	0,05	0,11	0,22	0,41	1,73	1,63	1,69		0,11
1970—72					0,08	0,13	0,41	1,40	1,82	1,96		0,11

Jahr \ Alter	relative Häufigkeit (bezogen auf Jahr)											
	0—1	2—9	10—	20—	30—	40—	50—	60—	70—	80—	90—	X
1841—69			0,21	0,41								
1870—												
1880—					0,09	0,09						
1890—	0,15		0,08	0,08		0,08	0,08	0,15			0,08	
1900—					0,04	0,13	0,22	0,04	0,04			
1910—		0,02			0,07	0,14	0,16	0,12	0,02			0,05
1920—			0,03			0,10	0,53	0,25	0,20			
1930—	0,02	0,02	0,02	0,02	0,10	0,20	0,44	0,64	0,15			0,05
1940—		0,04			0,07	0,04	0,21	0,41	0,19	0,04		0,07
1950—				0,02	0,07	0,12	0,35	0,55	0,53	0,08		0,07
1960—			0,07	0,03	0,07	0,16	0,39	1,68	0,86	0,21		0,03
1970—72					0,13	0,27	1,07	3,69	2,62	0,67		0,09

DIABETES MELLITUS

weiblich

Jahr \ Alter	absolute Häufigkeit												Σ Diagnose	Σ gesamt
	0—1	2—9	10—	20—	30—	40—	50—	60—	70—	80—	90—	X		
1841 — 69				2									2	303
1870—			1										1	364
1880—					1								1	706
1890—														910
1900—				1		1	1	2	1				6	1746
1910—							3	1	1				5	2880
1920—				1	1	3	9	16	3	2	1		36	3002
1930—				2	5	3	20	26	4				60	2807
1940—		2	2	1	4	3	7	21	9			11	60	3998
1950—			1	1	6	8	33	61	38	7		3	158	4125
1960—				1	3	7	39	80	109	14	1		254	4011
1970—72					1	3	19	67	85	31	1		207	1654
Σ Diagn.		2	4	9	21	28	131	274	250	54	3	14	790	
Σ gesamt	5135	1361	1051	2241	2462	2954	3521	3570	2388	668	65	1090		26506

Jahr \ Alter	relative Häufigkeit (bezogen auf Alter)											
	0—1	2—9	10—	20—	30—	40—	50—	60—	70—	80—	90—	X
1841 —69				0,09								
1870—			0,10									
1880—					0,04							
1890—												
1900—				0,04		0,03	0,03	0,06	0,04			
1910—							0,09	0,03	0,04			
1920—				0,04	0,04	0,10	0,26	0,45	0,13	0,30	1,54	
1930—				0,09	0,20	0,10	0,57	0,73	0,17			
1940—		0,15	0,19	0,04	0,16	0,10	0,20	0,59	0,38			1,01
1950—			0,10	0,04	0,24	0,27	0,94	1,71	1,55	1,05		0,28
1960—				0,04	0,12	0,24	1,11	2,24	4,56	2,10	1,54	
1970—72					0,04	0,10	0,54	1,88	3,56	4,64	1,54	

Jahr \ Alter	relative Häufigkeit (bezogen auf Jahr)											
	0—1	2—9	10—	20—	30—	40—	50—	60—	70—	80—	90—	X
1841 — 69				0,66								
1870—			0,27									
1880—					0,14							
1890—												
1900—				0,06		0,06	0,06	0,11	0,06			
1910—							0,10	0,03	0,03			
1920—				0,03	0,03	0,10	0,30	0,53	0,10	0,07	0,03	
1930—				0,07	0,18	0,11	0,71	0,93	0,14			
1940—		0,05	0,05	0,03	0,10	0,08	0,18	0,53	0,23			0,28
1950—			0,02	0,02	0,15	0,20	0,81	1,49	0,91	0,17		0,07
1960—				0,02	0,07	0,17	0,97	1,99	2,72	0,35	0,02	
1970 — 72					0,06	0,18	1,15	4,05	5,14	1,87	0,06	

320

männlich

Alter / Jahr	altersgewichtete Häufigkeit											
	0—1	2—9	10—	20—	30—	40—	50—	60—	70—	80—	90—	X
1841 —69			4,5	3,2								
1870 —												
1880—					2,1	3,6						
1890—	27.4		1,6	0,9		3,5	4,5	26,2				
1900—					1,4	7,5	14	7,4	19			
1910—		0,7			2,6	8,4	154	26	8			0,2
1920—			0,6			6,4	33,6	40	54,4			
1930—	1,1	0,9	0,9	0,6	4,4	13,6	28,8	91	31,8			0,2
1940—		1,7			3,1	3	21	72,8	48,1	21,3		0,2
1950—				0,9	5,6	7,7	17	66	67,2	11,5		1
1960—			5,6	1,8	5,6	14,5	22,3	144,2	95,4	22,1		1,9
1970 —72					9,9	19,8	79.2	273,9	194,7	49,5		6,6

weiblich

Alter / Jahr	altersgewichtete Häufigkeit											
	0—1	2—9	10—	20—	30—	40—	50—	60—	70—	80—	90—	X
1841 —69				2,4								
1870 —			3,6									
1880—					2							
1890—												
1900—				0,4		1,8	2,9	11,8	19,1			
1910—							6	4,4	9,7			
1920—				0,4	0,9	3,6	14,4	57,6	21,6	20	6,1	
1930—				0,9	4,1	3,9	32	80,6	28,8			
1940—		1,1	1	0,5	3,3	2,9	10	56,7	59,4			4,4
1950—			1	0,9	5,7	7,5	30,7	109,8	106,4	42		0,9
1960—				0,9	4,2	8,4	46,8	120	207,1	36,4	2,9	
1970 —72					3,3	9,9	62,7	221,1	280,5	102,3	3,3	

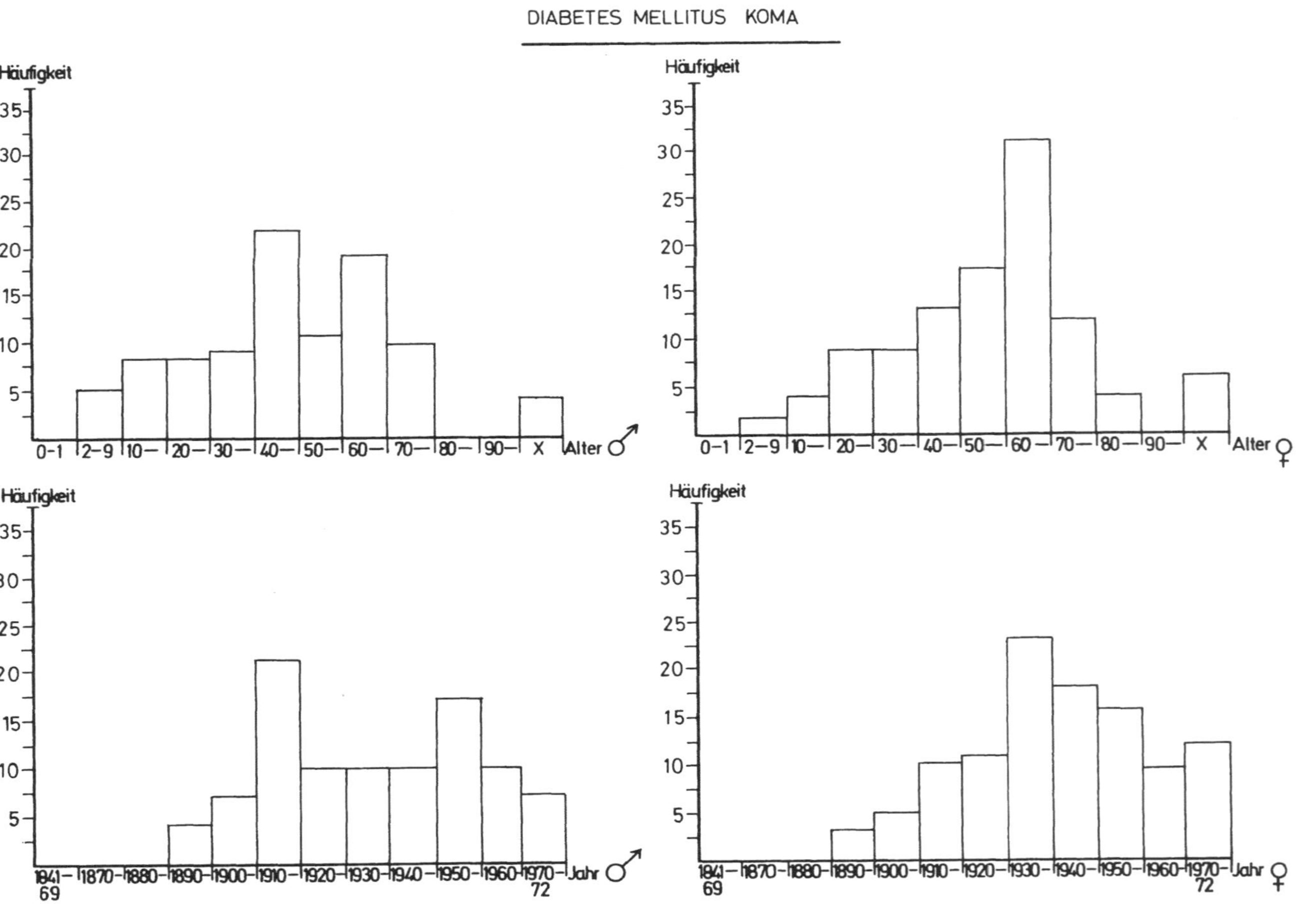
DIABETES MELLITUS KOMA
Häufigkeit
35
30
25
20
15
10
5
0-1 2-9 10- 20- 30- 40- 50- 60- 70- 80- 90- X Alter ♂
Häufigkeit
35
30
25
20
15
10
5
0-1 2-9 10- 20- 30- 40- 50- 60- 70- 80- 90- X Alter ♀
Häufigkeit
35
30
25
20
15
10
5
1841-69 1870- 1880- 1890- 1900- 1910- 1920- 1930- 1940- 1950- 1960- 1970-72 Jahr ♂
Häufigkeit
35
30
25
20
15
10
5
1841-69 1870- 1880- 1890- 1900- 1910- 1920- 1930- 1940- 1950- 1960- 1970-72 Jahr ♀

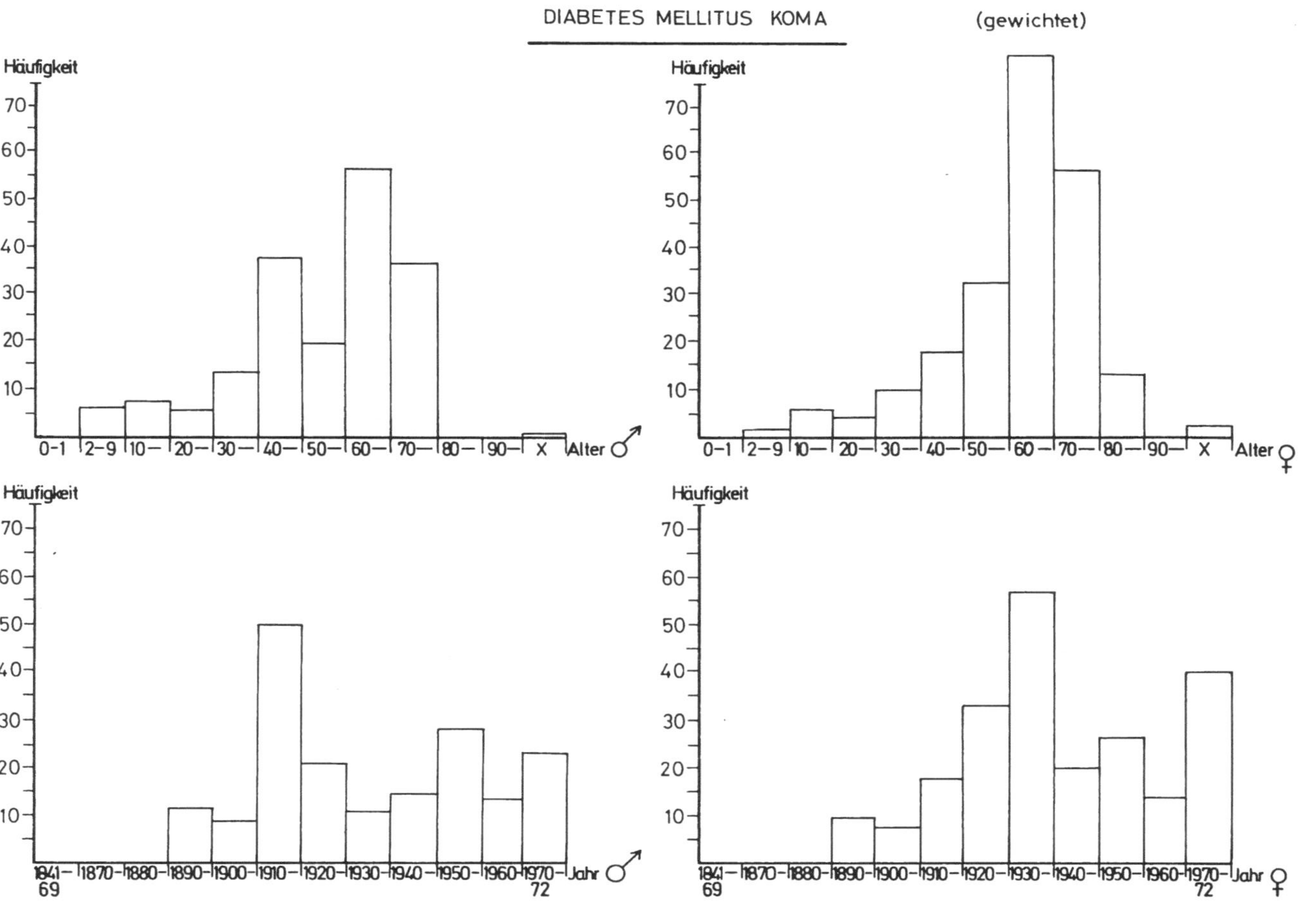

DIABETES MELLITUS KOMA
(gewichtet)
Häufigkeit
70 60 50 40 30 20 10
0-1 2-9 10- 20- 30- 40- 50- 60- 70- 80- 90- X Alter ♂
Häufigkeit
70 60 50 40 30 20 10
0-1 2-9 10- 20- 30- 40- 50- 60- 70- 80- 90- X Alter ♀
Häufigkeit
70 60 50 40 30 20 10
1841-69 1870- 1880- 1890- 1900- 1910- 1920- 1930- 1940- 1950- 1960- 1970-72 Jahr ♂
Häufigkeit
70 60 50 40 30 20 10
1841-69 1870- 1880- 1890- 1900- 1910- 1920- 1930- 1940- 1950- 1960- 1970-72 Jahr ♀

DIABETES MELLITUS KOMA

männlich

Alter / Jahr	absolute Häufigkeit												Σ Diagnose	Σ gesamt
	0—1	2—9	10—	20—	30—	40—	50—	60—	70—	80—	90—	X		
1841—69														483
1870—														779
1880—														1095
1890—			1		1	2							4	1329
1900—			1	4		1	1						7	2229
1910—			2	1	6	5	1	5	1				21	4249
1920—		1	1			2	3	1	1			1	10	3974
1930—		2	1	1	1	3	1					1	10	4087
1940—		1				2	2	2	1			2	10	6761
1950—			1			5	1	6	4				17	6007
1960—			1	2		1	1	4	1				10	6145
1970—72		1			1	1	1	1	2				7	2250
Σ Diagn.		5	8	8	9	22	11	19	10			4	96	
Σ gesamt	6527	1688	1590	3823	3600	4611	5822	5942	3242	767	33	1743		39388

Alter / Jahr	relative Häufigkeit (bezogen auf Alter)											
	0—1	2—9	10—	20—	30—	40—	50—	60—	70—	80—	90—	X
1841—69												
1870—												
1880—												
1890—			0,06		0,03	0,04						
1900—			0,06	0,10		0,02	0,02					
1910—			0,13	0,03	0,17	0,11	0,02	0,10	0,03			
1920—		0,06	0,06			0,04	0,05	0,02	0,03			0,06
1930—		0,12	0,06	0,03	0,03	0,06	0,02					0,06
1940—		0,06				0,04	0,03	0,03	0,03			0,11
1950—			0,06			0,11	0,02	0,10	0,12			
1960—			0,06	0,05		0,02	0,02	0,07	0,03			
1970—72		0,06			0,03	0,02	0,02	0,02	0,06			

Alter / Jahr	relative Häufigkeit (bezogen auf Jahr)											
	0—1	2—9	10—	20—	30—	40—	50—	60—	70—	80—	90—	X
1841—69												
1870—												
1880—												
1890—			0,08		0,08	0,15						
1900—			0,04	0,18		0,04	0,04					
1910—			0,05	0,02	0,14	0,12	0,02	0,12	0,02			
1920—		0,03	0,03			0,05	0,08	0,03	0,03			0,03
1930—		0,05	0,02	0,02	0,02	0,07	0,02					0,02
1940—		0,01				0,03	0,03	0,03	0,01			0,03
1950—			0,02			0,08	0,02	0,10	0,07			
1960—			0,02	0,03		0,02	0,02	0,07	0,02			
1970—72		0,04			0,04	0,04	0,04	0,04	0,09			

DIABETES MELLITUS KOMA

weiblich

Alter / Jahr	absolute Häufigkeit												Σ Diagnose	Σ gesamt
	0—1	2—9	10—	20—	30—	40—	50—	60—	70—	80—	90—	X		
1841 — 69														303
1870—														364
1880—														706
1890—						2	1						3	910
1900—				2	1		2						5	1746
1910—			1	1	2	2	2	2					10	2880
1920—				1	1	1	3	3	2				11	3002
1930—			2	3	2	2	4	7	3				23	2807
1940—		1		1		4	3	3				6	18	3998
1950—		1		1		2	1	10	1				16	4125
1960—					3		1	3	2				9	4011
1970—72			1					3	4	4			12	1654
Σ Diagn.		2	4	9	9	13	17	31	12	4		6	107	
Σ gesamt	5135	1361	1051	2241	2462	2954	3521	3570	2388	668	65	1090		26506

Alter / Jahr	relative Häufigkeit (bezogen auf Alter)											
	0—1	2—9	10—	20—	30—	40—	50—	60—	70—	80—	90—	X
1841 —69												
1870—												
1880—												
1890—						0,07	0,03					
1900—				0,09	0,04		0,06					
1910—			0,10	0,04	0,08	0,07	0,06	0,06				
1920—				0,04	0,04	0,03	0,09	0,08	0,08			
1930—			0,19	0,13	0,08	0,07	0,11	0,20	0,12			
1940—		0,07		0,04		0,14	0,09	0,08				0,55
1950—		0,07		0,04		0,07	0,03	0,28	0,04			
1960—					0,12		0,03	0,08	0,08			
1970—72			0,10					0,08	0,16	0,60		

Alter / Jahr	relative Häufigkeit (bezogen auf Jahr)											
	0—1	2—9	10—	20—	30—	40—	50—	60—	70—	80—	90—	X
1841 —69												
1870—												
1880—												
1890—						0,22	0,11					
1900—				0,11	0,06		0,11					
1910—			0,03	0,03	0,07	0,07	0,07	0,07				
1920—				0,03	0,03	0,03	0,10	0,10	0,07			
1930—			0,07	0,11	0,07	0,07	0,14	0,25	0,11			
1940—		0,03		0,03		0,10	0,08	0,08				0,15
1950—		0,02		0,02		0,05	0,02	0,24	0,02			
1960—					0,07		0,02	0,07	0,05			
1970 —72			0,06					0,18	0,24	0,24		

männlich

Alter / Jahr	altersgewichtete Häufigkeit											
	0—1	2—9	10—	20—	30—	40—	50—	60—	70—	80—	90—	X
1841 —69												
1870—												
1880—												
1890—			1,6		3,2	7						
1900—			0,9	3		2,5	2,8					
1910—			1	0,3	5,3	7	2,2	26	8			
1920—		1	0,6			3,2	4,8	4	6,8			0,1
1930—		1,7	0,9	0,6	1,1	5,1	1,6					0,1
1940—		0,6				2	3	5,2	3,7			0,1
1950—			1,3			5,5	0,8	12	8,4			
1960—			1,4	1,8		1,5	0,9	5,6	1,8			
1970 —72		3,3			3,3	3,3	3,3	3,3	6,6			

weiblich

Alter / Jahr	altersgewichtete Häufigkeit											
	0—1	2—9	10—	20—	30—	40—	50—	60—	70—	80—	90—	X
1841 —69												
1870—												
1880—												
1890—						5	4,7					
1900—				0,8	1		5,8					
1910—			0,5	0,3	1,3	2,6	4	8,8				
1920—				0,4	0,9	1,2	4,8	10,8	14,4			
1930—			1,6	1,3	1,6	2,6	6,4	21,7	21,6			
1940—		0,5		0,5		3,9	4,3	8,1				2,4
1950—		1.3		0,9		1,9	0,9	18	2,8			
1960—					4,2		1,2	4,5	3,8			
1970 —72			3,3					9,9	13,2	13,2		

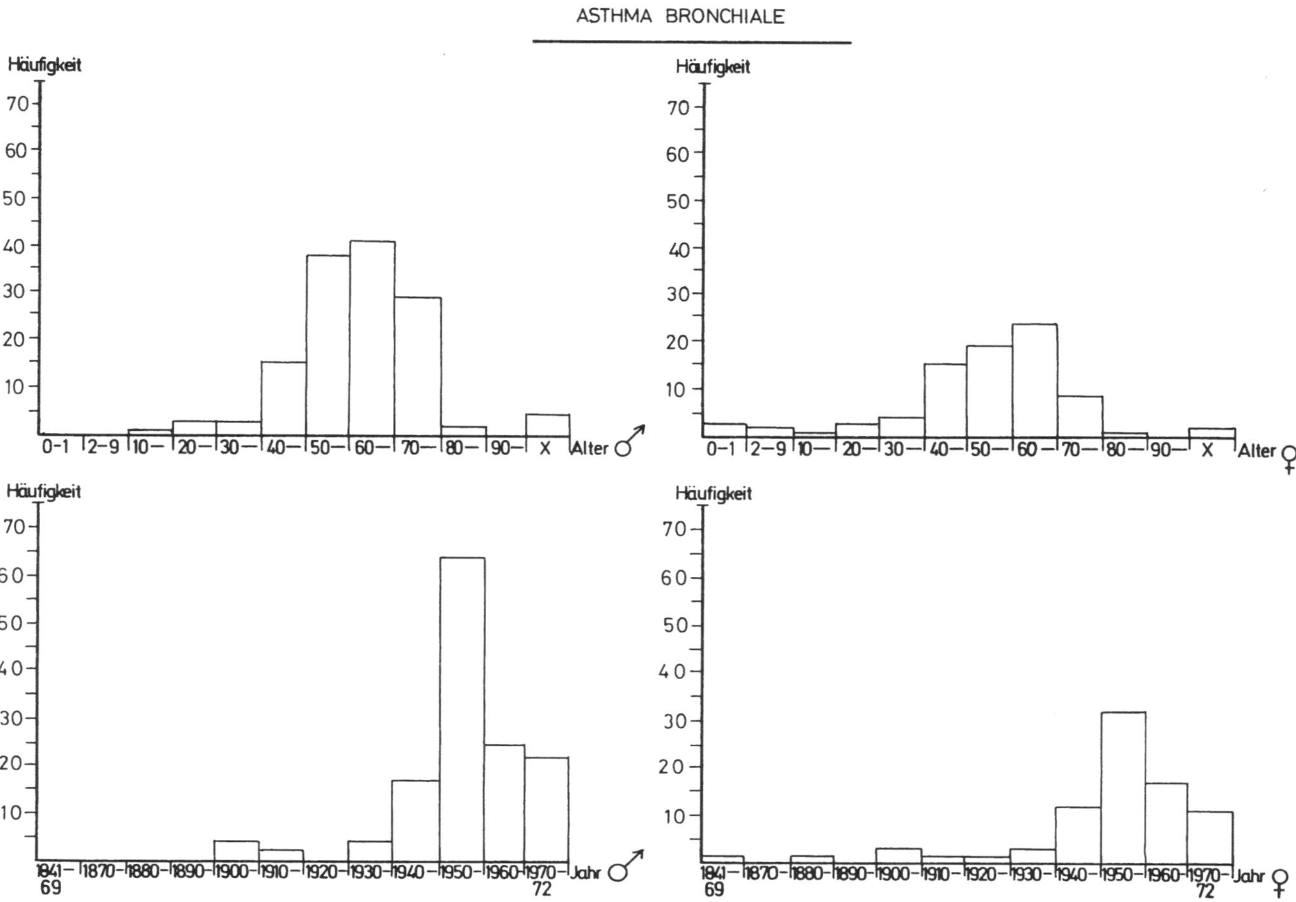

ASTHMA BRONCHIALE
Häufigkeit
0-1 2-9 10 20 30 40 50 60 70 80 90 X Alter ♂
Häufigkeit
0-1 2-9 10 20 30 40 50 60 70 80 90 X Alter ♀
Häufigkeit
1841-69 1870 1880 1890 1900 1910 1920 1930 1940 1950 1960 1970-72 Jahr ♂
Häufigkeit
1841-69 1870 1880 1890 1900 1910 1920 1930 1940 1950 1960 1970-72 Jahr ♀

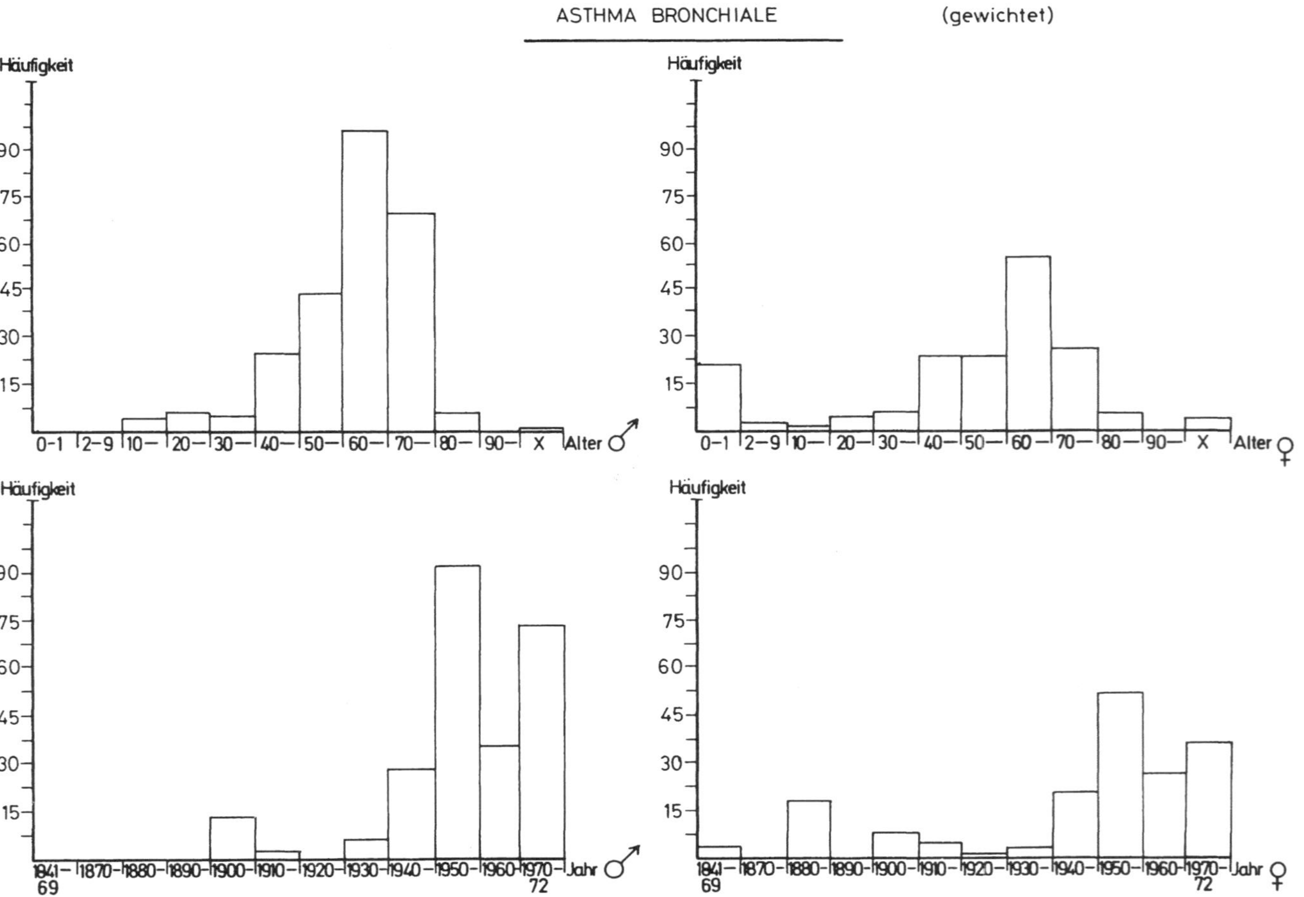

ASTHMA BRONCHIALE
(gewichtet)
Häufigkeit
0-1 2-9 10- 20- 30- 40- 50- 60- 70- 80- 90- X Alter ♂
Häufigkeit
0-1 2-9 10- 20- 30- 40- 50- 60- 70- 80- 90- X Alter ♀
Häufigkeit
1841-69 1870- 1880- 1890- 1900- 1910- 1920- 1930- 1940- 1950- 1960- 1970-72 Jahr ♂
Häufigkeit
1841-69 1870- 1880- 1890- 1900- 1910- 1920- 1930- 1940- 1950- 1960- 1970-72 Jahr ♀
15 30 45 60 75 90

ASTHMA BRONCHIALE

männlich

Alter / Jahr	absolute Häufigkeit												Σ Diagnose	Σ gesamt
	0—1	2—9	10—	20—	30—	40—	50—	60—	70—	80—	90—	X		
1841—69														483
1870—														779
1880—														1095
1890—														1329
1900—					1	1	1	1					4	2229
1910—							1					1	2	4249
1920—														3974
1930—					1	1	2						4	4087
1940—						3	5	7				2	17	6761
1950—				1		6	22	17	15			2	63	6007
1960—				1	1	2	6	9	6				25	6145
1970—72		1	1		2	1	7	8	2				22	2250
Σ Diagn.		1	3	3	15	38	41	29	2			5	137	
Σ gesamt	6527	1688	1590	3823	3600	4611	5822	5942	3242	767	33	1743		39388

Alter / Jahr	relative Häufigkeit (bezogen auf Alter)											
	0—1	2—9	10—	20—	30—	40—	50—	60—	70—	80—	90—	X
1841—69												
1870—												
1880—												
1890—												
1900—					0,03	0,02	0,02	0,02				
1910—							0,02					0,06
1920—												
1930—					0,03	0,02	0,04					
1940—						0,07	0,09	0,12				0,12
1950—				0,03		0,13	0,38	0,29	0,46			0,12
1960—				0,03	0,03	0,04	0,10	0,15	0,19			
1970—72			0,06	0,03		0,04	0,02	0,12	0,25	0,65		

Alter / Jahr	relative Häufigkeit (bezogen auf Jahr)											
	0—1	2—9	10—	20—	30—	40—	50—	60—	70—	80—	90—	X
1841—69												
1870—												
1880—												
1890—												
1900—					0,04	0,04	0,04	0,04				
1910—							0,02					0,02
1920—												
1930—					0,02	0,02	0,05					
1940—						0,04	0,07	0,10				0,03
1950—				0,02		0,10	0,37	0,28	0,25			0,03
1960—				0,02	0,02	0,03	0,10	0,15	0,10			
1970—72			0,04	0,04		0,09	0,04	0,31	0,36	0,09		

ASTHMA   BRONCHIALE

weiblich

Jahr \ Alter	absolute Häufigkeit												Σ Diagnose	Σ gesamt
	0—1	2—9	10—	20—	30—	40—	50—	60—	70—	80—	90—	X		
1841 — 69												1	1	303
1870—														364
1880—	1												1	706
1890—														910
1900—						1	1						2	1746
1910—							1						1	2880
1920—	1												1	3002
1930—	1					1							2	2807
1940—				1	1	2	5	1	1			1	12	3998
1950—		2				7	8	10	4	1			32	4125
1960—			1	1	2	1	4	6	2				17	4011
1970—72				1	1	3	1	4	1				11	1654
Σ Diagn.	3	2	1	3	4	15	18	23	8	1		2	80	
Σ gesamt	5135	1361	1051	2241	2462	2954	3521	3570	2388	668	65	1090		26506

Jahr \ Alter	relative Häufigkeit (bezogen auf Alter)											
	0—1	2—9	10—	20—	30—	40—	50—	60—	70—	80—	90—	X
1841 —69												0,09
1870—												
1880—	0,02											
1890—												
1900—						0,03	0,03					
1910—							0,03					
1920—	0,02											
1930—	0,02					0,03						
1940—				0,04	0,04	0,07	0,14	0,03	0,04			0,09
1950—		0,15				0,24	0,22	0,28	0,08	0,15		
1960—			0,10	0,04	0,08	0,03	0,11	0,17	0,17			
1970—72				0,04	0,04	0,10	0,03	0,11	0,04			

Jahr \ Alter	relative Häufigkeit (bezogen auf Jahr)											
	0—1	2—9	10—	20—	30—	40—	50—	60—	70—	80—	90—	X
1841 — 69												0,33
1870—												
1880—	0,14											
1890—												
1900—						0,06		0,06				
1910—								0,03				
1920—	0,03											
1930—	0,04					0,04						
1940—				0,03	0,03	0,05	0,13	0,03	0,03			0,03
1950—		0,05				0,17	0,20	0,24	0,10	0,02		
1960—			0,02	0,02	0,05	0,02	0,10	0,15	0,05			
1970 — 72				0,06	0,06	0,18	0,06	0,24	0,06			

männlich

Alter / Jahr	altersgewichtete Häufigkeit											
	0—1	2—9	10—	20—	30—	40—	50—	60—	70—	80—	90—	X
1841 —69												
1870—												
1880—												
1890—												
1900—					1,4	2,5	2,8	7,4				
1910—							2,2					0,1
1920—												
1930—					1,1	1,7	3,2					
1940—						3	7,5	18,2				0,1
1950—				0,9		6,6	17,8	34	31,5			0,5
1960—				0,9	1,4	2,9	5,6	12,6	10,8			
1970—72			3,3	3,3		6,6	3,3	23,1	26,4	6,6		

weiblich

Alter / Jahr	altersgewichtete Häufigkeit											
	0—1	2—9	10—	20—	30—	40—	50—	60—	70—	80—	90—	X
1841 —69												3,8
1870—												
1880—	17,7											
1890—												
1900—						1,8		5,9				
1910—								4,4				
1920—	1,3											
1930—	1,5					1,3						
1940—				0,5	0,8	2	7,2	2,7	6,6			0,4
1950—		2,6				6,6	7,4	18	11,2	6		
1960—			1,8	0,9	2,8	1,2	4,8	9	3,8			
1970—72				3,3	3,3	9,9	3,3	13,2	3,3			

Sitzungsberichte der Heidelberger Akademie der Wissenschaften
Mathematisch-naturwissenschaftliche Klasse

Jahrgang 1975, 1. Abhandlung
M. Ratzenhofer, Universität Graz
Molekularpathologie
(Vorgelegt in der Sitzung vom 26. Oktober 1974)
13 Abbildungen, 40 Seiten. 1975.
Geheftet DM 32,—; ca. US $ 13.20. ISBN 3-540-07222-5

Jahrgang 1975, 2. Abhandlung
E. Kauker, Kassel
**Vorkommen und Verbreitung der Tollwut in Europa
von 1966—1974** (Vorgelegt in der Sitzung vom 14. 12. 74)
Mit einem Vorwort von H. J. Jusatz
2 Kartenblätter, 1 Diagramm, 23 Tabellen, 44 Seiten. 1975.
Geheftet DM 19,—; ca. US $ 7.80. ISBN 3-540-07272-1

Jahrgang 1975, 3. Abhandlung
H. E. Bock, Tübingen
**Die Bedeutung von Konstellation und Kondition für ärztliches
Handeln** (Gehalten in der Sitzung vom 1.2.1975)
6 Abbildungen, 25 Seiten. 1975.
Geheftet DM 16,—; ca. US $ 6.60. ISBN 3-540-07425-2

Jahrgang 1975, 4. Abhandlung
G. Schettler, Heidelberg
Neue Ergebnisse der klinischen Fettstoffwechselforschung
(Vorgelegt in der Sitzung vom 19.4.75)
14 Abbildungen, 3 Tabellen, 25 Seiten. 1975.
Geheftet DM 20.—; ca. US $ 8.20. ISBN 3-540-07589-5

Jahrgang 1976, 1. Abhandlung
W. Bersch, Ludwigshafen; W. Doerr, Heidelberg
Reitende Gefäße des Herzens. Homologiebegriff und Reihen-
bildung (Vorgelegt in der Sitzung vom 13. 12. 75)
29 Abbildungen, 82 Seiten. 1976.
Geheftet DM 38.—; ca. US $ 15.60. ISBN 3-540-07641-7

Jahrgang 1976, 2. Abhandlung
H. Schipperges, Universität Heidelberg
Arabische Medizin im lateinischen Mittelalter
(Vorgelegt in der Sitzung vom 13. 12. 1975)
83 Abbildungen, 192 Seiten. 1976.
Geheftet DM 68,—; ca. US $ 27.90. ISBN 3-540-07765-0

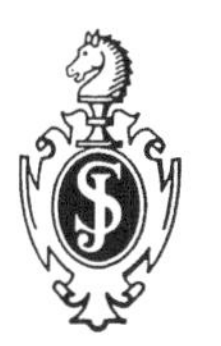

Springer-Verlag
Berlin
Heidelberg
New York
(in Kommission)

Supplement-Bände
Sitzungsberichte der Heidelberger Akademie der Wissenschaften
Mathematisch-naturwissenschaftliche Klasse
Veröffentlichungen aus der Forschungsstelle f. Theoretische Pathologie

Jahrgang 1974
W.-W. Höpker, Universität Heidelberg
Spätfolgen extremer Lebensverhältnisse
50 Abb., 181 Tab., XIV, 341 S. 1974. Geb. DM 78,—; ca. US $ 32.00.
ISBN 3-540-06941-0

Inhaltsübersicht: Auftrag und Fragestellung. Gutachterliche, soziale und klinische Angaben. Informationsquellen. Untersuchungs- und Vergleichsgruppen. Grundsätzliche Einwände. Befundklassifikation. Gesamtkollektiv. Dokumentation und Statistik. Interpretation. Diskussion des Gesamtmodelles. — Herz und Kreislauf. Atmungsorgane. Tuberkulose. Leber. Pankreas. Magen-Darm-Trakt. Uropoetisches System. Skeletsystem. Zentralnervensystem und Psyche. Endokrinium und Genitale. Malignome. Sonstiges.

Jahrgang 1975
V. Becker, Universität Erlangen-Nürnberg; H. Schmidt, Friedenfels
Die Entdeckungsgeschichte der Trichinen und der Trichinosis
18 Abb. V, 59 S. 1975. Geb. DM 28,—; ca. US $ 11.50. ISBN 3-540-07590-9

Die Trichine wurde als harmloser Parasit in Mensch und Tier angesehen, bis F.A. Zenker 1860 diesen Parasiten als Todesursache bei einer jungen Frau erkannte und so die Trichinose als Krankheitsbegriff einführte. Der Briefwechsel zwischen den Trichinenforschern Rudolf Virchow, Rudolf Leuckart und F.A. Zenker gibt die Spannung der Entdeckungsmonate mit den – später so heftig umstrittenen – Prioritäten sowie dreier unterschiedlicher Forschernaturen wieder.

Jahrgang 1976
H. Hamperl, **Robert Rössle in seinem letzten Lebensjahrzehnt (1946–1956)**
dargestellt an Hand von Auszügen aus seinen Briefen an H. und R. Hamperl
Herausgegeben, mit einem Nachwort versehen, illustriert und kommentiert von W. Doerr
8 Abb. IX, 78 S. 1976. Geb. DM 32,—; ca. US $ 13.20. ISBN 3-540-07915-7

In diesem Supplementband, der zum 100-jährigen Geburtstag des großen Pathologen Robert Rössle erscheint, werden Auszüge aus den über 100 Briefen veröffentlicht, die Rössle in der Zeit von 1946 bis 1956 an seinen Schüler Herwig Hamperl und dessen Ehefrau Ruth geschrieben hat. Die Briefe sind ein lebendiges Zeugnis der Persönlichkeit Rössles und der damaligen schicksalsschweren Zeitumstände.

Springer-Verlag Berlin Heidelberg New York (in Kommission)